Jessica Koch begann bereits in der Schulzeit damit, kürzere Manuskripte zu schreiben, reichte diese aber nie bei Verlagen ein. Anfang 2016 erschien dann schließlich ihr Debütroman «Dem Horizont so nah». Das Buch belegte wochenlang Platz 1 der Bestsellerlisten und kam 2019 in die Kinos. Mit «Dem Abgrund so nah» und «Dem Ozean so nah» erschienen im Laufe des Jahres die ebenfalls sehr erfolgreichen Teile zwei und drei der «Danny-Trilogie».

Jessica Koch

Wenn das Meer leuchtet

~ *Roman* ~

Rowohlt
Taschenbuch Verlag

Veröffentlicht im Rowohlt Taschenbuch Verlag,
Hamburg, Oktober 2020
Copyright © 2018 by FeuerWerke Verlag,
Maracuja GmbH, Laerheider Weg 13, 47669 Wachtendonk
Covergestaltung any.way, Hamburg,
nach einem Entwurf von Judith Jünemann
Satz aus der Adriane Text
Gesamtherstellung CPI books GmbH,
Leck, Germany
ISBN 978-3-499-00433-9

Die Rowohlt Verlage haben sich zu einer nachhaltigen Buchproduktion verpflichtet. Gemeinsam mit unseren Partnern und Lieferanten setzen wir uns für eine klimaneutrale Buchproduktion ein, die den Erwerb von Klimazertifikaten zur Kompensation des CO_2-Ausstoßes einschließt.
www.klimaneutralerverlag.de

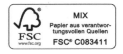

Für Pat,
einen Pandabären unter Eisbären.
Ein Hase. Mein Hase.
Dein Vor-Pinguin,
weil die meisten Menschen, für die man durchs Feuer geht,
nicht einmal ein Streichholz austreten würden,
aus Angst, sich zu verbrennen.
Danke!

Für alle Mobbingopfer:
Es ist egal, wer euch verletzt und zerbrochen hat.
Es zählt nur, wer euch wieder heile macht.

Das Flüstern des Windes über dem Meer,
das Blut an meiner Feder,
und ich brauche keine anderen Menschen,
um die Einsamkeit zu spüren.

Prolog

Nichts verletzt die Seele so sehr
wie ein Stich in eine alte Wunde

Dicht an die Wand gedrängt stand sie einfach nur da und wartete zitternd ab, was geschehen würde. Ihre Hände glitten an den kalten Steinen entlang. Sie wünschte sich inständig, dass sich irgendwo ein Loch auftäte, in das sie schlüpfen könnte. Eine Flucht nach vorne war aussichtslos, denn die anderen standen dicht um sie herum. Die Augen zu dünnen Schlitzen verengt, die Münder so zu Fratzen verzogen, dass sie ihre Zähne entblößten. Sie wollten über ihr Opfer herfallen wie ein Rudel hungriger Wölfe über ein Kaninchen.

Es sind nur deine Mitschüler ...

Ein Gedanke, der sie nicht trösten konnte, denn diese Menschen besaßen etwas, das man bei einem Wolf nicht fand: Boshaftigkeit.

«Sie stinkt», rief plötzlich einer der Jungen, der dicht an sie herangetreten war und übertrieben angeekelt an ihren rotblonden Haaren schnüffelte. «Möchte gerne wissen, wie lange sie sich nicht mehr gewaschen hat!»

«Vielleicht duscht sie mit Toilettenwasser?»

Ein Jubel brach aus, wie bei einer Tombola, wenn der Hauptpreis gezogen wurde.

~ 7 ~

«Wie oft wäschst du dich eigentlich?»

Sein kantiges Gesicht mit der leicht krummen Nase kam dem des Mädchens bedrohlich nahe. Er roch nach Pfefferminzkaugummi. Ihr Zittern verwandelte sich in ein Beben.

«Ich ...»

... dusche täglich ...

Die Worte blieben in ihrer zugeschnürten Kehle stecken.

«Was?» Das Grölen um sie herum wurde lauter. «Wir können dich nicht hören!»

«Ich ... Ich d... d... d...»

Eine Hand schnellte vor und schlug ihr gegen den Hinterkopf. «Die Platte hängt schon wieder. Draufhauen soll helfen.»

«Bei Stottermarie hilft das nicht. Die ist dauerhaft kaputt.» Es war ein Mädchen aus ihrer Klasse, von dem dieser Spruch kam. Marie konnte sie nur an der Stimme erkennen, zu nah stand der Junge vor ihr und versperrte ihr die Sicht.

«Stinkt und stottert.»

«Wir sollten ihr Shampoo kaufen.»

Beharrlich starrte sie an ihren Mitschülern vorbei zu den Bäumen am Ende des Schulhofes. Sie suchte sich einen der Baumwipfel aus und fixierte ihn. Angestrengt bemühte sie sich, nicht zu blinzeln, damit die angestauten Tränen nicht ihre Augen verließen.

«Shampoo ist viel zu teuer für Stottermarie.» Die Klassenkameradin griff in ihre Schultasche, zog ihre Brotbox hervor und öffnete sie flink. Sie reichte dem Jungen, der genau vor ihr stand, eine Banane. «Das hier tut es auch.»

Er lachte, riss die gelbe Schale herunter und brach die Frucht entzwei. Das Mädchen wehrte sich nicht, als er die Banane auf ihren Kopf drückte und ausgiebig in ihr Haar massierte. Jeder einzelne Muskel in ihrem Körper versteifte sich unter der Berührung seiner Finger, die sich widerlich und klebrig anfühlten.

«Wasch dich.»

Sie riefen es im Chor und kramten alles Obst hervor, das sie in ihren Taschen finden konnten.

«Wasch dich!»

«Wasch dich!»

Wie ein Stakkato hämmerten die Worte und die Früchte auf sie ein. Sie spürte den dumpfen Aufprall dort, wo sie getroffen wurde. Doch es waren nicht die körperlichen Schmerzen, die sie zerstörten.

Weinend kauerte sich das Mädchen auf der Erde zusammen und wartete auf die Gnade ihrer Mitschüler, auf ein Ende und darauf, den Schmerz mit ihrem Blut übermalen zu können.

1

Wenn Worte
meine Sprache wären

Das Rauschen des Meeres ist so beruhigend, dass ich den Trubel am Strand fast vergesse. Ich habe meine abgewetzten Sneakers ausgezogen und gehe barfuß über den warmen Sand, an dem großen Volleyballfeld vorbei, auf dem meine Kommilitonen sich gegenseitig über das Netz hinweg einen Ball zuschlagen. Automatisch ziehe ich meinen Kopf ein und versuche, mich möglichst klein zu machen. Hier kennen wir uns noch nicht wirklich und die Gefahr ist groß, dass die anderen mich fragen, ob ich mitspielen möchte. Die untergehende Sonne hätte mir das Mitspielen zwar ermöglicht, ohne Gefahr zu laufen, sofort meine Haut zu verbrennen, aber ich will nicht, dass die anderen merken, wie plump und ungelenk ich bin. An einer Universität mit unzähligen Sportstudenten könnte das meine Fahrkarte ins Abseits sein. Das darf ich nicht riskieren.

«*Studieren in fast familiärer Gemeinschaft: Die California State University, Monterey Bay, macht es möglich ...*»

Natürlich ist mir dieser Satz von der Homepage im Kopf geblieben, und ich klammere mich viel zu sehr an ihn.

Wenn ich eine Chance auf Integration bekomme, dann hier.

Aber ich muss vorsichtig sein, vor allem hier am Strand.

Sonne hab ich noch nie gut vertragen. Völlig egal, ob ich eine Kopfbedeckung trage oder nicht, sobald ich bei Sonnenschein körperlich aktiv bin, bekomme ich sofort Kopfschmerzen. Nicht die Sorte Schmerzen, bei der man sich einen Waschlappen auf die Stirn legt und nach zehn Minuten alles wieder in Ordnung ist, sondern richtige Migräne, bei der man dann für drei Tage im abgedunkelten Zimmer komplett flachliegt und vor sich hin vegetiert. Außerdem falle ich mit meiner schneeweißen Haut nirgends mehr auf als mitten in Kalifornien zwischen all den braun gebrannten Studenten. Deswegen laufe ich zielstrebig auf das Gebäude des Campus zu. Die hellen Steine sind glatt und fühlen sich angenehm an unter meinen nackten Füßen. Der leichte Wind vermittelt mir ein trügerisches Gefühl von Freiheit.

Ohne stehen zu bleiben, beobachte ich aus dem Augenwinkel heraus die Menschen um mich herum. Obwohl alle Neuankömmlinge erst vor ein paar Tagen eingetroffen sind, gibt es unter ihnen schon deutliche Gruppenbildungen. Ich weiß natürlich, dass ein Großteil meiner Kommilitonen sich seit der Highschool kennt. Es gibt auch einige Auslandsstudenten, die, ähnlich wie ich, quer durch die Welt oder durch die Staaten gezogen sind, um hier zu studieren. Bei mir ist nicht die Küstennähe der Grund, warum wir Alabama verlassen haben, sondern die Neuanstellung meines Vaters. Er hat ein wahnsinnig schlechtes Gewissen, meinen Bruder und mich aus unserer alten Heimat wegzuschleppen, um mich hier ins kalte Wasser zu werfen. Leider kann ich ihm nicht sagen, wie glücklich ich in Wahrheit darüber bin.

Abgesehen natürlich davon, dass mein bevorzugtes Ziel Finnland gewesen wäre. Oder wenigstens Washington ...

Mit einem Anflug von Erleichterung bemerke ich das

große Gebäude mit dem gezeichneten Otterkopf und steuere darauf zu. Ich greife nach dem Türgriff, als mir jemand zuvorkommt. Sanft drängt er mich zur Seite und öffnet mir dann die Tür.

«Bitte sehr», sagt er gut gelaunt. «Ladies first.»

Danke schön!

Aufgrund seiner Stimme vermute ich, dass er ebenfalls Student ist. Ich möchte ihn anschauen, aber es gelingt mir nicht. Mein Blick klebt weiterhin am Boden, und ich laufe bereits ins Gebäude, als mir bewusst wird, dass ich diese Worte gar nicht ausgesprochen habe. Schnell drehe ich mich um und versuche, ihn in der Menge auszumachen. Aber selbst wenn er direkt vor mir stehen würde, könnte ich ihn nicht wiedererkennen, da ich sein Gesicht nicht gesehen habe.

Nicht mal ein einfaches Dankeschön bekomme ich hin!

Wütend und enttäuscht über mich selbst presse ich meine Schultasche an meine Brust und stürme die Treppe nach oben in Richtung der Schlafräume. Eine Unmenge an Türen, die alle gleich aussehen, führen in die Schlafräume. Deswegen dauert es einen Moment, bis ich mich im Flur orientiert habe und anhand der Zimmernummer die richtige Tür finde. Zaghaft trete ich ein und werfe meine Tasche auf mein Bett, das links des großen Fensters an der Wand steht. Hier ist das Bettzeug sauber und ordentlich aufgeschüttelt, während es auf dem Bett auf der rechten Seite nur lieblos zusammengeknüllt wurde. An dem großen Fenster habe ich freundliche, gelbe Satinvorhänge angebracht, um unser Zimmer wohnlicher zu gestalten.

Von dem Schlafraum aus führt ein kleiner Durchgang in das Badezimmer. Es ist nichts Besonderes, aber es reicht vollkommen aus: ein spärlich eingerichteter Raum mit weißen und zimtfarbenen Fliesen, zwei Waschbecken, eine Toilette und eine geräumige Dusche. Die sonnengelben Handtücher, die ich mitgebracht habe, geben auch diesem Raum einen Touch von Zuhause.

Zwischen dem Durchgang und dem Schlafzimmer steht der komfortable Schreibtisch aus Eichenholz. Er ist so breit, dass man nicht zu zweit nebeneinander an ihm vorbeigehen könnte, und er ist mit Abstand das schönste und wichtigste Möbelstück im Raum. Dass ich ihn mit meiner Zimmergenossin teilen muss, stört mich nicht im Geringsten.

Tiffany, die ebenfalls Sozialwissenschaften studieren wird, scheint aber noch nicht zurück zu sein. Sicherheitshalber schaue ich noch ins Bad, dann stelle ich mich vor den großen Spiegel, der an der Wand neben der Zimmertür hängt. Es fällt mir schwer, mir direkt ins Gesicht zu sehen und dabei auch noch freundlich zu lächeln.

«Danke schön», sage ich und grinse dabei. Es klingt gut, aber es ist nichts Besonderes. Ich versuche es noch einmal und schlage dabei verführerisch die Augen auf, so wie ich es früher oft bei meinen Mitschülerinnen beobachtet habe. «Danke schön.»

So einfach wäre es gewesen, und trotzdem habe ich es nicht geschafft, diese Worte über die Lippen zu bringen, als es angebracht gewesen wäre.

Überflüssig, sich jetzt noch auf so eine Situation vorzubereiten. Der Moment ist vorüber und die Chance auf eine weitere Gelegenheit verschwindend gering. Deswegen versuche ich, mich auf das Wesentliche zu konzentrieren.

«Hey, ich bin Marie.» Die Schwierigkeit liegt nicht darin, mich richtig zu artikulieren. Dank der jahrelangen Besuche bei meiner Logopädin kann ich das mittlerweile einwand-

~ *14* ~

frei. Die Herausforderung besteht darin, den Blick oben zu halten. Augenkontakt wäre zu viel verlangt, aber ich weiß, dass ich meinem Gegenüber zumindest auf die Stirn sehen sollte. Oder auf den Haaransatz. Aber sogar wenn ich mit mir selbst spreche, fällt mir das unheimlich schwer. Immer habe ich Angst, dabei versehentlich durch meine Augen in meine Seele zu schauen und das zu entdecken, was ich eigentlich nicht mehr sehen will.

«Hey. Wie geht's? Ich bin Marie.» Ich entblöße meine blütenweißen Zähne, auf die ich so stolz bin. Vor einem halben Jahr habe ich sie mir professionell bleichen lassen, weil ich immer das Gefühl hatte, dass meine helle Haut die Zähne unnatürlich gelb wirken lässt. Seitdem fürchte ich mich nicht mehr so sehr davor, zu lächeln.

Jetzt musst du es nur noch schaffen, den Blick geradeaus zu richten.

Fast übermütig werfe ich meinen dicken, struppigen Zopf über die Schulter und strahle mich an. «Ich bin Marie. Wie geht es dir heute?»

Genau in dieser Sekunde fliegt die Zimmertür auf, und Tiffany kommt in den Raum. Sie hat ihre Augenbrauen eng zusammengezogen, und auf ihrer Stirn bildet sich ein steiles Dreieck. Zu allem Überfluss ist sie auch noch in Begleitung...

Ihr folgt ein junger Mann, der mich angafft, als hätte ich eine dicke Tarantel auf der Schulter sitzen. Das Blut schießt mir in die Wangen und ich starre auf den Boden.

«Stören wir irgendwie gerade?», fragt Tiffany spöttisch. Fast kann ich spüren, wie ihr Blick suchend durchs Zimmer huscht.

Hektisch schüttele ich den Kopf.

Der Typ an ihrer Seite lacht leise in sich hinein. Gerne hätte ich ihn mir genauer angesehen, aber ich wage es nicht.

Tiffany lässt die Hand des Mannes los und tritt neben mich. «Dir macht es bestimmt nichts aus, uns eine Stunde alleine zu lassen?»

Es ist keine Frage, sondern eine unmissverständliche Aufforderung.

Reglos stehe ich da und würde gerne wissen, wie Tiffany es geschafft hat, sich in dieser kurzen Zeit hier einen Freund zu angeln.

Andere schaffen das in neunzehn Jahren nicht ...

«Dann bis später», sagt sie und drängt mich zu der immer noch offenen Tür. Mir gelingt es gerade noch, meine Schultasche zu schnappen. Aus dem Augenwinkel sehe ich, wie der Typ flüchtig drei Finger hebt, um mich zu verabschieden. Dann bin ich schon im Gang und werfe einen Blick über die Schulter. Fassungslos starre ich auf die Tür zu dem Zimmer, das irgendwie auch meines ist, und das ich trotzdem erst in ein paar Stunden wieder zu betreten wagen werde. Mein Hals fühlt sich an, als versuchte ich, eine dicke Murmel hinunterzuschlucken. Meine Beine lassen sich nur mühsam bewegen, als ich den ganzen langen Weg quer über die ausgedörrten Wiesen zurück zum Strand gehe. Die Dämmerung senkt sich langsam auf mich herab und verstärkt das bleierne Gefühl. Ich bleibe auf der beleuchteten Strandpromenade, auf der kleinere Gruppen von Studenten unterwegs sind, und verlasse diese erst, als ich zu den wellenförmigen Dünen komme. Ich traue mich nicht allzu weit weg in die Dunkelheit hinein, deswegen setze ich mich auf die erste Bank, die ich finden kann. Hier reicht der Lichtschein noch ganz schwach hin, und es dürfte dennoch dunkel genug sein, dass man mich vom Weg aus nicht sofort sehen kann. Meine Fingerkuppen trommeln unablässig auf dem Leder meiner Tasche herum. Lange werde ich der Versuchung nicht mehr widerstehen können ...

Ob der Tag heute anders verlaufen wäre, wenn ich wie jeder normale Mensch reagiert hätte?

Vielleicht hätte der Student, der mir die Eingangstür aufgehalten hat, mich noch auf einen Drink eingeladen. Dann wäre ich gar nicht in die peinliche Situation in Tiffanys Zimmer gekommen. Oder wenn ich einfach gesagt hätte, dass ich keine Lust habe rauszugehen, vielleicht wären die beiden dann in sein Zimmer gegangen, ohne wütend auf mich zu sein. Möglicherweise hätte mir das eine Art Respekt verschafft. So wissen sie Bescheid, dass sie mit mir machen können, was sie wollen. Und deswegen muss ich nun allein hier sitzen und wieder einmal feststellen, dass Worte einfach nicht meine Sprache sind. Nie gewesen sind und es wohl auch nie sein werden. Im Laufe der Zeit ist es mir zwar leichter gefallen, mich korrekt auszudrücken, aber paradoxerweise immer schwerer, meine Gefühle mitzuteilen. Deswegen habe ich schon vor vielen Jahren eine andere Möglichkeit gefunden, den Schmerz und den heißen Aufruhr in meinem Inneren nach außen zu transportieren, um zu vermeiden, dass er mich von innen verbrennt.

Meine Bilder sind der einzige Weg, um zu zeigen, was ich empfinde. Automatisch greife ich in meine Tasche und ziehe die Mappe mit meinen Zeichenutensilien hervor. Ich habe bereits eine mit schwarzem Fineliner vorgefertigte Zeichnung dabei, die ich nur noch mit Farbe versehen muss.

Ein trauriges Auge mit einer dicken Träne, die blutrot werden soll.

Das Auge als das Tor zur Seele, in das ich bei anderen nicht blicken kann. Blut spielt in meinen Bildern immer eine Rolle. Vorsichtig spanne ich das Aquarellpapier auf mein Zeichenbrett und krame nach meinem Federtäschchen. Fast ehrfurchtsvoll öffne ich den Reißverschluss, klappe es auf und lege mehrere Pinsel und drei glänzende Skalpelle frei.

Erst jetzt fällt mir auf, dass ich keine Strümpfe trage. Die habe ich in der Eile in Tiffanys Zimmer vergessen, was mir mein Vorhaben erschwert, denn normalerweise bevorzuge ich den Fußknöchel. Nun muss ich improvisieren, weil ich sonst anschließend den Schnitt nicht verbergen kann.

Sorgfältig schaue ich erneut zur Strandpromenade. Ein Fahrrad fährt gerade vorbei, ansonsten ist alles ganz ruhig. Erst als ich mich vergewissert habe, dass mich niemand sehen kann, schiebe ich meine halblange Hose bis über den Oberschenkel. Dann setze ich das Skalpell oberhalb der Kniescheibe an. Es brennt, als die Klinge die Haut durchdringt. Ein kontrollierter Schnitt, dessen Schmerz ich zwar nicht brauche, aber den ich gut ignorieren kann. Krampfhaft versuche ich, direkt auf der schon bestehenden Narbe zu schneiden, um nicht noch mehr sichtbaren Schaden anzurichten. Nicht auszudenken, wenn meine Eltern diese Verletzungen entdecken würden. Allerdings gelingt mir mein Vorhaben nicht ganz, weil der Schnitt ein wenig zu lang gerät. Dennoch stiehlt sich ein Lächeln auf mein Gesicht, als das helle Blut herausquillt. Mit einem Tuch säubere ich die Klinge und lege sie griffbereit auf das Federmäppchen. Ich werde mit Sicherheit noch drei- bis viermal nachschneiden müssen, ehe ich mein Bild fertig habe. Dann tauche ich den dünnsten Pinsel, den ich besitze, in mein warmes Blut und beginne mit dem ersten Strich.

Es ist bereits mitten in der Nacht, als ich vorsichtig ins Zimmer spicke. Tiffany ist noch wach und sitzt mit einem Laptop auf ihrem Bett. Ich bin froh, dass sie allein ist, und trete leise ein.

«Du musst nicht schleichen», ruft sie mir zu. «Ich bin noch wach.»

«Ja, stimmt», gebe ich zurück und ringe mir ein Lächeln ab.

Sie schaut mich erwartungsvoll an. Ihre hellblonden Haare fallen auf ihre nackten, braun gebrannten Schultern. Sie trägt nur ein Trägertop, dazu kurze Hot Pants und sieht unheimlich sexy aus.

«Und?», fragt sie mich. «Was meinst du?»

Ich entschließe mich dazu, ihr die Wahrheit zu sagen. «Du siehst verdammt hübsch aus.»

Sie lacht auf und schüttelt den Kopf. «Nein. Ich meine, was sagst du zu *ihm*?»

Ich will ihr nicht wieder eine unpassende Antwort geben und es mir völlig mit ihr verscherzen, deswegen überlege ich eine Sekunde zu lange.

Tiffany redet bereits weiter: «Du weißt nicht mal, wer der Typ von vorhin war, oder?»

«Also ... ehrlich gesagt nicht, nein.» Ich verschweige ihr, dass ich ihn nicht mal angesehen habe und auch nicht wiedererkennen würde.

Tiffany schnaubt durch ihre Stupsnase und schüttelt erneut den Kopf. In diesem Moment wird mir klar, dass ich bei ihr unten durch bin. Es war völlig unnötig, dass ich die Bewerbungsunterlagen fürs College aufs Sauberste ausgefüllt habe, um eine Zimmergenossin zu bekommen, die zu mir passt. Auch wenn wir auf dem Papier vollkommen identische Vorstellungen, Werte und Hobbys haben, so sind wir doch im wahren Leben komplett verschieden.

«Wer war es denn?», hake ich nach und versuche, Interesse zu simulieren.

«Das war Jayden Summers.» Ihre leicht schräg liegenden Augen beginnen zu leuchten, als sie von ihm spricht. «Er ist schon seit drei Jahren hier auf dem College und einer der erfolgreichsten Basketballspieler auf dem Campus. Er studiert Sport und Fitness, und angeblich hat er ein Stipendium bekommen, weil er ein außergewöhnliches Talent hat. Er ist der Shoot-first Point Guard und auf der Bevo Francis Award Watchlist.»

«Was ist das denn?» Basketball war noch nie mein Thema. Mir ist zwar bewusst, dass es da einen Point Guard gibt, aber dass dieser auch Körbe wirft, ist mir neu.

Meine Frage scheint so daneben zu sein, dass Tiffany nur den schwierigeren Teil davon beantwortet. «Alle Jungs, die auf dieser Liste sind, werden nominiert für Auszeichnungen, die nur die besten Spieler in den USA erhalten. Jayden wurde unter anderem zum Most Popular Player gewählt, und ich würde wagen zu behaupten, er ist auch der beliebteste Student auf der gesamten Cal State.»

«Okay», sage ich, weil mir nicht mehr dazu einfällt. Sicher ist es kein Zufall, dass Tiffany ausgerechnet an ihn gekommen ist.

«Das ist nicht *okay*, sondern der absolute Wahnsinn.»

«Ja», stimme ich ergeben zu. «Wusstest du das schon vorher?»

«Was?» Ihr genervter Blick zeigt mir, dass ich wieder etwas wissen will, was sie von anderen Mädchen nicht erwartet hätte.

«Dass er der Star hier auf dem Campus ist.»

«Ähm? Hallo?» Sie verdeutlicht ihre Worte mit Gesten, als wäre ich sonst nicht in der Lage, sie zu begreifen. «Logisch habe ich das gewusst. Das weiß *jedes* Mädchen hier.» Sie schweigt kurz und fügt dann hinzu: «Zumindest jedes Mädchen, das etwas auf sich hält.»

«Verstehe», sage ich, und das tue ich wirklich. Es wäre wohl angebracht gewesen, vorher zu recherchieren, wer hier besonders gefragt ist, um sich ihm dann gezielt an den Hals zu schmeißen.

Mich würde es wohl eher zu dem Außenseiter der Schule hinziehen ...

Natürlich behalte ich diesen Satz für mich. Ich habe mich heute mehr als genug unbeliebt gemacht.

«Gute Nacht, Marie.» Tiffany klappt ihren Laptop zu und stellt ihn zur Seite. Sie löscht das Licht und dreht mir dann den Rücken zu.

Mit Tränen in den Augen ziehe ich mein Handy aus meiner Nachttischschublade. Collin wird zwar längst schlafen, dennoch muss ich ihm schreiben, um ihm von meinem Tag zu berichten.

2

Wann immer wir lachen,
stirbt irgendwo ein Problem

In der ersten Woche am College finden noch keine Vorlesungen statt. Diese Zeit soll uns die Gelegenheit geben, anzukommen und uns einzugewöhnen. Der freie Freitag ermöglicht es mir, übers Wochenende nach Hause zu meinen Eltern zu fahren. Da ich mir leider kein Auto leisten kann, bin ich darauf angewiesen, dass mein Dad mich vom College abholt und wieder hierher zurückbringt. Das bedeutet für ihn eine Fahrt von knapp sechs Stunden. Manteca ist immerhin über hundertfünfzig Meilen von Monterey entfernt. Es ist aber der einzige Ort in Kalifornien, der für meine Eltern einigermaßen bezahlbar ist. Dank der neuen Anstellung meines Vaters ist sogar ein Collegebesuch für mich möglich. Auch wenn es nur ein «Mini-College» wie die CSUMB ist. Zugegeben, es funktioniert nur deswegen, weil ich durch meine sprachlichen Defizite eine Teilförderung erhalten habe. Das ist der Grund, warum ich so weit weg von Manteca studieren muss, und ein Aspekt, den ich nur zu gerne verdränge. Ich finde es schlimm genug, dass ich versuchen muss, mir einen Nebenjob zu suchen. Mein Lehrer an der Highschool hat mich dem Professor hier für eine «Teaching Assistent»-Tätigkeit vorgeschlagen. Mir graust es

~ 22 ~

davor. Nicht weil ich nicht arbeiten möchte, sondern weil ich Angst habe, dass die anderen denken könnten, dass ich wegen meiner Unzulänglichkeiten bevorzugt werde.

Unruhig gehe ich auf dem Parkplatz auf und ab und kann das Warten kaum mehr aushalten. Nach nur wenigen Tagen im Studentenwohnheim brennt bereits die Sehnsucht in mir. Allen voran vermisse ich meinen kleinen Bruder Collin. Es ist mein größter Schmerz, ihn zurücklassen zu müssen.

Endlich sehe ich unseren alten Pick-up um die Ecke biegen. Ein Seitenfenster ist weit geöffnet, und ein feuerroter Haarschopf ist zu erkennen. Mein Herz macht einen Riesensprung, und Collin reißt die Wagentür bereits auf, bevor mein Vater das Auto zum Stehen bringen kann.

«Collin», rufe ich und renne auf den Pick-up zu. Mein Bruder rutscht ungelenk auf die Mitte der Sitzbank, und ich klettere in die Fahrerkabine. Tränen schießen mir in die Augen, als ich ihn in die Arme schließe und meine Nase in seinem wuscheligen Haar versenke.

«Collin», wiederhole ich, «du hast mir so gefehlt!»

«Und ich?», ruft mein Vater mit gespielter Empörung. «Was ist mit mir?»

«Dich habe ich auch vermisst!» Glücklich beuge ich mich zu ihm hinüber, drücke ihm einen Kuss auf seine kratzige Wange und lasse mich dann wieder auf den Sitz fallen.

«Wie ist es auf dem College?», will Collin wissen. «Sind die Leute da nett?»

«Es ist wundervoll», erzähle ich. «Alle sind nett. Die Lage ist wunderschön, und ich freue mich riesig, endlich lernen zu dürfen.»

«Was?», schreit Collin.

Ich wiederhole meinen Satz deutlich lauter als vorher,

damit auch mein Bruder mich verstehen kann. Irgendwie muss ich mir in der kurzen Zeit bereits angewöhnt haben, in einer normalen Lautstärke zu sprechen, sodass ich das nun automatisch weiterhin getan habe.

«Wie ist das Essen?», fragt mein Vater.

Wenn ich ehrlich bin, hat das Essen mich noch nie wirklich interessiert, aber für meinen Vater ist es immer wichtig, dass niemand hungern muss. Meine Eltern haben viel Geld für meinen Essensplan ausgegeben und somit gesichert, dass ich zumindest im ersten Jahr in dieser Hinsicht perfekt versorgt bin.

«Das Essen ist phantastisch», schwärme ich. «Und bei dir, Collin? Wie ist deine neue Schule?»

Sein Blick schweift hinaus aufs Meer, und er schweigt. Sofort wird mir klar, dass ihn dort genau das Gleiche erwartet hat wie in seiner alten. Wenn man einmal den Stempel «Opfer» auf der Stirn trägt, kann man daran reiben und rubbeln, so viel man will, man wird ihn trotzdem niemals vollständig los.

Schnell wechsele ich das Thema. «Wie gefällt dir deine neue Arbeit, Dad?»

Er lächelt mich sanft und fast entschuldigend an. «Ach, weißt du, Liebes», sagt er, «auch hier verkaufe ich nur gebrauchte Autos. Nicht viel anders als in Alabama. Aber ich muss zugeben, dass ich mir die Arbeit in leitender Position einfacher vorgestellt habe. Ich werde mich ganz schön beweisen müssen, wenn ich dauerhaft Fuß fassen will.»

«Das schaffst du, Dad! Ich glaube an dich. Du brauchst dir wirklich keine Gedanken um mich zu machen, ich bin gerne hier!» Ich sehe Collin an und frage mich, ob das auch für ihn gilt oder ob er sich an seiner alten Schule wohler gefühlt hat.

«Es gibt auch noch eine ganz tolle Überraschung! Deine Mum hat den Job als Zimmermädchen im Hotel *Travelers Inn* bekommen. Heute Morgen kam die Zusage. Ich denke, wir dürften finanziell sehr gut über die Runden kommen. Also wenn du Unterstützung brauchst, lass es uns bitte wissen.»

«Oh, das ist ja hervorragend!» Ich weiß, wie sehr meine Mutter sich gewünscht hat, wieder arbeiten zu können und einen finanziellen Beitrag zu leisten. «Mach dir um mich keine Sorgen, Dad. Ich werde mir demnächst selbst etwas dazuverdienen, und auf dem College brauche ich nicht viel. Ich komme klar!»

Meine Mutter hat bereits Abendessen bereitgestellt, als wir daheim ankommen. Extra für mich hat sie Clam Chowder mit selbstgemachtem Sauerteigbrot gemacht.

Wir erzählen ihr von der ereignislosen Autofahrt, die dennoch wundervoll war. Wir haben eine von Collins CDs eingelegt, zusammen gesungen und die Zeit mit Wortspielen überbrückt. An einer Raststätte haben wir eine kleine Pause eingelegt und uns mit den belegten Broten zufriedengegeben, die unsere Mutter gemacht und uns für die Fahrt mitgegeben hatte.

Dementsprechend groß ist nun unser Hunger, und wir hören erst auf zu essen, als alles verputzt ist.

Anschließend gehen Collin und ich mit Eloy raus aus der Stadt und hinein in den Yosemite Village Park. Außer einer großen Wiese und ein paar spärlichen Holztischen gibt es hier nicht viel, aber es stört sich niemand daran, wenn wir den Schäferhund frei herumrennen lassen.

Collin hält meine Hand fest umschlossen, als wäre er noch ein Kleinkind und nicht ein Junge von fast zwölf Jahren. Er muss mir nicht mit Worten erzählen, was bei ihm an der Schule vorgefallen ist. Ich sehe es an seinem Gesicht. Es spricht Bände, während er schweigend neben mir hergeht. Wir sind beide gebrannte Kinder und verstehen uns, ohne viel miteinander zu sprechen.

So wie beim letzten Mal an seiner alten Schule. Das wollte Collin mir eigentlich verschweigen. Er hat es nur erzählt, damit ich mit ihm zusammen die Strecke ablaufen kann, die der Schulbus gefahren ist. Es dauerte Stunden, all seine Sachen zusammenzusuchen. Immerhin fanden wir seinen Turnbeutel und die Sportschuhe, die er zum Geburtstag bekommen hatte, unversehrt. Bei seinen Heften und Büchern sah das leider anders aus. Viele Sachen hatten den Sturz aus dem fahrenden Bus nicht überlebt. Einige Bücher konnte ich für Collin neu aus dem Internet beschaffen, ohne dass unsere Eltern etwas davon mitbekamen. Alles in allem kam ich damit günstig weg, aber nachts sehe ich oft das verzweifelte Gesicht meines Bruders vor mir, während seine Klassenkameraden den Inhalt seiner Schultasche aus dem Busfenster kippten. Es erinnert mich immer an ein eigenes Erlebnis. Ich war gerade zehn Jahre alt, als meine damaligen Mitschüler mich im Bus mit den Füßen nach oben an der Haltestange festgebunden hatten. Mit so vielen Knoten in den Schnürsenkeln, dass mir nichts anderes übrig blieb, als meine Schuhe gewaltsam von den Füßen zu streifen und so hart auf den Schultern zu landen, dass sie tagelang blau waren. Anschließend musste ich die Schuhe mit der Schere losschneiden. Durch diese Aktion habe ich mehrere Haltestellen verpasst und musste dann ohne Schnürsenkel einige Meilen nach Hause laufen ...

«Marie ...» Collin zupft an meinem Ärmel, zieht ein zerknülltes Blatt Papier aus seiner Hosentasche und reicht es mir. Meine Körpertemperatur sinkt schlagartig, und kurzzeitig pumpt mein Herz nicht genügend Blut in meinen Kreislauf. Meine Finger zittern, als ich das Bild zerreiße. Der erste Riss geht mitten durch den akkurat gezeichneten Grabstein, der den Namen meines Bruders trägt.

«*Wir tanzen auf deinem Grab*», steht darunter.

Ich kann mir vorstellen, wie Collin sich gefühlt haben muss, als ihm ein Klassenkamerad den Zettel zugesteckt hat. Es kostet mich einige Anstrengung, zu lächeln, während ich die kleinen Schnipsel hoch in die Luft werfe.

«Vergessen wir's», bestimme ich, und er nickt.

Irgendwie sind wir uns von Anfang an einig gewesen, dass wir zu Hause niemals erzählen werden, wie die anderen an der Schule mit uns umgehen. Nicht, weil wir uns nicht trauen würden, und auch nicht, um unsere Mitschüler zu schützen. Der Grund ist einzig und allein der, dass wir unsere Eltern nicht belasten wollen. Allein der Gedanke, ihnen zu verraten, wie es uns wirklich ergeht, bricht uns das Herz. Beide geben sich so viel Mühe und arbeiten unendlich viel, um uns Kinder glücklich zu machen. Es war für uns alle ein Wunder, dass Collin überhaupt überlebt hat, und es wäre einfach nicht richtig, sich zu beschweren.

«Marie», beginnt Collin plötzlich erneut.

Mein Herz macht einen Satz, in panischer Erwartung, dass noch etwas vorgefallen sein könnte. Ich bleibe stehen, um ihn anschauen zu können. «Ja?»

«Kannst du etwas für mich tun auf dem College?» Er schaut mich durch die dicken Gläser seiner Brille an, und seine Augen bekommen einen sehnsüchtigen Ausdruck.

«Was immer du möchtest», verspreche ich ihm und kann

mir seinen Wunsch bereits denken. «Ich werde es zumindest versuchen!»

«Es ist nicht so schlimm, wenn es keine Orcas sind.» Ein großzügiges Grinsen breitet sich auf seinem Gesicht aus. «Hauptsache irgendein Wal. Blauwal, Buckelwal, Grauwal. Vollkommen egal.»

«Ich versuche es. Versprochen!» Schon immer ist mein Bruder fasziniert gewesen von diesen Tieren, und seit seinem Traum im vergangenen Jahr ist er besessen von ihnen. Der Gedanke, seine Schwester direkt an der Küste zu wissen, bringt ihn fast um den Verstand.

Collin lacht auf. «Du musst mir nicht einen ganzen Wal mitbringen. Ein paar Fotos reichen mir! Ich bin da nicht so anspruchsvoll.»

Unwillkürlich muss auch ich lächeln, und mein Herz macht einen Sprung angesichts seiner kindlichen Unbeschwertheit.

«Die kriegst du!» Feierlich hebe ich meine Hand in die Luft. «Und wenn ich heimlich ein Boot klauen und damit aufs Meer rudern muss – du wirst deine Fotos bekommen!»

Collin strahlt mich an und lässt unvermittelt meine Hand los. «Eloy», ruft er. Der schwarze Schäferhund hebt sofort den Kopf und rennt mit fliegenden Ohren auf uns zu. Collin nimmt einen Stock vom Boden und wirft ihn ein Stück in die Wiese. Eloy rennt ohne zu zögern hinterher, apportiert ihn und springt so übermütig an mir hoch, dass ich fast das Gleichgewicht verliere. Mein Bruder beginnt zu lachen, und ich lache mit.

Es ist eine Freude für mich, ihn mit Eloy zu sehen. Irgendwer hat den Hund verwahrlost in einem Schuhkarton am Straßenrand gefunden und im Tierheim abgegeben. Dort habe ich den Welpen vor sieben Jahren abgeholt, als noch in der Schwebe war, wie es mit Collin weitergehen würde. Ich dachte, es wäre ein Grund für ihn, sich zurück ins Leben zu kämpfen. Von Anfang an hat Eloy sich völlig auf den Jungen fixiert, lag neben ihm im Bett und hat sein vom Fieber glühendes Gesicht abgeleckt. Wenn der Schüttelfrost Collin plagte, rollte er sich wie eine fellige Wärmflasche auf seiner Brust ein. Die Ärzte rieten uns, den Hund aus dem Bett zu nehmen und wieder abzugeben oder wenigstens nach draußen in den Garten zu verbannen, um Collins zerstörtes Immunsystem nicht noch mehr zu belasten. Glücklicherweise hörten meine Eltern auf ihr Herz und ihre Intuition und nicht auf die Ratschläge, die irgendwo in dicken Medizinbüchern standen. Über all die Wochen, die Collin im Bett verbringen musste, wich Eloy selten von seiner Seite. Später, als Collin seine ersten wackeligen Gehversuche machte, diente der Hund ihm als Stütze.

Ob Eloy tatsächlich einen Beitrag zur Gesundung geleistet hat, kann natürlich niemand sagen, aber es ist eine innige Freundschaft zwischen ihnen entstanden, die unheimlich wertvoll ist.

Gemeinsam versuchen wir nun, Eloy zu fangen, aber er rennt wie ein Verrückter im Kreis um unsere Beine herum, bis Collin und ich schließlich einen Drehwurm bekommen und gemeinsam in den Staub fallen. Wir lachen weiter, ohne zu wissen, warum eigentlich. Vielleicht einfach nur, weil es sich unglaublich schön anfühlt, wieder zu Hause zu sein. Bei den Liebsten, bei denen man alle Probleme ganz weit in die Ferne schieben kann.

3

Taten verletzen,
Ignoranz zerstört

Guten Morgen», sage ich fröhlich, als mein Handywecker klingelt. Wie immer bin ich sofort hellwach und setze mich im Bett auf. Die Sonne scheint hell und freundlich ins Zimmer, und irgendwie bin ich voller Energie und Glück. Das Wochenende daheim hat mir richtig gutgetan. Ich versuche, den Gedanken, dass ich vermutlich erst in sechs Wochen wieder nach Hause kann, erst mal nicht zuzulassen.

Tiffany rührt sich nicht. Zaghaft schleiche ich mich an ihr Bett und berühre leicht ihre Schulter. «Guten Morgen», wiederhole ich sanft. «Zeit zum Aufstehen.»

«Boah, lass mich!», keift sie mich unvermittelt an und zieht sich die Bettdecke über den Kopf. «Bist du bescheuert? Ich hab erst heute Mittag die erste Vorlesung.»

«Oh. Tut mir leid.» Irgendwie bin ich gar nicht auf die Idee gekommen, dass für Tiffany der Morgen noch frei sein könnte und sie schlafen will. «Magst du trotzdem mit mir frühstücken kommen?»

«Nein, das will ich natürlich nicht! Ich will pennen.» Sie schreit mehr, als dass sie spricht. «Ich hab das ganze Wochenende gefeiert. Aber davon verstehst du ja nichts.»

Damit hat sie recht, und deswegen ziehe ich es vor zu

~ 30 ~

schweigen. Leise gehe ich ins Badezimmer, um mich anzuziehen. Ich sitze ganz allein in der Mensa beim Frühstück und schaufele mein Rührei in mich hinein, aber mein Kopf ist voller Collin und mein Herz gefüllt mit Liebe, sodass ich das gar nicht richtig wahrnehme.

Meine erste Vorlesung auf dem College ist Anthropologie, eines meiner Bezugsfächer.

Vorsichtig trete ich in den großen Hörsaal ein, der mich vom Aufbau her etwas an ein Kino erinnert.

Ich suche mir einen Platz am Fenster und bin angenehm überrascht von dem Professor und seiner klaren und gut verständlichen Art, mit der er den Vortrag hält. Der gesamte erste Tag auf dem College läuft problemlos, und irgendwie schwebe ich wie auf Wolken. Die anderen Studenten interessieren sich nicht sonderlich für mich, und ich sitze in jedem Kurs allein, aber das stört mich nicht. Ich bin hier, um zu lernen, und deswegen ist es vollkommen in Ordnung, für mich zu sein. Solange das in Frieden und ohne böse Ausgrenzung von den anderen geschieht. Harmonisches Alleinsein macht mir nichts aus. Im Moment fühle ich mich einfach wohl. So wohl, dass ich es sogar geschafft habe, mich zu Wort zu melden und einen Beitrag zur Vorlesung zu leisten.

Beim Abendessen sehe ich Tiffany wieder. Sie kommt mit ihrem Tablett in den Saal und setzt sich zu mir an den Tisch.

«He», grüße ich, pikse eine grüne Erbse auf und warte, ob sie mir etwas von ihrem ersten Vorlesungstag berichten möchte. Aber sie blickt nur stumm auf ihr Handy, macht alle drei Sekunden die Display-Beleuchtung aus, nur um sie gleich wieder anzumachen. Ihre geistige Abwesenheit macht mich traurig, denn irgendwie hätte ich gerne erzählt, dass ich am Wochenende bei meiner Familie war. Es kommt selten genug vor, dass ich ein Mitteilungsbedürfnis habe, aber wenn es um meinen Bruder geht, gibt es manchmal Ausnahmen. Meine Hand geht an meine Tasche, und ich ziehe meine Geldbörse hervor. Ich klappe sie auf und schiebe Tiffany die Seite mit dem Foto von Collin hin.

«Was ist das?», fragt sie mürrisch und starrt auf das Bild.

«Mein Bruder», erkläre ich stolz.

«Toll», erwidert sie und stochert in ihrem Essen herum. «Sieht aus wie ein Troll.»

Wenn mir jemand mit der Faust in den Magen geschlagen hätte, wäre der Schmerz erträglicher gewesen. Mit offenem Mund starre ich Tiffany an, unfähig, etwas zu sagen. Meine Finger zittern, als ich die Geldbörse wieder zu mir heranziehe und in meiner Tasche verstaue.

«Sorry, ich hab gerade echt wichtigere Probleme», murmelt Tiffany. Sie spürt gar nichts von der Zerstörung in meinem Inneren.

«Hm», mache ich.

Plötzlich sieht sie auf, wirft ihre Gabel in den Teller und schimpft los: «Jayden wollte am Samstag nicht mit mir ausgehen!»

Ich bleibe stumm. Nicht weil mich nicht interessiert, was sie zu sagen hat, sondern weil ich sie nicht unterbrechen will.

«Ach, was rede ich überhaupt mit dir ...»

«Ich höre zu», verteidige ich mich.

«Er. Wollte. Nicht. Mit. Mir. Ausgehen!» Sie spricht jedes Wort wie einen einzelnen Satz.

«Verstehe», sage ich, obwohl ich gar nichts kapiere.

«Ja, ich verstehe es leider auch!» Ihr Blick flackert. «Jeder hier weiß, dass Jayden Summers sich nie lange Zeit mit demselben Mädchen trifft. Aber ich hatte die Hoffnung, ich könnte eine Ausnahme sein ...»

«Vielleicht bist du es», versuche ich, sie aufzumuntern.

«Am Freitag haben wir uns noch getroffen. Aber er meinte, die Samstage gehören immer seinen Freunden, und das schon, seit er auf dem College ist.»

Da hast du doch schon die Begründung für sein Verhalten. «Was ist denn so falsch daran, dass er seine Freizeit zwischen seinen Freunden und dir aufteilt?» Für mich ist das ein ungewöhnlich langer Satz, und ich bin stolz, dass mir etwas so Kluges eingefallen ist.

«Er hätte mich einfach mitnehmen können.» Tiffany schaut mich böse an und springt mitten im Satz auf. «Entschuldige mich. Dahinten ist Steph. Ich muss mit ihr reden.»

«In Ordnung.» Mir ist klar, dass sie Steph noch mal genau das Gleiche erzählen wird wie mir eben, und vermutlich werden sich die beiden dann gemeinsam über Jaydens unakzeptables Benehmen aufregen.

Tiffany schnappt sich ihr Tablett und geht davon. Sie denkt nicht einmal daran, mich zu fragen, ob ich mitkommen will. Was sie eben ihrem Freund so vorwurfsvoll angekreidet hat, scheint für sie selbst gang und gäbe zu sein. Ich schüttele den Kopf, verbanne ihre verletzende Aussage aus meiner Erinnerung und widme mich wieder meinem Herzen, das noch immer voll ist mit meinem Bruder und seiner Liebe.

Tiffany hat das Zimmer bereits verlassen, als ich aufwache. Schon die ganze Woche ist sie vor mir aufgestanden, um gemeinsam mit Steph am Strand joggen zu gehen. Eigentlich ist Tiffany eine Langschläferin. Der Grund, wieso sie plötzlich so früh auf den Beinen ist, heißt Jayden und geht ebenfalls morgens um diese Uhrzeit laufen.

Anschließend kommt Tiffany immer allein zurück, um zu duschen, und wir gehen gemeinsam zum Frühstücken. Dort sitzen wir mehr oder weniger stumm nebeneinander. Sie erzählt mir kurz von Jayden, dass sie ihn getroffen hat, er sie freundlich gegrüßt und schief angelächelt hat oder dass der Strandlauf ein Reinfall war. Dann ist die Unterhaltung meistens auch schon beendet. Irgendwie fällt es uns schwer, ein gemeinsames Thema zu finden. Für mich ist das nicht so schlimm, ich fühle mich auch im Schweigen wohl. Aber Tiffany ist eine Person, die es liebt, sich selbst reden zu hören. Umso mehr hoffe ich auf unsere gemeinsamen Vorlesungen, weil ich mir wünsche, endlich etwas zu haben, über das wir sprechen können.

Heute ist Freitag, der einzige Tag in der Woche, in der wir einen Kurs zusammen haben: Psychologie. Ich freue mich riesig darauf, dass er nun endlich startet, aber ausgerechnet heute ist Tiffany nach dem Joggen nicht ins Zimmer zurückgekommen. Dabei möchte ich doch so gerne mit ihr zusammen hingehen, um uns einen gemeinsamen Tisch zu suchen. Irgendwie würde mir das ein Gefühl von Freundschaft suggerieren, und ich werde schon ein wenig ungeduldig, als sie um halb neun noch immer nicht da ist. Endlich wird die Tür aufgestoßen, und Tiffany stürmt herein. Allerdings ist sie dieses Mal nicht allein. Steph, ein hochgewachsenes, sehr schlankes Mädchen, ist bei ihr. Ihre großen Ohrringe klimpern, als sie den Kopf schüttelt.

«Ehrlich, Tiffany», sagt sie. «Wie hast du das nur geschafft? Jayden hat echtes Interesse an dir! Ich bin wirklich neidisch auf dich.»

«Er ist so toll», schwärmt Tiffany. «Sein Freund ist aber auch nicht ohne.»

«Du meinst Ben?»

«Ja, richtig. Ben Thompson. Er spielt zusammen mit Jayden im Backcourt. Er ist der Shooting Guard in der Mannschaft.»

Grußlos gehen die Mädchen an mir vorbei. Tiffany zieht ein paar Klamotten aus dem Schrank, nimmt ihr Handtuch und ihre Tasche und macht auf dem Absatz kehrt.

«Meinst du, ich kann bei ihm landen?»

«Versuch es, Steph.» Tiffany drückt ihr einen Kulturbeutel in die Hand und schiebt sie Richtung Tür. «Wenn einer eine Chance hat bei ihm, dann ja wohl du.»

Beide kichern albern und verlassen das Zimmer. Ich sitze noch immer auf meinem Bett und starre ihnen hinterher. Da ich mir nicht vorstellen kann, dass Tiffany auf ihr morgendliches Duschen verzichtet, muss ich davon ausgehen, dass sie es bei Steph im Zimmer tun wird.

Da fühlt sie sich wohler als bei mir ...

Eine mir sehr gut bekannte Leere macht sich in mir breit. Die Lust auf Frühstück ist mir gründlich vergangen, deswegen beschließe ich, gleich zum Psychologiekurs zu gehen. Langsam schlurfe ich über das Gelände und durch die endlosen Gänge und erreiche als Erste den großen Saal. Er ist bereits offen, also trete ich ein. Es gibt Zweier- und Vierertische, die überall verteilt im Raum stehen. Ich überlege kurz und setze mich schließlich an einen der Vierertische. Ich befürchte nämlich, dass Steph auch in diesem Kurs sein wird, und wenn ich die Chance haben will, dass Tiffany sich zu mir setzt, dann wird sie das nur mit ihrer neuen Freundin an der Seite tun. Um mir die Zeit zu vertreiben, beginne ich eine Zeichnung. Natürlich nur mit Bleistift und schwarzem Fineliner. Es wäre dumm, in der Öffentlichkeit mit Blut zu malen. Die Menschen verstehen diese Art von Kunst nicht, und alles, was sie nicht kennen oder begreifen, lehnen sie kategorisch ab.

Früher, als ich noch in Alabama gewohnt habe, kannte ich eine Handvoll «Blood Painter» von einer Facebook-Gruppe. Wir haben uns einmal in der Woche in einer alten Ruine oder in der Gemeindehalle getroffen und gemeinsam gezeichnet.

Es hatte etwas sehr Skurriles, wie wir entweder auf alten Teppichen auf dem harten Steinboden im Kreis oder in einem leeren Raum hintereinander auf Holzstühlen saßen. Die Treffen wurden immer auf Facebook ausgemacht, und entweder man kam und nahm teil, oder man blieb fort, und niemand vermisste einen. Durch Zufall bin ich über diese Gruppe gestolpert, ohne zu wissen, was es mit diesem Hobby überhaupt auf sich hat. Schnell entstand eine gewisse Faszination, die aber weniger das Zeichnen an sich als die Gruppe betraf. Sie strahlte zumindest virtuell eine Zusammengehörigkeit aus, und genau das war der Grund, warum ich anfing, zu diesen Treffen zu gehen. Irgendwie habe ich immer gehofft, dort Freunde zu finden. Weil es alles Menschen waren, die einen großen Schmerz mit sich herumtrugen. Seelisches Leid, das sie auf die eine oder andere Weise loswerden mussten.

Allerdings stellte sich schnell heraus, dass sie alle viel zu sehr mit ihren eigenen Problemen beschäftigt waren. Niemand von ihnen war in der Lage, sich wirklich auf den anderen zu konzentrieren, geschweige denn eine echte Freundschaft zu knüpfen.

Wann immer ein Neuer dazukam, stellten wir uns zwar vor, erzählten kurz etwas, aber es ging nie in die Tiefe. Die Kontakte blieben oberflächlich, und es beschränkte sich alles sehr auf das Wesentliche: Man bekam einen der erfahreneren Teilnehmer als Lehrer zugewiesen, der einen in das Handwerk einwies. Mein damaliger «Lehrer» hieß Darius und kam aus dem Iran. Er machte mich mit den Utensilien vertraut und zeigte mir die Stellen, die gut und stark bluteten. Darius begriff schnell, dass es mir nicht darum ging, einen kontrollierten Schmerz herbeizuführen. Es war mir wichtig, mich relativ schmerzfrei und vor allem wenig sichtbar schneiden zu können, und er half mir dabei.

Sein Einfühlungsvermögen und seine Geduld gaben mir das Gefühl, etwas Besonderes zu sein. Es fiel mir schwer, in seine Augen zu sehen, aber wann immer ich es schaffte, erinnerte mich die warme Farbe an geschmolzene Schokolade und damit an glückliche Kindheitstage.

Möglicherweise spielte es eine große Rolle, dass ich mich heimlich in ihn verliebte und die wöchentlichen Treffen dazu nutzte, ihn zu sehen. Ich habe davon geträumt, ihn mit meinen Bildern zu beeindrucken und einen Zugang zu ihm zu bekommen. Darius aber schien mein Interesse nicht zu bemerken, oder es ließ ihn einfach völlig kalt. Trotzdem bin ich fast über drei Jahre hinweg Woche für Woche zu diesen Treffen gegangen. Ich saß schweigend mit den anderen zusammen, habe mich geschnitten und mit ihnen gezeichnet und bin dennoch einsam geblieben. Dann hat sich die Gruppe aus diversen Gründen aufgelöst. Dennoch habe ich mit dem Zeichnen weitergemacht. Nach einer gewissen Zeit ist es eine echte Sucht geworden, meinen inneren Schmerz auf diese Weise loszuwerden, sodass ich mir nicht mehr vorstellen kann, wie es ohne gehen sollte.

Kurz schrecke ich auf, als die ersten Studenten hereinkommen. Sie suchen sich einen Platz am anderen Ende des Raums, und ich widme mich wieder den farblosen Flammen auf meinem Papier.

Nach und nach füllt sich der Saal, und fast bin ich froh, dass niemand an meinen Tisch möchte, denn dann spare ich mir die Erklärung, dass hier bereits besetzt ist. Endlich sehe ich Tiffany mit Steph hereinkommen und hebe zaghaft die Hand. Die beiden werfen sich einen vielsagenden Blick zu, und mein Herz macht einen ängstlichen Sprung. Aber Tiffany setzt sich mir gegenüber und Steph lässt sich neben sie auf den Stuhl fallen.

«He», sage ich und lächele. «Wart ihr noch frühstücken?»

Steph will mir gerade antworten, als Tiffany sie mit dem Ellbogen in die Seite stößt.

«Guck da!», ruft sie. «Ich wusste es. Die sind auch in diesem Kurs.»

Automatisch folge ich ihrem Blick und sehe zwei Typen in den Saal kommen. Bisher hab ich mir Basketballspieler immer riesig und irgendwie schlaksig vorgestellt, aber ich habe mich getäuscht. Beide sind durchschnittlich groß und athletisch, tragen lockere Jogginghosen und Sweatpullover dazu. Einer von ihnen hat seine Kapuze tief ins Gesicht gezogen. Ich sehe blonde Strähnen darunter hervorlugen, bevor ich meinen Blick wieder senke.

Sofort springt Tiffany auf und winkt die beiden zu sich heran. Sie haben den aufrechten Gang von selbstsicheren Menschen, die genau wissen, was sie wollen. Ihre Präsenz ist körperlich spürbar, und ihre Anwesenheit zieht die Aufmerksamkeit aller umstehenden Personen auf sich. Vor unserem Tisch bleiben die jungen Männer stehen, begrüßen Steph und Tiffany mit Küsschen auf die Wange und nicken mir knapp zu. Schnell starre ich auf meine Hände, um nicht den Eindruck zu erwecken, ich würde jemanden beobachten.

«Wo sollen wir uns hinsetzen?», fragt Tiffany. «Es ist kein Vierertisch mehr frei.»

«Na toll», beschwert sich Steph. «Da haben wir schon zufällig einen Kurs zusammen und dann *das*.»

Das? Bin ich damit gemeint?

Ich schrumpfe auf meinem Sitz zusammen und wünsche mir plötzlich einen Tarnumhang, wie Harry Potter ihn hat.

«Wer ist sie denn?», will einer der Typen wissen, und ich bin mir sicher, er zeigt auf mich.

«Kenn ich nicht», sagt Steph schnell, bevor Tiffany etwas erwidern kann.

«Ah», macht er und lässt sich auf den freien Stuhl neben mich fallen. Es ist der Typ ohne Kapuze. Ich starre auf seinen dunklen Haaransatz, als er sich zu mir herüberbeugt.

«Hey», begrüßt er mich freundlich. «Würde es dir etwas ausmachen, dir einen anderen Tisch zu suchen?» Er lächelt mich an und deutet zwischen den Mädchen und sich selbst hin und her. «Wir gehören zusammen, weißt du?»

Mit einem Anflug von Verzweiflung schaue ich zu Tiffany. Sie kenne ich schon länger, bei ihr habe ich keine Schwierigkeiten, ihr ins Gesicht zu sehen. Aber sie verzieht keine Miene. Der zweite Typ tritt dicht hinter mich, und ich fühle mich noch unbehaglicher. Deswegen springe ich auf, krame meine Sachen zusammen und räume den Platz, den er sofort beschlagnahmt.

~ 39 ~

«Tut mir leid», murmelt er, aber ich kann kein wirkliches Bedauern aus seiner Stimme heraushören. Eher eine Mischung aus Triumph und Freude.

Mittlerweile sind fast alle Kommilitonen im Raum, und mir bleibt nichts anderes übrig, als mich hinter die vier neben ein fremdes Mädchen zu setzen. Der Psychologiekurs, auf den ich mich die ganze Woche so sehr gefreut habe, hat plötzlich einen ganz faden Beigeschmack bekommen.

Das war nichts Persönliches. Sie wollten einfach nur bei ihren Freunden sitzen.

Bei ihren Freunden. Es fällt mir schwer, die Tränen zurückzuhalten.

Ich blinzle mehrfach und lausche dem Gespräch am Tisch vor mir.

«Habt ihr Lust, heute Abend mit uns nach Saint City zu fahren?», fragt der Kapuzentyp. Er greift über den Tisch nach Tiffanys Hand, und ich schlussfolgere daraus, dass er Jayden sein muss.

«Wir haben kein Auto», gibt Steph kleinlaut zu.

«Ich schon», gibt er an. «Wir nehmen euch mit. Dort unten steigt heute Abend eine fette Party. Wir werden jede Menge Spaß haben.»

Im gleichen Augenblick bittet der Professor, der eben den Saal betritt, um Ruhe, und ich versuche zu akzeptieren, dass ich mein erstes Wochenende auf dem Campus vollkommen allein verbringen werde.

4

Einsamkeit ist ein Kampf,
den man allein immer verliert

Die Nacht ist hereingebrochen, und ich wandere ruhelos durch die menschenleeren Flure des Colleges. Obwohl die meisten Studenten hier schlafen, wirkt das Gebäude wie verlassen. Allem Anschein nach haben alle anderen nur knapp zwei Wochen Zeit gebraucht, um sich Freunde zu suchen oder zumindest Gruppen zu bilden, mit denen sie weggehen und feiern können. Der Großteil ist mit Sicherheit nach Saint City gefahren. Viele nutzen aber auch die warme Sommernacht, um draußen auf den Wiesen des Campus zu chillen und die Sterne zu beobachten. Nur ich bin allein auf dem Weg zurück in mein Zimmer, um noch ein wenig mit Collin zu texten, weil ich keine Ahnung habe, was ich sonst mit mir anfangen soll. Außerdem ist da schon wieder dieses Gefühl in mir. Diese Einsamkeit, gepaart mit dem Wissen, dass die anderen mich nicht mögen. Ich weiß, dass diese Emotionen mich zerreißen werden, wenn ich sie nicht aus mir herauslasse.

Leise schließe ich die Zimmertür hinter mir, drücke mich an dem riesigen Schreibtisch vorbei und lasse mich auf mein Bett fallen. Meine Finger zittern, als ich meine Schultasche öffne. Hier auf dem Campus ist es schwer, einen Platz für meine Zeichensachen zu finden. Ich möchte nicht, dass jemand sieht, was ich in meiner Freizeit zu Papier bringe, auch wenn wohl die wenigsten erkennen würden, woraus die rote Farbe wirklich besteht. Allein die düsteren und teilweise makabren Zeichnungen könnten sie abschrecken. Deswegen bewahre ich sie bei meinen Lernsachen auf. Die wohl einzigen Dinge, für die sich wirklich kein Mensch interessiert und die niemand stehlen würde.

Liebevoll lege ich meine Zeichenutensilien zurecht und setze mich im Schneidersitz auf meine Decke. Ich spüre fast keinen Schmerz, als ich vorsichtig die Vene an meinem Fußknöchel aufschneide. Das Blut quillt aus der Wunde, und ich nehme es mit meinem Pinsel auf. Es wird lange dauern, den Flammen auf meinem Aquarell die gewünschte Farbe zu verleihen, aber ich habe ja den ganzen Abend Zeit. Möglicherweise das ganze Wochenende.

Niemand wird mich fragen, ob ich irgendwohin mitkommen möchte.

Das vorhandene Blut würde für einen weiteren Pinselstrich ausreichen, aber ich greife trotzdem wieder nach dem Skalpell. Wenn ich das gesamte Feuer ausmalen will, werde ich Nachschub brauchen.

Irgendwie bringe ich es heute nicht fertig, den bestehenden Schnitt zu erweitern. Deswegen nehme ich die Vene an meinem anderen Fußknöchel. Diese Stellen bluten besonders gut und sind, sobald man Socken trägt, vollkommen unsichtbar.

Oh Mist!

Mein Herz bleibt fast stehen, als sich schwungvoll die Tür öffnet. In Panik zucke ich zusammen und ziehe die Arme schützend an meinen Körper. Das Skalpell ratscht über das weiche Fleisch meines Unterarmes, und schon spüre ich eine warme Flüssigkeit herunterrinnen. Schnell halte ich die Verletzung mit meiner Hand zu. Gerade noch rechtzeitig, denn schon ist Tiffany im Zimmer und reißt ihren Kleiderschrank auf.

Sie hat sich nicht die Mühe gemacht, mich zu begrüßen. Hektisch wühlt sie ihre Sachen durch und schimpft leise vor sich hin.

«Babe, beeilst du dich?», ruft Jayden durch die Tür herein. «Wir wollen los.»

Wenn ich mich auch nie an Gesichter erinnern kann, so bin ich doch sehr gut in der Lage, Stimmen voneinander zu unterscheiden und zu analysieren. Das kommt vom jahrelangen Lauschen, was andere über dich reden.

«Wo ist die verdammte Jacke?», schimpft Tiffany. «Marie, hast du meine J...» Sie dreht sich zu mir um und hält in der Bewegung inne. Ihre Augen weiten sich, und aus ihrem Gesicht weicht jede Farbe. Die Hand, die sie sich vor den Mund schlägt, zittert.

«Mir geht es gut», versuche ich, sie zu beruhigen. Mein Arm blutet stark, aber es ist nichts, weswegen man sich Sorgen machen müsste. «Es ist alles in Ordnung.»

Ihr Atem geht stoßweise. Sie weicht einen Schritt von mir zurück und bemerkt meine ebenfalls blutenden Knöchel. «Was hast du gemacht?»

«Tiffany, lass es mich erklären.» Langsam stehe ich auf und strecke meine Finger nach ihr aus.

Sie gibt ein undefinierbares Geräusch von sich. Erst jetzt registriere ich, dass ich noch immer das Skalpell in der Hand halte. Mit einem leisen Klirren fällt es zu Boden, und Tiffany schreit auf.

~ 43 ~

«Alles in Ordnung, Babe?» Wieder Jayden.

«Ich habe nur gezeichnet», erkläre ich hastig. Meine Worte sind Tiffany egal. Blitzschnell macht sie auf dem Absatz kehrt. Ich greife nach ihrem Handgelenk. «Warte, bitte!»

«Jay!», kreischt sie. «Hilfe! Sie ist wahnsinnig!»

Meine blutigen Finger rutschen auf ihrer Haut weg, und sie stürmt aus dem Zimmer.

Toll gemacht, Marie! Du warst die längste Zeit auf diesem College.

Ich will rasch ins Bad, um mich zu säubern. Gerade als ich mich am Schreibtisch vorbeizwängen will, schnellt ein Arm vor mir in die Höhe. Ich zucke zurück, erwarte einen Schlag, aber er versperrt mir nur den Weg. Mit wild klopfendem Herzen starre ich auf den Arm, der noch immer in dem schwarzen Pullover von heute Morgen steckt. Kalter Schweiß läuft mir den Rücken herunter.

«Was hast du ihr getan?», herrscht Jayden mich an. Seine Stimme ist nicht mehr warmherzig und liebevoll wie vorhin, als er mit Tiffany sprach.

«Ich ...» Meine Sprache ist sofort weg. Er ist mir fremd, und er spricht in einem Tonfall zu mir, auf den ich nicht antworten kann. Alles in mir zieht sich zu einem schmerzhaften Klumpen zusammen, und mein Gehirn findet keinen Zugang mehr zum Sprachzentrum.

«Antworte mir!»

Verzweifelt schiele ich an ihm vorbei. Jayden hat nur einen Arm waagerecht ausgestreckt, aber an seiner anderen Seite steht der Tisch. Es gibt kein Entkommen.

«Tut mir leid», stammele ich.

Bist du blöd? Das ist ja ein Schuldeingeständnis. Wofür zur Hölle?

«Lass deine Klauen von Tiffany. Hast du mich verstanden?»

«Ja.»

«Sieh mich gefälligst an, wenn ich mit dir rede!» Ruckartig greift er nach meinem Kinn und reißt es in die Höhe. Mein Blick trifft auf seinen. Die Farbe seiner Augen ist eine Mischung aus Blau und Grün. Die Farbe einer unendlich tiefen Lagune, und doch habe ich das Gefühl, bis auf den Grund seiner Seele schauen zu können. In Jayden gibt es nichts Düsteres, kein dunkles Geheimnis, das verborgen werden müsste. Trotzdem gefriert mein Blut zu Eis, und ich schließe erschrocken die Augen. Das türkise Nachbild ist noch immer da, es brennt sich in meine Netzhaut und in mein Gedächtnis ein ...

«Ey!» Jayden ruckt grob an meinem Kinn. «Verstehst du mich überhaupt?»

Ich nicke mit fest zusammengepressten Lidern.

«Jay, komm von Dracula weg.» Tiffany klingt schrill und noch immer panisch. «Lass sie los, und komm da weg.»

«Halte dich von meiner Freundin fern!», warnt Jayden mich noch einmal.

Abrupt lässt er mich los, und ich wage es, die Augen zu öffnen. Im letzten Moment sehe ich seinen Handballen auf meine Schulter zuschießen. Jayden stößt mich so hart von sich weg, dass ich das Gleichgewicht verliere. Ich taumele und falle. Mit dem Rücken knalle ich schmerzhaft gegen den Schreibtischstuhl und lande mit einem Aufschrei auf dem Boden.

Dann beugt er sich über mich. Seine blonden Haare fallen ihm ins Gesicht. Reflexartig rutsche ich auf dem Hintern so weit wie möglich von ihm weg.

Aber Jayden tritt nicht nach mir, und er spuckt mich auch nicht an. Er zeigt mit zwei Fingern auf mich.

Seine Worte sind viel schlimmer: «Wenn du noch ein-

~ 45 ~

mal in Tiffanys Nähe kommst, schmeiße ich dich ins Meer und halte dich so lange unter Wasser, bis du nie wieder auftauchst. Und *jeder* an diesem College wird bezeugen, dass es ein Unfall war!»

Er wischt die Hand, mit der er mich angefasst hat, an seiner Hose ab, bevor er Tiffany den Arm um die Schultern legt und sie aus dem Zimmer führt.

Wie konnte das nur geschehen?

Es ist alles viel zu schnell gegangen. Ich bin zu schockiert, um weinen zu können. Irgendwie weiß ich gar nichts mehr. Ich weiß nur, dass ich nicht an Jaydens Worten zweifle. Weder daran, dass er mich ertränken, noch daran, dass jeder auf dem College mit Hingabe für ihn lügen würde.

Wie elektrisiert setze ich mich im Bett auf und lausche. Die leisen Geräusche im Bad verraten mir, dass Tiffany zurück sein muss. Es fällt mir schwer, mich wieder hinzulegen und so zu tun, als würde ich schlafen, aber ich habe Angst vor ihrer Reaktion. Fast bin ich froh, dass ich aufgewacht bin. In meinem Traum habe ich verzweifelt versucht, an die Oberfläche des türkisfarbenen Meeres zu gelangen, in das ich aus unerklärlichen Gründen geraten war. Obwohl ich schwimmen kann, gelang es mir nicht, mich aus den Wellen zu befreien. Die Umstehenden machten keine Anstalten, mir zu helfen, sondern bewarfen mich mit fauligen Bananen und riefen mir zu, dass ich gefälligst ertrinken soll...

Zitternd ziehe ich die Bettdecke bis unters Kinn. Trotz der warmen Temperaturen friere ich, was an meinem völlig durchgeschwitzten Shirt liegen könnte. Ich rühre mich nicht, als jemand ins Zimmer tritt, sondern blinzle nur vorsichtig durch die Wimpern. Es ist der dunkelhaarige Typ, der mich am Vortag in dem Psychologiekurs von meinem Platz gescheucht hat. Dicht hinter ihm geht Jayden. Mein Herz beginnt sofort panisch zu rasen, und unwillkürlich presse ich mich fester an die Matratze.

Lauf weg, Marie!

Ich will wegrennen. Raus aus dem Zimmer, hinein in die schützende Nacht, aber die Angst lähmt mich.

Wortlos stellen die Männer sich breitbeinig vor meinem Bett auf. Sie erinnern mich an die Wächter am Tor zur Hölle, die dafür sorgen, dass niemand wieder herauskommt. Eine Flucht ist aussichtslos.

Erst nach ein paar Minuten begreife ich, dass die beiden gar nichts von mir wollen. Sie schmieren mir kein Obst in die Haare und zerschneiden auch nicht meine Kleidung.

Ihre Aufgabe ist es, Tiffany zu schützen. Vor mir!

Wie eine menschliche Barrikade stehen Jayden und sein Freund zwischen mir und meiner Zimmergenossin, die damit beschäftigt ist, alle ihre Sachen in einen großen Koffer zu stopfen.

Sie wird nie wieder zurückkommen.

Entweder wird Tiffany sich irgendwo ein freies Bett suchen, von einer Studentin, die nie auf dem Campus erschienen ist, oder sie wird heimlich bei Jayden unterkommen. Vermutlich würde sie eher in der Bibliothek auf dem Fußboden nächtigen, als weiterhin hier bei mir zu schlafen.

Tränen laufen mir über die Wangen, und ich hoffe, dass es niemandem auffallen wird.

Ich ignoriere meinen hämmernden Puls und stelle mich weiterhin schlafend.

~ 47 ~

«Ben», zischt Jayden leise. «Komm, Abflug.»

Warum sind die so bemüht, mich nicht zu wecken?

Rücksicht wird es wohl kaum sein. Es ist auch nicht vorstellbar, dass sie Angst vor mir haben. Die Begegnung mit Jayden vor ein paar Stunden hat mehr als deutlich gezeigt, wer der Stärkere von uns ist.

Sie verabscheuen mich so sehr, dass sie jede Konfrontation mit mir meiden.

Ein Schluchzer dringt aus meiner Kehle.

«Sie wacht auf!» Tiffany klingt gehetzt, und ihr Tonfall hört sich wieder nach Panik an.

«Geh», sagt Jayden ruhig. Ich kann in der Dunkelheit erkennen, wie er sie zur Tür schiebt und sie von hinten flankiert.

Ben bleibt reglos an meinem Bett stehen, bis die beiden anderen verschwunden sind. Erst dann setzt er sich in Bewegung und verlässt ebenfalls das Zimmer. Fast lautlos schließen sie die Tür hinter sich.

Ich bleibe zurück. In einem Raum, der so verlassen und einsam ist, wie ich mich fühle.

5

Großes Leid, das nicht spricht,
zermürbt die Seele, bis sie bricht

Am nächsten Tag verzichte ich auf das Frühstück und schlage mich irgendwie durch die Vorlesungen.

Ich frage mich, ob die Professoren und Dozenten schon Bescheid wissen, was gestern in meinem Zimmer vorgefallen ist. Am liebsten wäre es mir, wenn es gänzlich unbemerkt bleiben würde. Genauso, dass die anderen mich so sehr isolieren. Deswegen achte ich darauf, mich möglichst unauffällig zu verhalten und immer zufrieden zu wirken. Es soll niemand auf die Idee kommen, ich könnte in irgendeiner Art und Weise unter der Ignoranz der anderen leiden. Am Ende fühlt sich noch jemand verpflichtet, einzugreifen und meinen Eltern Bescheid zu geben. Das darf natürlich nicht passieren, und deswegen setze ich immer ein Lächeln auf, wenn ich einem der Professoren begegne.

Beim Abendessen sitze ich wieder allein im Diner. Obwohl das nun schon häufiger vorkam, habe ich das Gefühl, irgendwas ist anders.

Was genau das ist, wird mir klar, als Steph und Tiffany mit ihren Essenstabletts an mir vorbeigehen. Im Laufen beugt Steph sich zu mir hinunter. «Ich weiß alles. Du bist Draculas Tochter.»

~ 49 ~

Sie lassen mir keine Gelegenheit zu antworten und setzen sich gemeinsam an einen großen Tisch inmitten des Raumes. Mir ist klar, was dort gesprochen wird, und dass Tiffany kein gutes Haar an mir lässt.

Keine zwei Minuten später betreten Ben und Jayden den Raum. Wieder kauere ich mich automatisch zusammen, aber sie nehmen keine Notiz von mir, sondern setzen sich zu den anderen. Ich kann nicht verstehen, was sie über mich sagen, aber mir entgeht nicht, wie Tiffany und Steph abwechselnd zu mir herüberzeigen und ihr Gift über mich versprühen. Immer wieder dreht sich einer der Studenten zu mir um, schüttelt ungläubig den Kopf oder wirft mir einen abfälligen Blick zu. Ich stelle meinen noch fast vollen Teller in die Geschirrrückgabe. Unerbittlich meldet sich mein schlechtes Gewissen zu Wort. *So viel Geld haben deine Eltern dafür bezahlt, und du schmeißt es weg.*

Mit gesenktem Blick mache ich mich auf den Weg in die Bibliothek und setze mich dort an einen freien PC. Ich öffne gerade den Browser, als zwei Studenten sich an den Computer neben mir setzen. Die junge Frau hat mit mir zusammen Mathe. Ich kenne ihren Namen nicht, aber ihre leuchtend pinken Haare sind mir aufgefallen. Ihren Begleiter kenne ich aus dem Englischkurs. Sein Name ist Nathan. Er ist groß und sehr kräftig, hat haselnussbraune, kurze Haare und ein freundliches Gesicht. Von Tiffany habe ich erfahren, dass Nathan erfolgreich Baseball spielt und eng mit Eric, einem weiteren Baseballspieler aus seiner Mannschaft, befreundet ist. Damit hört mein Wissen über ihn auch schon auf.

Vorhin saß er mit den Mädchen beim Essen an Tiffanys Tisch.

Jetzt schielen die beiden zu mir herüber, und mir fällt auf, dass sie ihn die ganze Zeit mit dem Ellbogen anstößt. Ich versuche, mich auf mein Vorhaben zu konzentrieren, und will gerade «Sigmund Freud» ins Google-Fenster eingeben, als Nathan aufsteht und sich neben mich stellt.

«Darf ich kurz?», fragt er und zeigt auf die Tastatur.

«Ja», gebe ich zurück und rutsche allein aufgrund Nathans imposanter Erscheinung ein Stück beiseite. Seine Finger fliegen über die Tasten, dann drückt er auf «Enter».

«Danach solltest du googeln», sagt er und geht zurück zu seiner Begleiterin. Sie lacht auf und klatscht in die Hände, während ich fassungslos auf den Bildschirm starre.

«Draculas jüngste Tochter.»

Ich stehe auf.

«Warte», sagt die Studentin mit den pinken Haaren. «Gefällt dir das nicht?»

«Nein.» Entschlossen schüttele ich den Kopf und starre auf ihre langen und spitzen Fingernägel.

«Schade. Dann müssen wir einen anderen Kosenamen für dich finden. Wusstest du, dass Dracula auch Blutsauger genannt wird? Ist dir das lieber? *Bloodsucker?*»

Ich wende mich zum Gehen, aber ihr Rufen hält mich abermals zurück.

«Warte doch!»

Ich leiste ihrer Aufforderung Folge, ohne zu wissen, warum.

«Wir finden schon was.» Sie setzt sich auf Nathans Knie, um seinen Computer zu benutzen. Dann gibt auch sie irgendwas bei Google ein.

Hilflos stehe ich da und traue mich nicht, einfach davonzugehen. Mein Blick fällt auf Nathan, dessen Miene ausdruckslos ist. Er hat nur Augen für das Mädchen auf seinem Schoß.

«Synonyme für Blutsauger», murmelt sie. «Sklaventreiber. Das passt gar nicht. Parasit. Nee, auch nicht. Hyäne. Ja, Hyäne finde ich sehr passend. Nathan, was meinst du?»

«Was immer du willst, Paris», pflichtet er ihr bei.

«Dann sind wir uns ja einig.» Paris schaut mich herausfordernd an. «Was sagst du zu deinem neuen Namen?»

Endlich schaffe ich es, meine Füße vom Boden zu lösen. Mit Beinen wie aus Blei stakse ich davon, verlasse dann fluchtartig das Gebäude und stürme hinunter zum Strand. Ich laufe immer schneller, um alles hinter mir zu lassen. Es ist mir egal, dass ich vom Rennen in der Sonne Kopfschmerzen bekommen werde. Alles ist mir egal, ich will nur weg von hier.

Keuchend bleibe ich stehen. Mit halb zusammengekniffenen Augen starre ich auf meine Haut, die im grellen Tageslicht milchig und weiß aussieht.

Wie passend, dass sie mir ausgerechnet den Namen Dracula geben. Deutlich weniger aus der Luft gegriffen als Hyäne. Oder wie auch immer sie mich in Zukunft nennen wollen. Die Form der Beleidigung ist vollkommene Nebensache. Das wirklich Schlimme ist, dass ich es innerhalb von nur zwei Wochen geschafft habe, dass ich wieder genauso unbeliebt bin wie auf meiner alten Schule.

Wie Collin auch ...

Was die «Einmal Opfer, immer Opfer»-Theorie erneut bestätigt.

Erschöpft, traurig und wütend auf mich selbst steige ich die Dünen hinauf, bis ich ganz oben angekommen bin. Hier befindet sich ein kleines Plateau, das als Aussichtsplattform fungieren könnte. In dem sandigen Boden wachsen vereinzelte Disteln und breite Grasflächen und ein knorriger, alter Baum. Als Abgrenzung gibt es eine Aneinanderreihung von großen Felsen, von denen ich nicht weiß, ob sie natürlichen Ursprungs sind oder absichtlich hierher geschafft wurden, um den Abhang zu sichern. Sie bilden eine Art niedrige Mauer, und wenn sie auch im Ernstfall bestimmt niemanden vor dem Runterfallen schützen würden, so sind sie doch eine deutlich sichtbare Markierung.

Ich lasse mich auf einem der breiten Felsen nieder. Angestrengt schaue ich aufs Meer hinaus, aber natürlich ist draußen nichts zu sehen. Zwischen Juni und September soll laut Internet die beste Zeit sein, in Monterey Bay Buckelwale oder Orcas zu beobachten. Vermutlich gilt das aber nur für die Menschen mit Geld, die mit ihren Schiffen aufs Meer und zu den Sandbänken fahren können. Für Leute wie mich, die von einem Landplatz Ausschau halten müssen, stehen die Chancen leider sehr gering, eines der Tiere zu sehen. Trotzdem nehme ich mir vor, öfter hier an diesen offensichtlich einsamen Platz zu kommen und mein Handy bereitzuhalten. Es ist mir völlig egal, wenn ich meine gesamte Freizeit dafür opfern muss. Die Hauptsache ist, ich kann meinem Bruder seinen Wunsch erfüllen.

Auf dem Weg zu meinem nächsten Kurs frage ich mich, ob es richtig war, mich hierfür einzutragen. Es ist mehr als unwahrscheinlich, dass ich irgendwann einmal eine leitende Position einnehmen werde, und dennoch nehme ich an «Grundzüge im Business-Management» teil. Sei es nur, um mein Auftreten und mein Selbstbewusstsein zu verbessern.

Die gesamte Clique um Tiffany steht einige Meter weiter vor dem Ausgang, der zur Sporthalle führt, als ich den Gang entlanggehe und vor dem noch geschlossenen Vorlesungsraum stehen bleibe.

«Hyäne auf zwei Uhr», ruft Steph. Wie um mir zu zeigen, dass sie ihr persönliches Ziel, bei Jaydens bestem Freund zu landen, bereits erreicht hat, stellt Steph sich vor Ben und schmiegt sich eng an ihn. Er legt seine Arme um ihre schmalen Schultern, als müsse er sie beschützen.

Vor mir?

«Holt die Betäubungspfeile heraus.» Lysann sehe ich zum ersten Mal bei ihnen stehen. Sie ist mir schon öfter in der Bibliothek begegnet, und bisher habe ich das dunkelhäutige Mädchen mit den krausen Haaren immer für sanft und zuvorkommend gehalten. Auch Eric ist bei ihnen. Seine Hautfarbe ist noch ein ganzes Stück dunkler als die von Lysann. Er steht ein Stück abseits und macht einen sehr unbeteiligten Eindruck.

«Zum Glück habe ich nicht diesen Business-Mist-Kurs.» Nathan lacht und boxt Jayden gegen die Schulter. «Viel Spaß, Mann. Komm dem Blutsauger nicht zu nahe.»

«Werde ich nicht», gibt er zurück. Mir fällt auf, dass Jayden einen kleinen Schritt zur Seite weicht, als Tiffany sich dicht neben ihn stellt. Sofort versucht sie, die Distanz zu ihm wieder zu verringern.

Das hat aber nicht lange gehalten mit den beiden.

Es liegt keine Schadenfreude in meinem Gedanken, sondern maximal die Hoffnung, dass Tiffany nach einem Beziehungs-Aus zu mir ins Zimmer zurückkommen wird.

«Ich muss auch in diesen Kurs», sagt Steph. «Du bist also nicht allein, Jay.»

«Ihr Armen. Ich bemitleide euch.» Paris seufzt theatralisch. Sie reden extra so laut, dass ich jedes Wort verstehen kann.

Der Professor kommt und öffnet die Tür. Tiffany greift nach Jaydens Arm und dreht ihn zu sich um. Schnell stellt sie sich auf die Zehenspitzen, um ihm einen Kuss auf die Lippen zu drücken. Er lässt es sich zwar gefallen, macht aber keine Anstalten, ihre Liebkosungen zu erwidern.

Auch Tiffany scheint das zu bemerken, denn sie lässt ihre Wut sofort an mir aus: «Was glotzt du denn so? Kümmere dich um deinen eigenen Scheiß! Geh mit den Kojoten spielen!»

Selbst wenn es mit Jayden aus sein sollte, sie wird nie zu mir zurückkommen.

Mir bleibt nichts anderes übrig, als sie loszulassen und mich irgendwo neu zu orientieren.

Geduldig warte ich an der Tür, bis Steph und Jayden in den Vorlesungsraum gegangen sind, bevor ich ihnen in ausreichendem Abstand folge. Sie haben sich nebeneinandergesetzt, und ich suche mir einen Tisch auf der anderen Seite des Raumes. Den Rest der Studenten in diesem Kurs kenne ich nicht, und sie nehmen keine Notiz von mir. Ich versuche, meine Gedanken an Tiffany zur Seite zu schieben und der Vorlesung zu folgen. Während die anderen teilweise nur zuhören, bin ich bemüht, alles fein säuberlich mitzuschreiben.

Steph steht unvermittelt auf und geht Richtung Tür. In der Hand hält sie eine Wasserflasche, die sie beim Gehen öffnet. Gerade als sie die Flasche zum Mund führen will, gerät sie ins Straucheln und stolpert. Sie versucht, sich an meinem Tisch festzuhalten, und der gesamte Inhalt ihrer Wasserflasche gießt sich über meine Unterlagen.

«Ooopsi», sagt sie und rafft sich auf. Sie zieht ein zerknülltes Tempo aus ihrer Jeans und wirft es mir hin. «Das tut mir aber leid.»

Ich bin geneigt, ihr zu glauben, dass es ein Versehen war, bis ich zu Jayden hinüberschaue. Er hält sich eine Faust vor den Mund und ist offensichtlich bemüht, sich das Lachen zu verkneifen.

«Nicht schlimm», gebe ich zurück und nehme das Papiertuch an mich. Der Professor vorne an der Tafel nimmt keine Notiz von uns, und Steph geht aus dem Raum. Vorsichtig versuche ich, das Wasser von meinen Sachen abzutupfen, aber die Mitschriften sind nicht mehr zu retten.

Ich lege den durchnässten Block auf den Boden und nehme meine Schultasche auf den Schoß. Vorsichtig blättere ich meine Zeichnungen durch und finde noch ein paar leere Seiten, die ich zum Mitschreiben verwenden kann.

Genau in dieser Sekunde betritt Steph wieder den Raum. Wenn sie wirklich auf der Toilette war, dann hat sie sich verdammt beeilt. Sie muss die Waschräume aber zumindest zum Schein aufgesucht haben, denn ihre Wasserflasche ist wieder voll. Mit hoch erhobenem Kopf macht sie sich auf den Weg zurück zu ihrem Platz, nur um in Höhe meines Tischs erneut zu stolpern. Sie fällt auf mich drauf, bohrt ihre langen Fingernägel in meine Schulter und kippt mit der anderen Hand das Wasser in meine Tasche.

Meine Zeichnungen!

Hektisch schiebe ich sie weg, um meine Sachen zu retten.

«Aahhh», schreit sie theatralisch und lässt sich auf den Boden fallen. «Warum schubst du mich?»

~ 56 ~

Ich ignoriere ihr Schauspiel und zerre meine Zeichnungen aus der Tasche, um sie mit dem Papiertuch zu trocknen. Obwohl sie imprägniert sind, um das Blut zu konservieren, verwischt alles, und rote Farbe tropft an den Ecken hinunter.

«Haben Sie es bald, Miss Lewis?», ruft der Professor Steph zu. «Gehe ich recht in der Annahme, dass Sie diesen Zirkus absichtlich veranstalten?»

«Sie ist gestürzt, das sehen Sie doch», meldet sich Jayden zu Wort und steht von seinem Platz auf. Er reicht Steph die Hand, um ihr zu helfen.

«Es war keine Absicht, sie hat mich gestoßen!» Steph lässt sich von Jayden hochziehen und zeigt mit empörtem Gesichtsausdruck auf mich. «Marie Grave wollte mich verletzen!»

«Schluss mit dem Unfug!», befiehlt der Professor und wendet sich wieder der Tafel zu.

«Hör auf und komm mit», zischt Jayden, und Steph folgt ihm zurück an ihren gemeinsamen Platz.

Mein Herz ist schwer wie ein Stein. Meine Zeichnungen sind nicht mehr zu retten.

6

Nur wer loslässt,
hat beide Hände frei

Es fällt mir schwer, meinen Beobachtungsposten auf dem Felsen aufzugeben, aber langsam werden meine Augenlider schwer und drohen zuzufallen. Meine Knie knacken, als ich sie durchstrecke, und mein Rücken schmerzt vom stundenlangen Sitzen. Natürlich habe ich keine Wale auf dem Meer gesehen, aber dafür habe ich eine Art Kompromiss mit mir selbst geschlossen.

Akzeptiere, was du nicht ändern kannst, und lasse los, was dich belastet.

Ich hebe einen Stein auf und werfe ihn, so weit ich kann, ins Meer. Mit einem dumpfen Platschen versinkt er sofort in der Tiefe.

Es ist überflüssig, mir den Kopf darüber zu zerbrechen, warum die anderen mich nicht mögen. Besser ist es, dies einfach als eine Tatsache hinzunehmen, es abzuhaken und zu schauen, ob ich nicht eine andere Möglichkeit finde, mich zu integrieren. Mit Sicherheit gibt es irgendwo hier auf dem College einen Außenseiter, der genauso einsam ist wie ich und sich nach Ansprache und Freundschaft sehnt. Irgendwann wird diese Person mir über den Weg laufen, ich muss nur einfach fest genug daran glauben ...

... oder aktiv zu suchen anfangen.

So etwas habe ich noch nie gemacht, und möglicherweise liegt genau hier der Fehler. Aus einem Impuls heraus beschließe ich, zur großen Turnhalle hinüberzugehen. Dort fand heute Nachmittag ein Trainingsspiel der Basketballmannschaft statt, und überall hängen Poster, dass anschließend eine kleine Feier stattfinden soll. Es wird gegrillt, es gibt Getränke zu kaufen, und es darf kommen, wer will. Wenn ich dort einfach hingehe, etwas trinke und mich unauffällig ein bisschen umschaue, dann entdecke ich bestimmt Leute, die zu mir passen.

Schon von weitem schlägt mir Stimmengewirr und Musik entgegen, und ich hätte mein Vorhaben am liebsten verworfen und wäre umgedreht. Die Turnhalle steht weit offen, das Spiel ist längst vorbei, und die Studenten haben sich draußen um Tische geschart. Ich finde einen Stand und kaufe bei einer mir unbekannten Frau eine Pepsi. Das Getränk dient weniger dazu, meinen Durst zu lindern, als mir etwas zu bieten, an dem ich mich festhalten kann. Unsicher gehe ich über den Platz. Dabei versuche ich, mich möglichst am Rand zu halten und die Menschenmenge zu meiden. Immerhin sind genug Leute da, dass es unwahrscheinlich scheint, Tiffany und ihrer Clique in die Arme zu laufen. Suchend schaue ich mich um und stelle fest, dass es niemanden gibt, der allein hier ist. Alle stehen in Gruppen oder zumindest zu zweit zusammen.

Plötzlich spüre ich einen Stoß im Rücken. Erschrocken drehe ich mich um und mache mich aufs Schlimmste gefasst. Ein Junge, den ich noch nie gesehen habe, ist in mich hineingelaufen. Entschuldigend hebt er die Arme. «Sorry, ich hab dich überhaupt nicht gesehen.» Sein Freund neben ihm grinst.

Wie immer dauert es zu lange, bis ich reagieren kann. Bevor ich es schaffe zu antworten, verschwinden die beiden wieder. Irgendwie freut es mich, angerempelt worden zu sein. Es hat was Natürliches und ist etwas, das jedem anderen Mädchen genauso hätte passieren können. Ein bisschen fühlt es sich an, als würde ich dazugehören, und ein leichtes Lächeln stiehlt sich in meine Mundwinkel, während ich langsam weitergehe. Noch bevor ich auf der anderen Seite bei den Zelten angelangt bin, kommt eine kleine Mädchengruppe frontal auf mich zu. Sie bremsen nicht ab, sondern laufen direkt in mich hinein.

Der Aufprall ist so heftig, dass meine Pepsi auf meine helle Bluse schwappt und einen sichtbaren Fleck hinterlässt. Mit den Händen versuche ich, das Gröbste wegzuwischen.

«Tut uns leid», sagt eines der Mädchen und lacht schadenfroh. «Wir dachten, du bist Luft.»

In dem Moment wird mir klar, dass sie es absichtlich machen.

Sie tun, als gäbe es mich nicht.

Mein ganzes Vorhaben, der Kompromiss, den ich mit mir selbst geschlossen habe, das gute Gefühl der vergangenen Minuten und Stunden ist komplett weg. Ich will zurück an den Strand oder in mein Zimmer. Hauptsache weg von all den Menschen hier, die mich verachten und mir das so offensichtlich zeigen.

«Wo willst du denn so eilig hin?» Es sind Paris und Lysann, die mir plötzlich im Weg stehen. Reflexartig versuche ich, ihnen auszuweichen, aber da sind auch schon Nathan und Eric. Automatisch drehe ich um, versuche, in die andere Richtung davonzulaufen, und treffe genau auf Steph und Tiffany. Ben und Jayden stehen dicht hinter ihnen.

~ 60 ~

«Was machst du denn hier?», will Tiffany wissen. Ihre Augen verengen sich zu Schlitzen, und auf ihrer Stirn bildet sich wieder diese steile Falte. Wie immer, wenn sie wütend ist. Vermutlich hat sie wieder Stress mit Jayden und braucht einen Blitzableiter für ihre schlechte Laune.

«Sie hat in Limonade gebadet, wie du siehst.» Steph zeigt mit dem Finger auf mein schmutziges Oberteil. «Schau dir an, wie sie rumläuft. Ist ja widerlich.»

Gerade als ich den Mund öffnen will, um den Vorfall zu erklären, tritt Jayden einen Schritt vor. Er ist mir viel zu nah. Mein Herz beginnt zu stolpern, und ich schnappe hörbar nach Luft.

Spar dir deine Erklärung. Sie wissen eh, warum du so aussiehst. Bestimmt war es ihre Idee.

«Verschwinde doch einfach», fordert Jayden mich auf.

Ich erstarre. Meine Schuhsohlen scheinen mit dem Asphalt zu verschmelzen.

«Du sollst abhauen.» Paris tritt ebenfalls vor. «Niemand will dich hier haben.» Mit einer schwungvollen Bewegung schüttet sie die Flüssigkeit aus ihrem Becher in meine Richtung. Es treffen mich nur ein paar Tropfen am Arm, aber aus der anderen Richtung kommt schon der nächste Schwall.

Warum? Warum?

Das ist alles, was ich denken kann, und als nun auch Nathan vortritt, renne ich los. Ich stürme zwischen den Menschen hindurch, laufe quer über den Campus, zu den Schlafräumen.

Loslassen, Marie, sage ich mir und muss mein Tempo bereits verlangsamen, weil jeder Atemzug wie Feuer in meinen Lungen brennt und meine Waden zu verkrampfen beginnen. *Du musst dich frei machen von alldem.*

~ 61 ~

Sorgfältig verriegle ich meine Zimmertür hinter mir, um nicht denselben Fehler wie das letzte Mal zu begehen, denn mir ist klar, dass ich diesen Vorfall nicht verarbeiten kann, wenn ich ihn nicht so schnell wie möglich aus mir herausfließen lasse.

7

Auch wer den Krieg gewinnt,
hat den Frieden verloren

Dass ich nicht die Einzige bin, für die nicht alles so läuft, wie man es sich wünscht, bemerke ich, als ich Tiffany das zweite Mal heulend an den Strand laufen sehe. Wenige Tage später wird mir klar, was ihr Problem ist: Jayden scheint nun endgültig das Interesse an ihr verloren zu haben. Zwar sind sie noch immer zusammen in einer Clique, aber die Distanz zwischen den beiden ist deutlich größer geworden. Wenn sogar mir als Außenstehender das auffällt, muss wirklich was Wahres dran sein. Dennoch sind meine unterschwelligen Hoffnungen natürlich nicht erfüllt worden: Tiffany ist zu mir genauso kalt und abweisend wie immer. Ich bin froh, wenn sie mich ignoriert, denn dann denkt sie sich keine Gemeinheiten aus, und mehr kann ich von ihr und diesen Personen offenbar nicht erwarten.

Meine Zeichnungen, die ich leider nicht mehr retten konnte, habe ich trotzdem aufgehoben. Sie liegen in einer Mappe unter meinem Bett und warten darauf, dass ich sie neu abzeichne.

Seufzend beschließe ich, mich an die Arbeit zu machen, als meine Zimmertür geöffnet wird, ohne dass ich ein Klopfen gehört hätte. Mit einer Mischung aus Erstaunen und

Misstrauen starre ich auf Steph, Tiffany und Paris, die gemeinsam hereinkommen.

«Hallo», sagt Tiffany, und ich widerstehe der Versuchung, mich im Raum umzuschauen, weil ich kaum glauben kann, dass ich mit der Begrüßung gemeint bin.

Tiffany setzt sich auf das Bett, das einst ihr gehört hat, und die beiden anderen Mädchen tun es ihr gleich. Fast herausfordernd starren sie mich an. Gerne hätte ich irgendwas gesagt, aber ich bringe wieder einmal kein Wort heraus. Deswegen sitze ich einfach nur da, stecke die Hände unter meine Knie und warte ab, was die drei von mir wollen.

«Wir brauchen deine Hilfe», platzt Tiffany heraus und dreht an einem der vielen Ringe an ihren Fingern.

«Wie bitte?» Verwirrt schaue ich in die Gesichter der Mädchen. Sie sehen vollkommen ernst aus. «Wie soll ich euch denn helfen?»

«Du hast nun die einmalige Chance, dich zu beweisen.» Steph beugt sich so weit zu mir vor, dass ich ihren Atem spüren kann. «Sieh es als eine Art Mutprobe.»

«Wenn du die bestehst, dann nehmen wir dich in unsere Clique auf, und du wirst zu uns gehören.» Paris strahlt mich an, als hätte sie mir das größte Geschenk gemacht, das jemand bekommen könnte. Es ist nur eine winzige Sekunde, aber ganz kurz sehe ich mich zugehörig zu ihrem Kreis. Erst dann dämmert mir, dass die Sache einen Haken haben muss. Warum sollten sie plötzlich meine Freundschaft wollen?

«Bist du bereit für die Aufgabe?» Tiffany lächelt mich an. Fast wie in den ersten Tagen, als ich noch den abwegigen Wunsch gehegt hatte, wir könnten Freundinnen werden. Ihr Lächeln hat etwas sehr Vertrautes, und eine Hoffnung, die ich gar nicht in mir haben will, keimt in meinem Herzen.

Mit jedem Pulsschlag wird sie in meine Venen gepumpt und breitet sich in meinem gesamten Körper aus.

«Ja», sage ich. «Was soll ich tun?»

Die drei tauschen verstohlene Blicke, und Steph zieht ihr Smartphone aus der Tasche.

«Es geht um Jayden», beginnt sie. «Er hat mich ganz übel verarscht.»

«Er verarscht alle!», mischt sich Tiffany ein. Wut blitzt in ihrem hübschen Gesicht auf. «Der Typ glaubt wohl, er ist was Besseres.»

Ungläubig starre ich Tiffany an. Ich kann mich noch sehr genau an ihre Worte vor gar nicht so langer Zeit erinnern, als sie mir weismachen wollte, dass Jayden genau das ist: etwas Besonderes.

«Was ist passiert?», frage ich, obwohl ich es mir bereits denken kann. Vermutlich hat Jayden begriffen, dass Tiffany ihn nur als eine Art Trophäe haben wollte, und keine Lust mehr darauf gehabt.

«Er hat Steph sitzenlassen. Sie war mit Ben zusammen, und Jayden hat sich trotzdem an sie herangemacht.» Tiffanys Stimme zittert vor Zorn. «Sie hat sich *extra* von Ben getrennt und ist zu Jayden gegangen, und er hat sie nach einer Nacht eiskalt abserviert.»

«Ich dachte, Jayden ist *dein* Freund?» Hastig beiße ich mir auf die Lippe, aber es ist zu spät. Ich kann die unbedarften Worte nicht mehr zurücknehmen. Aus dem Augenwinkel sehe ich, wie Paris den Kopf schüttelt, aber die Mädchen beschließen offenbar, meine Worte nicht als Provokation, sondern als Naivität anzusehen und einfach zu ignorieren. Ein weiteres Zeichen dafür, dass sie mich wirklich dringend brauchen.

«Er war mein Freund, aber das ist längst vorbei. Zum Glück, weil er einfach nur ein Arsch ist.» Tiffany bebt, und mir wird klar, dass ihrem Ärger viel mehr Persönliches zugrunde liegt, als sie zugibt. Es geht ihr überhaupt nicht um Stephs verletzte Gefühle, sondern um ihre eigenen.

«Wie kann ich euch helfen?» Insgeheim beschließe ich, alles zu tun, was sie von mir verlangen, und sei es auch noch so daneben. Ihre Entschlossenheit ist spürbar, und noch mal werde ich keine Gelegenheit bekommen, mir ihre Gunst zu ergattern.

«Wir wollen Rache.» Steph klingt sehr entschieden. «Jay soll auch mal sehen, wie es ist, der Dumme zu sein.»

«Aber ich dachte, er ist ein Freund von euch?» Ich hatte oft genug mitbekommen, wie Jayden abends die Mädels abgeholt und sie mit seinem Auto in die Stadt und auf Partys kutschiert hatte. Erst gestern Abend sind sie gemeinsam weg gewesen. Dafür war er ihnen immer noch gut genug.

Genau deswegen brauchen sie dich. Als Sündenbock. Weil sie es sich selbst nicht mit dem Star der Universität verscherzen wollen.

Möglicherweise haben andere Menschen einfach eine vollkommen andere Vorstellung von Freundschaft als ich.

«Hol mal dein Handy», fordert Steph mich auf. «Dann schicke ich dir was.»

Ich ziehe mein altes und verschrammtes Handy aus meiner Nachttischschublade.

«Hast du WhatsApp?», will sie wissen.

«Ja. Oder halt Snapchat», antworte ich knapp.

«Ich muss es dir per WhatsApp schicken. Snapchat geht nicht. Der Chatverlauf darf nicht verschwinden.»

«Okay», sage ich zögernd.

Mein Handy vibriert. Steph kann trotz ihrer viel zu langen Nägel mit einer beeindruckenden Geschwindigkeit tippen.

«Wir wollen, dass du diese Fotos veröffentlichst!», sagt Tiffany. «Auf Facebook. Auf Instagram. Auf Twitter. Wo immer du willst und kannst.»

«Was ist das?», frage ich argwöhnisch und tippe die Nachrichten an.

Sofort öffnet sich ein Foto. Es zeigt Jayden, wie er kaum bekleidet in sehr unvorteilhafter Pose in der Dusche kniet und sich ganz offensichtlich erbricht. Fast erschrocken klicke ich das Foto weg. Es folgen eine ganze Reihe ähnlicher Bilder. Ich schaue sie nicht an, sondern schließe WhatsApp wieder.

«Ich hab noch mehr», sagt Steph fast stolz und schickt mir noch eine Flut Bilder. Jayden, wie er sichtlich betrunken unter der Dusche steht. Jayden, schlafend im Bett. Erst bis zur Hüfte zugedeckt und dann plötzlich entblößt. Man muss kein Genie sein, um zu verstehen, wie das zustande kam.

Ich will das nicht sehen.

Entschlossen mache ich mein Handy aus und lege es zur Seite. «Wo habt ihr diese Bilder her?»

«Oh, Mensch», stöhnt Steph. «Wo soll ich die schon herhaben? Die hab ich gemacht. In unserer gemeinsamen Nacht. Wir waren feiern, und Jayden war so besoffen, dass er komplett abgestürzt ist.»

«Die Bilder sind aus der Nacht, in der ihr was miteinander hattet?»

«Ja. Clever, oder?»

«Aber wieso? Warum macht man so was denn? Da war doch noch alles in Ordnung zwischen euch?»

Tiffany reißt offenbar der Geduldsfaden. «Steph hat vorgesorgt, weil sie sich denken konnte, wie scheiße Jay sich verhalten wird und dass er sie fallen lässt wie eine heiße Kartoffel. Weil er das bei mir genauso gemacht hat. Und wie du siehst, hat sie klug gehandelt.»

Entsetzt starre ich meine Mitstudentinnen an. Ich weiß nicht, was ich sagen soll zu so viel Abgebrühtheit und Kaltschnäuzigkeit.

«Nein danke», sage ich schließlich, und es ist mir egal, dass es völlig aus dem Kontext gerissen ist.

«Was meinst du mit *nein danke*?» Paris hat fast die ganze Zeit schweigend dabeigesessen, nun meldet sie sich zu Wort. «Du wirst doch nicht die Chance auslassen, unsere *Freundin* zu sein?»

«Ich wäre gerne eure Freundin, aber ich mache das nicht. Ich will damit nichts zu tun haben.»

Es ist nicht die Angst davor, Ärger zu bekommen, die mich davon abhält, auf ihre Forderungen einzugehen. Viel mehr widerstrebt mir die Vorstellung, einen anderen Menschen derart bloßzustellen.

Weil du weißt, wie sich das anfühlt.

«Komm schon», beharrt Tiffany. «Soll ich dich dran erinnern, wie er dich auf den Boden geworfen und dich bedroht hat? Er hat es verdient.»

«Ich glaube nicht», wage ich zu widersprechen, weil niemand so etwas verdient hat. Jayden ist mir alles andere als sympathisch, und wenn ich ehrlich zu mir selbst bin, kann ich ihn absolut nicht leiden. Dennoch kann ich sein arschiges Verhalten gegenüber den Mädchen irgendwie nachvollziehen. Von Anfang an ging es Tiffany und Steph nur darum, die Stars der Schule abzuschleppen, um ihr eigenes Ansehen zu steigern. Sie hatten kein Interesse an seiner oder an Bens

~ 68 ~

Persönlichkeit, und mit Sicherheit hatten sie auch keine ehrlichen Absichten ihnen gegenüber. Die Jungs haben eine Weile mitgemacht, aber eben nur so lange, bis sie den Spaß an den neuen Spielzeugen verloren haben. Steph und Tiffany haben sich ihnen angeboten wie Waren, und nun beschweren sie sich, dass sie als solche behandelt wurden.

«Es könnte Jaydens gesamte Karriere zerstören», stelle ich fest.

«Ja, eben», stimmt Steph mir begeistert zu. «Wenn diese Bilder in Umlauf kommen, braucht er sich nirgendwo mehr zu bewerben. Dann wird er als Säufer abgetan und ist überall unten durch.»

«Also, was ist nun?» Tiffany wedelt mit der Hand vor meinem Gesicht herum. «Machst du es? Da hast du die perfekte Gelegenheit, es ihm heimzuzahlen und den Kampf für dich zu entscheiden.»

«Ich will aber gar nicht kämpfen», sage ich. «Wenn es euch so wichtig ist, warum macht ihr es denn nicht selbst?»

«Weil wir in einer Clique sind und keinen Bock auf Krieg haben», erklärt mir Tiffany. «Wir hätten dann Stress mit seinen Freunden. Aber trotzdem soll er seine Strafe bekommen.»

«Wenn ihr keine Lust auf Streit habt, solltet ihr keinen anzetteln», sage ich. «Ich jedenfalls werde das nicht machen. Tut mir leid, aber mir ist mein Frieden wichtig.»

«Verräterin!», ruft Steph und springt auf. «War ja klar, dass wir uns auf *die* nicht verlassen können!»

«Kommt, wir gehen!» Auch Tiffany steht auf und wartet, bis ihre Freundinnen an der Tür sind. Dann dreht sie sich noch mal zu mir um und funkelt mich böse an. «Das wird ein Nachspiel haben! Wer nicht für uns ist, der ist *gegen* uns.»

Sie verlassen das Zimmer mit lautem Türknallen. Ich bleibe minutenlang reglos auf dem Bett sitzen. Mir ist klar, dass ich einen Fehler gemacht habe und dass der Konsequenzen haben wird.

Aber das ist egal. Denn ich bin mir selbst treu geblieben, und nur darauf kommt es an.

8

Hoffnung ist eine Flamme,
die ständig flackert und doch nie erlischt

Zum gefühlt hundertsten Mal falte ich den karierten Zettel auseinander, den Lysann mir heute Morgen beim Frühstück zugesteckt hat. Die Party, um die es geht, findet bereits heute Abend unten am Strand von Monterey statt. Das ist an sich nichts Ungewöhnliches, schließlich feiern die Studenten fast jedes Wochenende irgendwo, aber normalerweise lädt mich dazu keiner ein. Wenn nicht mein Name oben auf der Einladung stehen würde und ich nicht gesehen hätte, wie Lysann den Zettel unter mein Frühstückstablett geschoben hat, dann wäre ich mir sicher gewesen, dass sie nicht mir gilt. So kann ich mir diese Ausrede nicht zurechtlegen, und nachdem ich den ganzen Tag die Vor- und Nachteile abgewägt habe, beschließe ich hinzugehen.

Was kann schon passieren? Im schlimmsten Fall, wovon ich ausgehe, stehe ich die ganze Zeit alleine rum, und ich gehe dann wieder zurück auf mein Zimmer. Wenn ich die Einladung aber ignoriere, habe ich wirklich meine Chance verspielt, jemals dazuzugehören.

Für meine Verhältnisse habe ich mich sehr herausgeputzt: Ich trage meine besten Blue Jeans, eine karierte Bluse und Sneakers. Außerdem habe ich meine langen Haare geglättet, ein wenig Puder und Wimperntusche aufgelegt. Das Ergebnis ist zumindest für mich zufriedenstellend, und ich spüre fast einen Anflug von Selbstsicherheit, als ich hinunter zum Strand gehe. Der warme Augustwind trägt mir schon von weitem eine fröhliche Partymusik entgegen, die ich nicht kenne.

Nur einige Meter entfernt liegt das Meer in der Abenddämmerung. Seine Oberfläche ist dunkel und spiegelglatt. Nur ab und an durchbricht eine kleine Welle die Ruhe, rollt an den Strand, bis sie zerfällt und für immer im Sand versickert.

Jaydens feuerroter Range Rover parkt quer auf dem Sand, gleich neben Bens schwarzem Pick-up. Mehrere Boxen und Subwoofer stehen auf der Ladefläche, und der Bass dröhnt so laut, dass der Boden vibriert. Ein Pavillon ist aufgeschlagen und mit bunten Lichtern geschmückt. Ich spicke durch die halb geöffneten Planen hindurch und sehe einen Biertisch mit einem großen Krug darauf. In ihm ist vermutlich Punsch, den Nathan mit einer Kelle in einen Plastikbecher schöpft und einer mir fremden Person in die Hand drückt.

Zögernd gehe ich näher an den Pavillon heran und blicke mich um. Meine Vorfreude verschwindet schlagartig. Schweiß tritt auf meine Stirn und mein Herz schlägt schneller, als ich realisiere, dass außer Tiffanys Clique nur noch eine Handvoll anderer Studenten da sind. Das hier scheint alles andere als eine Feier des gesamten Colleges zu sein, wie es auf meiner Einladung stand.

Noch bevor ich umdrehen und den Strand wieder verlassen kann, kommen Steph und Tiffany auf mich zu.

«Sie ist da!», ruft Steph in den Pavillon hinein. «Die Party kann starten.»

Es fühlt sich an wie ein Schlag in den Bauch. Kurz bleibt mir die Luft weg, dann beginne ich zu hyperventilieren. Ich mache auf dem Absatz kehrt, um wegzurennen, aber da kommen mir Lysann und Paris entgegen und versperren mir den Weg.

«Willst du etwa schon wieder gehen?», fragt Tiffany, die plötzlich neben mir steht. Ihr hämisches Grinsen ist viel zu breit für ihr schmales Gesicht. «Wir fangen doch gerade erst an.»

Die Panik überrollt mich wie eine weiße Wellenwand, vor der es kein Entrinnen gibt. Adrenalin explodiert in mir, und ich renne los. Zwischen den beiden Zweiergruppen hindurch, über den weichen und sandigen Boden, die Dünen hinauf zu dem Plateau, auf dem ich so gerne sitze. Die Mädchen setzen mir nach.

«Ja, hau nur ab!», ruft Tiffany mir nach.

Sie hätten mich bereits nach wenigen Metern mühelos einholen können, aber sie laufen auf gleicher Höhe, bis ich oben angekommen bin. Dann erst beginnen sie, mich einzukreisen. Atemlos bleibe ich stehen und schaue mich hektisch um. Zurück kann ich nicht. Zwischen den vier Mädchen komme ich niemals durch. Hinter mir bilden die niedrigen Felsen die unzulängliche Absperrung. Ab da geht es hinunter in die Tiefe zu dem mittlerweile nachtschwarzen Meer.

Am Fuße der Anhöhe tauchen Nathan, Ben und Jayden auf und kommen langsam zu uns nach oben.

Spring runter. Spring!

Mit etwas Glück werde ich nicht an den Felsen zerschellen, sondern im Meer landen und mich an den Strand retten können.

Irgendjemand hebt eine Handvoll Sand auf und wirft sie mir entgegen.

«Hier, Sand für die Hyäne. Die mögen das doch!»

Sie lachen. Die nächste Ladung Sand trifft mich, während ich im Geiste Collins Gesicht sehe und mich von ihm verabschiede. Mein eigenes Leben werde ich nicht vermissen.

«Hau ab in die Wüste, du Hyäne.» Tiffany lallt. Sie ist betrunken, und ich weiß nicht, ob dieser Umstand alles besser macht oder verschlimmert.

«In die Wüste mit dir!» Euphorisch stimmen die anderen mit ein.

Langsam gehe ich rückwärts auf den Rand der Klippe zu. Am liebsten hätte ich mich umgedreht und wäre gerannt, aber ich wage es nicht, meinen Blick von ihnen abzuwenden.

«Hyäne!» Da ist es wieder, das Stakkato der Worte, das mich für immer vernichtet.

Mittlerweile haben Nathan, Ben und Jayden das Plateau erreicht. Schweigend gesellen sie sich zu der restlichen Gruppe. Unwillkürlich gehe ich schneller, bis ich mit dem Rücken gegen etwas Hartes pralle.

Der einzige Baum hier oben, und ich erwische ihn …

Die Mädchen kommen näher, und bevor ich begreife, was geschieht, hat Tiffany ihr Halstuch ausgezogen. Sie wechseln kurze, vielsagende Blicke und scheinen sich sofort zu verstehen. Steph und Lysann sind binnen einer Sekunde bei mir, reißen mir die Arme nach hinten und halten mich fest. Sie pressen mich gegen den Baumstamm, sodass ich die raue Rinde durch mein dünnes Oberteil hindurch spüre. Kleine Zweige piken mich in die Wirbelsäule. Schon allein der Gedanke an Gegenwehr ist lächerlich.

In Windeseile hat Tiffany ihr Halstuch um meine Handgelenke gewickelt und mich wie an einen Marterpfahl gefesselt. Dann fliegen die nächsten Ladungen Sand auf mich. Ich kann meine Hände nicht schützend vors Gesicht halten, also bleibt mir nur, die Augen fest zu schließen und abzuwarten.

Wie immer.

«Nathan», ruft Paris plötzlich. «Mach mit!»

Wenn er es wirklich tut, so merke ich nichts davon. Die kleinen Körnchen prasseln weder stärker noch häufiger auf meine Haut. Nur das Gelächter verstärkt sich.

«Komm, Jay», ruft Steph. «Mach ein Beweisfoto!»

Fotos ...

Natürlich müssen sie mich in meiner armseligen Pose ablichten. Irgendwie scheint das bei ihnen eine Art Ritual zu sein.

«Jay, Foto!»

«Ist ja gut», willigt er ein. «Wer gibt mir ein Handy? Ich hab meins im Wagen.»

Hass wallt in mir auf. Im Gegensatz zu mir ist er sofort bereit, meine peinliche Lage der Welt mitzuteilen.

«Nimm doch ihres», schlägt Nathan vor. «Dann kann sie es jeden Abend vor dem Einschlafen anschauen.»

Ich höre Jayden lachen. Ein leises, verhaltenes Lachen, das mir einen schmerzhaften Stich in den Magen versetzt. Wären meine Hände frei, würde ich sie schützend vor den Bauch reißen, im Glauben, mir hätte jemand ein Messer hineingerammt.

Obwohl ich die Augen fest zugekniffen habe, weiß ich, dass er jetzt vor mir steht. Die feinen Haare an meinem Nacken richten sich steil auf, und meine Beine sind so weich, dass ich das Gefühl habe, sie verschmelzen unter meinem

~ 75 ~

Gewicht mit dem weichen Sand unter meinen Füßen. Ich kann Jayden riechen, so nah ist er bei mir. Er riecht nach herbem Duschgel, nach Rasierwasser und nach etwas, das mich an das Meer erinnert.

Es ist ein Geruch, der sich unauslöschlich in meinem Gedächtnis festgesetzt hat und den ich bis zu meinem Lebensende niemals wieder vergessen kann.

Sein Atem streift mein Haar. Seine Fingerspitzen streifen ganz leicht meinen Oberschenkel, als er mein Handy aus der Gesäßtasche zieht. Ich reiße meine Augen auf, und mein Blick fällt auf seinen Arm, mit dem er mir das letzte Mal den Weg versperrt hat. Jayden ist für mich kein normaler Student, sondern eine Gefahr. Jemand, der nicht nur an einer Bedrohung beteiligt ist, sondern sie aktiv aussendet.

Der Boden beginnt zu schwanken, und ich kämpfe verzweifelt darum, bei Bewusstsein zu bleiben.

Für einen winzigen Moment stockt Jayden, dann tritt er einen Schritt zurück. Es ist, als hätte mir jemand einen Wackerstein von der Brust genommen, und ich atme auf.

Ich entscheide mich, direkt in die Kamera zu schauen. Es ist kein Stolz, der sich da in mir regt, ich möchte lediglich versuchen, die Demütigung in Grenzen zu halten. Nur für den Fall, dass Collin dieses Foto irgendwann zu Gesicht bekommen sollte.

Jayden tippt auf meinem Handy herum, vermutlich, um die Kamerafunktion zu suchen. Plötzlich ändert sich die Farbe auf seinen Wangen. Die Sonnenbräune verschwindet und geht über in Leichenblässe. Er blickt auf und fixiert mich. Für eine Sekunde legt er den Kopf schräg, als würde er innerlich etwas abwägen.

«Nun mach schon», feuert Tiffany ihn an.

«Nein», erwidert Jayden. «Macht euren Scheiß doch selbst. Ich bin nicht euer Sklave.»

«Was ist auf einmal mit dir los?» Steph schüttelt den Kopf und tritt neben ihn. Jayden lässt das Handy sinken und starrt sie fast so wütend an wie mich vor einiger Zeit in meinem Zimmer.

«Nichts», sagt er. «Es ist nun einfach genug.»

«Ach?», keift sie. «Und das bestimmst du, ja?»

«Ja, weil manche Leute offenbar nicht wissen, wann Schluss sein muss.» Zum ersten Mal hebt Jayden seine Stimme, durchsticht mit seinem Zeigefinger die Luft und deutet auf Steph. «Zwischen dir und mir – da ist jedenfalls Schluss. Und zwar endgültig.»

«Pfff», macht sie, aber ich kann sehen, wie die Aussage sie trifft. «Das war es doch eh schon.»

«Wir gehen!» Jayden hebt die rechte Hand und schnippt laut mit den Fingern. «Wir haben es eh schon viel zu weit getrieben.»

Mein Herz hämmert gegen meinen Hals. Schlagartig bekomme ich Angst, dass Jayden und seine beiden Freunde weggehen und die verärgerten Mädchen bei mir zurücklassen. Fieberhaft überlege ich, wie ich es schaffen soll, mein Telefon zurückzubekommen.

Zu meiner Überraschung setzt sich die gesamte Clique in Bewegung und schlurft die Dünen hinunter. Jayden folgt ihnen ein paar Meter, dann bleibt er abrupt stehen.

«Ich komme gleich nach», ruft er Ben zu und kehrt um.

Geh weg, schreie ich ihn in Gedanken an. *Verschwinde!*

Irgendwie scheint er die Angst in meinem Gesicht zu erkennen, denn er hebt beschwichtigend mein Handy in die Höhe. «Ich will dir das hier nur zurückgeben», sagt er. Als er mich fast erreicht hat, wird er langsamer. Ohne aus meinem Blickfeld zu verschwinden, greift er hinter meinen Rücken und löst die Knoten aus Tiffanys Halstuch, damit ich mein Handy entgegennehmen kann.

Ich rühre mich nicht.

«Nimm», sagt Jayden mit einem Anflug von Ungeduld und hält mir mein Telefon näher hin.

Angestrengt versuche ich, seiner Aufforderung Folge zu leisten, aber es gelingt mir nicht. Meine Hände sind wie abgestorbene Körperteile, die mir nicht gehorchen.

Jayden seufzt genervt und steckt mir das Handy zurück in die Hosentasche, aus der er es entwendet hat. Unwillkürlich zucke ich heftig zusammen und wende mich von ihm ab, so gut es meine Position zulässt.

«Die Bilder von mir hast du von Steph bekommen, richtig?», fragt er.

Er hat die Fotos gesehen! Jetzt bin ich dran.

Wieder dieses drängende Schnippen mit den Fingern. «Bekomme ich eine Antwort?»

«Weiß nicht mehr», stammele ich.

Er schnaubt durch die Nase. «Lass mich raten: Du solltest die Bilder irgendwo veröffentlichen, und nun sind sie angepisst, dass du es nicht getan hast?»

Ausweichend hebe ich eine Achsel.

«Unglaublich.» Wieder schnaubt er, als hätte ich seine Frage bestätigt. «Ich hab jedenfalls alle Fotos von mir gelöscht, die ich auf deinem Handy gefunden habe.»

«In Ordnung.»

«Warum hast du es nicht gemacht? Die Bilder veröffentlicht?»

«So was macht man nicht. Weil ...» Ich stocke.

~ 78 ~

Egal was zwischen euch vorgefallen ist, niemand hat es verdient, so bloßgestellt zu werden.

Es gelingt mir nicht, so viele Worte über die Lippen zu bekommen.

«... man macht es einfach nicht.» Das ist alles, was ich sagen kann.

Auch das klappt nur, weil Jayden endlich ein paar Schritte zurücktritt. Er nickt knapp und geht den anderen hinterher.

Vorsichtig bewege ich meine Hände und staune darüber, dass ich tatsächlich frei bin.

Jayden bleibt erneut stehen und dreht sich zu mir um. Schnell presse ich mich zurück an den Baum.

«Danke», sagt er, in einem Tonfall, den ich noch nie von ihm gehört habe. «Das meine ich ehrlich. Dankeschön.»

Es ist bereits stockdunkel, als die lauten Bässe unten am Strand endlich verstummt sind und ich es schaffe, mich von dem Baum, an den ich mich gekauert habe, zu lösen. Mit steifen Knien gehe ich den ersten Schritt. Es fühlt sich an, als würde ich in dem sandigen Boden versinken, und ich wäre dankbar dafür gewesen. Dieser Abend hat mir in aller Härte und aller Deutlichkeit gezeigt, was ich anderen Menschen wert bin: nichts. Weniger als nichts.

Seit Jayden seine Clique fortgeschickt hat, sind Stunden vergangen. Stunden, in denen meine Mitstudenten ausgelassen feierten, Spaß hatten und sich nicht ein einziges Mal fragten, was eigentlich mit mir passiert ist. Ob ich heil zurück auf den Campus gekommen bin oder mir auf dem einsamen und unbeleuchteten Rückweg meine viel zu kurzen Beine gebrochen habe. Ungewöhnlich wäre das nicht für mich.

Plötzlich spüre ich Wut. Manche Menschen behaupten, Wut sei ein Antrieb für sie. Ihre persönliche Motivation, weiterzumachen. Den imaginären Mittelfinger zu erheben und der Welt zu beweisen, dass alle einen mal kreuzweise können. Ich bewundere diese Menschen. Bei mir ist es vollkommen anders. Meine Wut ist kein Sturmfeuer, das Energie liefert. Sie ist nicht mal eine Glut, die ich zum Anheizen verwenden könnte. Wenn ich überhaupt dazu in der Lage bin, Wut zu fühlen, dann legt sie sich wie ein bleierner Mantel über meine Schultern, drückt mich nieder und lähmt mich. Deswegen verdränge ich sie. Schiebe sie in den hintersten Winkel meines Herzens und würge sie mit ganz viel Speichel in die Tiefen meines Magens. Dann ist in meinem Körper Platz für andere Gefühle. Trauer und eine unbändige Verzweiflung, die mich zu zerreißen droht.

Heute aber lasse ich Wut zu. Langsam füllt sie meinen Bauch und wandert weiter in meinen Kopf, wo ich ihr einen dauerhaften Platz einräume.

Vorsichtig steige ich die Dünen hinunter, konzentriert darauf, nicht zu stolpern oder gar zu stürzen.

Ja, ich habe jedes Recht, wütend zu sein. Sie haben mich angelogen, unter einem Vorwand eingeladen und gedemütigt. Aber am meisten bin ich wütend auf mich selbst. Nicht weil ich so blöd gewesen bin, ihre Einladung anzunehmen. Möglicherweise hätten das viele getan, einfach weil sie sich so sehr wünschten, dass es echt wäre. Nein, ich bin wütend *wegen* dieses Wunschs. Was sind das für Menschen, die so handeln? Habe ich ernsthaft den Wunsch, mit diesen Personen befreundet sein zu wollen?

Vielleicht ist es wirklich die Wut, die mir hilft, einen Entschluss zu treffen: Ab heute werde ich von denen allen Abstand halten und kein Wort mehr mit ihnen wechseln. Am besten ist es wohl, wenn ich mit niemandem mehr spreche.

Allein sein ist gut. Allein sein bedeutet ein Maximum an Sicherheit. Ohne andere Menschen gibt es keine seelischen Schmerzen. Niemanden, der in dem Trümmerhaufen meiner Seele noch mehr Schaden anrichten kann. Es ist viel besser, alleine zu sein, als Leute um sich zu haben, die einen einsam machen ...

Das Rot von Jaydens Range Rover ist im hellen, vom Mond beschienenen Sand auszumachen. Alle anderen Autos sind bereits verschwunden, nur seins steht noch da.

Es wird doch nichts passiert sein?

Bei jedem anderen Wagen wäre ich hingelaufen und hätte nachgesehen, ob alles in Ordnung ist. Aber die Angst vor Jayden hält mich davon ab.

Selbst wenn er betrunken hinter dem Steuer liegt, lässt er sich von dir nicht helfen. Geh weiter.

Suchend schaue ich mich um, aber es ist niemand zu sehen.

Und wenn ihm was passiert wäre, dafür hat er Freunde ...

Fast muss ich lachen. Freunde. Tolle Freunde, die er da hat. Ben und Nathan mögen vielleicht dazuzählen, aber auf die Mädchen kann er sich ganz bestimmt nicht verlassen. Unvermittelt frage ich mich, ob Jayden sich dessen so bewusst ist, wie ich es mir in diesem Augenblick bin.

Vorsichtig gehe ich zwei Schritte auf das Auto zu, starre auf die Windschutzscheibe und versuche, etwas zu erkennen. Plötzlich leuchten die vier Scheinwerfer des Rovers auf.

Ich drehe mich um und renne los.

~ 81 ~

Wieder verfluche ich meine eigene Dummheit. Wie komme ich dazu, mir über Jayden Gedanken zu machen, während er sich vermutlich längst wieder mit Steph vertragen hat und sich gerade mit ihr im Auto vergnügt? Ich verlangsame mein Tempo erst, als ich das beleuchtete Gelände des Campus erreicht habe. Hätte meine Kondition es zugelassen, wäre ich weitergerannt. Ich will nur noch in mein Zimmer, mich verkriechen und den Schmerz in meinem Herzen loswerden.

9

Wo Schatten sind,
muss auch ein Licht sein

Das monotone Surren des Kopierers macht mich schläfrig. Es ist langweilig, hier zu stehen und zu warten, bis Hunderte von Blättern bedruckt sind und ich sie endlich sortieren kann. Dennoch würde ich es nie wagen, mich darüber zu beschweren. Ich weiß, dass ich auf diesen Job angewiesen bin, und deswegen bin ich dankbar, ihn zu haben.

Müde lehne ich mich an den hölzernen Schreibtisch und bereue es sofort, als ein brennender Schmerz durch meine Hüfte fährt. Trotz des großen Pflasters kann ich die Wunde spüren. Es ist ein großer Schnitt, den ich mir am Wochenende selbst zugefügt habe, aber es gab viel Leid, das aus mir herausmusste, deswegen habe ich sehr viel gezeichnet.

Ich beginne, langsam im Kopierraum auf und ab zu gehen. Erst bei meiner dritten Runde entdecke ich den Zettel, der vor der Schneidemaschine liegt.

«Bitte besorgen.»

«Staples», der Name des Ladens, in dem die Artikel gekauft werden sollen, steht darauf und darunter eine Aufzählung mit verschiedenen Büroartikeln. Heftklammern, Postits, Büroklammern, diverse Kleinigkeiten und zehn Pakete Druckerpapier.

Nachdenklich knabbere ich an meinem Fingernagel und frage mich, ob der Zettel überhaupt für mich bestimmt ist. Bisher ist es noch nie vorgekommen, dass mein Professor mir derartige Aufträge hingelegt hat. Allerdings mache ich diesen Job ja noch nicht lange. Ich kenne das Schreibwarengeschäft in Seaside, ein kleiner Vorort von Monterey, und beschließe, nach Feierabend mit meinem Rad hinzufahren und die Dinge zu besorgen. Selbst wenn der Auftrag nicht an mich gerichtet war, kann ich bestimmt jemandem einen Gefallen damit tun. Die Angaben auf der Liste sind so präzise und genau, dass ich mir zutraue, das Richtige zu kaufen. Ein Lächeln schleicht sich auf mein Gesicht bei der Vorstellung, in der Spätabendsonne an der Küste entlang in den Ort zu radeln. Dabei kann ich Musik hören und alle Gedanken an die letzten Vorfälle aus meinem Kopf bekommen.

Mein Fahrrad ist zwar uralt, aber es erfüllt tadellos seinen Zweck. Die Hinfahrt habe ich in knapp vierzig Minuten bewältigen können, und obwohl die Strecke für mich doch sehr anstrengend gewesen ist, habe ich sie genossen. Der Laden ist zwar sehr überschaubar, trotzdem brauche ich eine ganze Weile, bis ich alle Dinge zusammengetragen habe. Zur Sicherheit kontrolliere ich meine Ware nach dem Bezahlen gründlich, fest entschlossen, alles richtig zu machen. Nachdem ich alles in große Tüten verstaut habe, die dem Gewicht kaum standhalten, verlasse ich den Laden. Die Parkplätze vor dem Eingang sind leer, die Schatten der Bäume werden länger, und die Sonne versinkt hinter dem Horizont.

Zufrieden atme ich die kühler werdende Luft ein, verstaue meine Einkäufe in den stabilen Satteltaschen aus Leder und entferne das Schloss, mit dem ich mein Rad an den eisernen Ständer der Einkaufswagen angekettet habe.

Erst als ich auf dem Rad sitze und losfahren möchte, merke ich, dass etwas nicht stimmt. Stirnrunzelnd steige ich wieder ab, und mein Blick fällt auf die Reifen.

Beide platt.

Reflexartig schaue ich mich um, aber selbstverständlich ist weit und breit niemand mehr zu sehen. Es wundert mich nicht, dass meine Luftpumpe gestohlen wurde und ich nun nicht in der Lage bin, den Schaden zu beheben. Natürlich ist das Ganze hier kein Zufall.

Tränen schießen mir in die Augen. Minutenlang stehe ich einfach da und warte, dass meine Mitstudenten aus ihren Verstecken kommen, mit den Fingern auf mich zeigen und zu lachen beginnen. Im Geiste sehe ich sie die Luftpumpe über meinen Kopf hin und her werfen und höre ihre bösen Rufe.

Wie nervös kann ein Mensch werden?

Dumpf hämmert der Puls in meinen Ohren, aber es passiert nichts von dem, was ich befürchte. Um mich herum bleibt es vollkommen still. Endlich schaffe ich es, mich von der Stelle zu rühren, und mache mich auf den Heimweg. Diesmal entlockt mir die Aussicht auf die wunderschöne Strecke an der Küste entlang kein Lächeln mehr. Schon nach wenigen Metern merke ich, wie schlecht sich ein mit über zehn Kilo beladenes Fahrrad ohne Luft in den Reifen schieben lässt.

Warum muss man überhaupt zehn Pakete Papier kaufen? Liefert das nicht jemand an?

Das ungute Gefühl breitet sich von meinem Bauch aus wie umgestoßene Tinte auf einem Blatt Löschpapier. Unaufhaltsam sickert es in jede Faser.

Es war ein Fake! Der Einkaufszettel stammt nicht von meinem Professor.

Wütend schiebe ich das nutzlose Rad an den nächsten Mülleimer und werfe zwei Pakete von dem Papier hinein. Dann erst halte ich inne.

Funktionierende und intakte Dinge wegzuwerfen, widerspricht allen Idealen und Werten, die man mir beigebracht hat. Deswegen beuge ich mich über den Mülleimer, fische die Pakete wieder heraus und verstaue sie seufzend erneut in meinen Satteltaschen. Es wäre falsch, sie rein aus Faulheit und Wut zu entsorgen.

Schon nach einer halben Meile beginnen die Riemen meiner Sandalen zu scheuern und ich verfluche meine Blödheit, keine Turnschuhe angezogen zu haben. Aber wer hätte ahnen können, dass ich den ganzen Rückweg laufen muss? Bei jedem Schritt reibt sich das steife Kunstleder durch meine Hautschichten, bis mein Fußrücken schließlich zu bluten beginnt. Seltsamerweise ist es am rechten Bein deutlich schlimmer, was die Vermutung entstehen lässt, dass an mir nichts symmetrisch ist.

Entweder sind meine Füße unterschiedlich groß, oder ich laufe schief. Traurig bleibe ich stehen, ziehe ein Tempotaschentuch aus meiner Hosentasche, lege es auf die Wunde und gehe weiter. Die ersten zehn Minuten ist es tatsächlich ein sehr angenehmes Gefühl, dann beginnt sich die Zellulose aufzulösen. Die Papierstücke kleben an meinem Blut fest und machen alles noch viel schlimmer.

Nach einer knappen Stunde Marsch hab ich es geschafft, die Küstenstraße hinter mir zu lassen. Ich beschließe, auf dem Radweg zu bleiben, auch wenn ich schieben muss. Der Fußweg wäre zwar fast eine halbe Meile kürzer, aber ich traue mir nicht zu, in der Nacht die verwinkelten Wege zu finden.

Die stechenden Schmerzen sind mittlerweile kaum noch zu ertragen. Deswegen ziehe ich die Sandalen aus und stopfe sie zu meinen Einkäufen in die Tasche. Das Brennen hört nahezu sofort auf. Dafür spüre ich nun jede Unebenheit auf dem immer noch unerträglich heißen Asphalt. Am liebsten wäre ich gerannt, aber ich muss langsam gehen, weil mir die schützenden Sohlen fehlen. Die ganze Zeit schaue ich konzentriert vor mich, damit ich nicht in irgendwelche Scherben oder dergleichen trete.

Deswegen höre ich allmählich damit auf, mich immer wieder suchend nach meinen Peinigern umzusehen. Die Dunkelheit macht es mir ohnehin unmöglich, jemanden zu entdecken. Mein Weg ist kaum beleuchtet, und ich komme nur noch in Zeitlupe voran.

Hinter mir flammen Scheinwerfer auf. Statt jedoch wie alle anderen bisher an mir vorbeizuhuschen, bleiben sie auf meiner Höhe. Ich schrecke zusammen. Ein roter Range Rover fährt in Schrittgeschwindigkeit neben mir her.

Jayden ...

Automatisch ziehe ich meinen Kopf ein, senke den Blick und mache mich klein, um etwaigen Wurfgeschossen zu entgehen.

«Hey», ruft er mir durch sein geöffnetes Fenster zu. «Hast du eine Panne?»

Unbeirrt gehe ich weiter. Die Frage hätte er sich sparen können. Schließlich sind er und seine Clique für meine sogenannte *Panne* verantwortlich.

Der Rover bleibt an mir dran, und ich versuche, so viel Distanz zu schaffen, wie die Straße es zulässt.

«Steig ein», sagt Jayden unvermittelt. «Ich nehme dich mit zurück.»

Verwirrt hebe ich kurz den Kopf und lasse meinen Blick durch das Wageninnere schweifen. Zu meiner Überraschung ist Jayden allein. Keine Tiffany und keine Steph, die neben ihm sitzen und hämisch lachen.

Dennoch setze ich schweigend meinen Weg fort, ohne auf seine Forderung zu reagieren.

Ein weiteres Auto, ein dunkelblauer Ford, kommt heran und klebt dicht an der Stoßstange des Range Rovers. Mein erster Gedanke, dass die beiden zusammengehören, zerschlägt sich, als der hintere Wagen zu hupen beginnt.

«Fahr doch schneller, du dämlicher Esel!», schreit der Fahrer des Fords zu Jayden nach vorne. Jayden hält seine linke Hand aus dem geöffneten Fenster und streckt ihm den Mittelfinger entgegen. Er scheint nicht einmal daran zu denken, das zu tun, was ihm gesagt wurde. Stattdessen schlägt er das Lenkrad ein, hält halb auf der Straße und halb auf dem Radweg.

Unmöglich, da vorbeizukommen, ohne die Motorhaube zu zerkratzen.

Wie erstarrt bleibe ich stehen.

«Steig ein», wiederholt Jayden. «Wirf dein Rad hinten rein.»

Mein Gehirn nimmt im Zeitraffer wahr, wie sich der Kofferraum öffnet. Der erste Impuls ist, mein Rad loszulassen, über die Absperrung zu springen und in den angrenzenden Park zu flüchten. Aber ich zwinge mich zum Stehenbleiben. Dass ich mit Wegrennen nicht weit komme, musste ich ja schon erfahren.

Das Hupen des Fords wird lauter, und der Fahrer brüllt

eine Beleidigung, als er mit völlig überhöhter Geschwindigkeit an uns vorbeirauscht.

Bevor ich auf irgendeine Art und Weise reagieren kann, ist Jayden ausgestiegen. Er geht auf mich zu, nimmt mir mein Fahrrad aus der Hand und legt es in den Kofferraum. Dann öffnet er die Beifahrertür.

«Jetzt mach schon!», drängt er. Geduld ist ganz offensichtlich nicht seine Stärke.

Völlig überfordert von der Hektik der Situation, zwinge ich meine verletzten Füße, sich in Bewegung zu setzen, und steige in Jaydens Rover. Mit einem ungewollt lauten Knall schließe ich die Tür. Binnen weniger Herzschläge ist Jayden neben mir im Auto. Er stellt den Schaltknüppel auf «D» und beeilt sich, seinen Wagen zurück auf die Straße zu bekommen.

«Du hattest gar keine Panne, oder?», stellt Jayden fest. Seine Stimme klingt freundlich und vollkommen entspannt. Von der Ungeduld vorhin ist nichts mehr zu spüren.

«Nein …» In meinem Kopf vollende ich den Satz, aber in der Realität lasse ich ihn unausgesprochen in der Luft hängen. Ich bin zu aufgeregt, um zu sprechen. Außerdem, selbst wenn Jaydens Ahnungslosigkeit nicht gespielt ist, wird es ihm vollkommen gleichgültig sein, was ich in der Stadt gemacht habe und wie viele Meilen ich bereits gelaufen bin.

«Hm», macht er. Es könnte Missbilligung in seinem Tonfall liegen, vielleicht ist es einfach nur Desinteresse.

Ich starre aus dem Fenster und kann es kaum erwarten, endlich unseren Campus zu sehen. Aber die Straße zieht sich ewig, und bei dem Gedanken daran, dass ich das alles hätte laufen müssen, bin ich dankbar, im Auto zu sitzen.

~ 89 ~

Es sei denn, er fährt jetzt woandershin und schmeißt mich einfach in der Pampa raus.

Ich bin froh, dass mein Fenster noch offen ist. Die frische Luft hilft mir, mich zu beruhigen und die aufkeimende Panik zu unterdrücken. Gegen das Unwohlsein und meine Übelkeit hilft sie allerdings nicht.

Ein schwarzer Traumfänger mit weißen Federn hängt am Innenspiegel und baumelt grotesk fröhlich in unser eisiges Schweigen. Das Auto ist innen genauso auf Hochglanz poliert wie außen, ein paar Sachen liegen verstreut herum. Eine zerknüllte amerikanische Flagge, ein Handtuch, ein Brief, vermutlich eine Rechnung, ein aufgerolltes Seil und ein ausgebleichtes T-Shirt. Auch die kleinen Sandberge auf der Fußmatte passen nicht zu dem sonst gepflegten Wagen.

«Ich räume selten auf», murmelt Jayden, als er meinem Blick in den Fußraum folgt. «Wo sind denn deine Schuhe?»

Ich gebe ihm keine Antwort. Es geht ihn nichts an, warum ich barfuß bin, und es ist mir völlig egal, wie Jayden haust. Hauptsache, er fährt zum Campus und ich kann endlich aussteigen. Trotzdem ist mir seine Bemerkung unangenehm, und ich starre wieder aus dem Fenster.

«Keine Sorge, ich bringe dich schon heil zurück.» Er sagt das so, als wäre es das Normalste auf der Welt. Für eine Sekunde wage ich es, mich zu entspannen.

Bevor meine Angst zurückkehren kann, biegt Jayden auf das Gelände der Cal State ein. Er parkt seinen Wagen vorwärts in einer Lücke und steigt wortlos aus, um mein Fahrrad auszuladen.

Ich werfe noch mal einen prüfenden Blick auf meinen Sitz, um mich zu vergewissern, dass ich nichts vergessen habe. Auf keinen Fall will ich Jayden ansprechen müssen, um ihn zu fragen, ob ich noch einmal in seinen Wagen darf.

«Soll ich dir das Rad noch irgendwo hinbringen?», will er wissen.

«Nein, schon okay, das kann ich selbst.» Ich warte, bis Jayden mit dem Fuß den Ständer heruntergeklappt und das Fahrrad abgestellt hat. Es droht, unter dem Gewicht der schweren Satteltaschen umzukippen. Schnell gehe ich hin, um es zu übernehmen.

«Danke», sage ich aufrichtig und schaue zu, wie Jayden den Rover mit einer Fernbedienung verriegelt. Plötzlich scheint er es wieder unwahrscheinlich eilig zu haben.

Weil er nicht mit mir gesehen werden will.

Die Erkenntnis lässt mich kalt. Er kann denken und machen, was er will. Hauptsache, er hat mich hergebracht. Das ist weit mehr, als ich erwarten konnte.

«Schätze, jetzt sind wir quitt.» Jayden steckt seinen Schlüssel in die Hosentasche und nickt mir knapp zu. «Bye.»

Ich schaue ihm nach, um mich zu vergewissern, dass er wirklich geht. Erst als er aus meinem Blickfeld verschwunden ist, laufe ich ebenfalls Richtung Gebäude. Meine Füße tun noch mehr weh als vorhin, und ich beschließe, mir feuchte Umschläge zu machen, sobald ich mein Fahrrad im Keller verstaut habe.

Die Büroartikel werde ich mit auf mein Zimmer nehmen. Kein Mensch muss erfahren, dass ich auf diese Finte hereingefallen bin und ein weiteres Mal als Belustigung der anderen gedient habe.

Am nächsten Tag möchte ich vor meiner ersten Vorlesung hinunter in die Wasch- und Kellerräume, um nach meinem Fahrrad zu sehen. Ich will herausfinden, ob die Reifen kaputt sind und ich mir neue Fahrradschläuche kaufen muss oder ob nur die Luft herausgelassen wurde. In diesem Fall würde mir eine neue Luftpumpe reichen. Dafür muss ich zwar auch wieder nach Monterey oder Seaside laufen, aber der finanzielle Aufwand wäre deutlich geringer. Immerhin werde ich noch eine ganze Weile an meinem Einkauf von gestern zu knabbern haben, der mir ja nicht wie erwartet von meinem Professor ersetzt wird.

In Gedanken wäge ich ab, mit welcher Strecke ich besser dran bin und ob es sinnvoll ist, das defekte Rad zu schieben, damit ich wenigstens den Rückweg fahren kann.

Wenn ich dann aber beim Reparieren scheitere, ist es richtig blöd.

Ich entscheide mich dafür, das Rad stehen zu lassen. Der Einkauf wird allerdings warten müssen, bis sich Schorf auf meinen aufgescheuerten Füßen gebildet hat. Vielleicht wäre es klug, East Village zu meiden. Der Coffee-Shop dort ist ein beliebter Treffpunkt für junge Leute, und ich möchte doch niemandem begegnen. Ein Teil von mir hofft inständig, dass die Schläuche einfach in Ordnung sind, während der andere Teil genau weiß, dass es nicht so ist. Es wird schwer werden, die Räder abzubekommen und die Schläuche auf ihre Unversehrtheit zu überprüfen. Zu Hause hat solche Dinge immer mein Bruder übernommen, und die Sehnsucht nach ihm erwacht schlagartig.

Seufzend öffne ich die schwere Feuerschutztür, die den großen Abstellraum vom Treppenhaus trennt, und gehe die kurze Reihe entlang, bis ich bei meinem Rad angekommen bin. Die meisten Studenten haben ihre Fahrräder draußen deponiert, um bequemer darauf zugreifen zu können, aber das war mir zu riskant. Deswegen stelle ich es immer hier unten ab.

Was sich als äußerst sinnlos erwiesen hat.

Ich ziehe mein Rad aus dem Ständer und knie auf dem harten Steinboden, um mir zu überlegen, wie und wo ich am besten anfange.

Das gibt es doch gar nicht ...

Ungläubig reibe ich mir mit dem Handrücken die Augen. Mein Herz macht einen Sprung, und ich traue mich kaum, ein zweites Mal hinzuschauen, aus Angst, es könnte nur eine Fata Morgana gewesen sein. Mit den Fingerspitzen berühre ich die Luftpumpe, die in der Halterung an meiner Querstange klemmt. Sie verschwindet genauso wenig wie die Luft in meinen Fahrradreifen.

Wer macht so etwas für mich? Und warum?

Die Einzigen, die davon wussten, waren die Verursacher selbst. Was für einen Sinn macht es, etwas absichtlich kaputt zu machen, nur um es später reuevoll zu reparieren? Oder will man mich verwirren? Mich glauben machen, ich hätte mir den gestrigen Vorfall nur eingebildet?

Langsam richte ich mich auf und schiebe mein Rad zurück in den Ständer. Meine Füße sprechen eine sehr eindeutige Sprache und zeigen mir ganz deutlich, dass nichts von den Geschehnissen meiner Phantasie entsprungen ist.

Es gibt nur eine logische Erklärung: Jemand wollte mir helfen. Aber warum?

Allein bei dem Gedanken daran wird mir ganz warm ums Herz. Ein Gefühl, als könnte ich die ganze Welt umarmen, und das dringende Bedürfnis, heute Mittag Collin anzurufen und es ihm zu erzählen.

Als wären mir Flügel gewachsen, laufe ich die Treppe hinauf. Wenn es schon jemals vorgekommen ist, dass jemand so etwas Nettes für mich getan hat, kann ich mich nicht mehr daran erinnern. Ich nehme mir vor, nicht weiter darüber nachzudenken, sondern mich einfach zu freuen. Selbst wenn es nur der Hausmeister war, der in seiner Frühstückspause Langeweile hatte und rein aus Zufall ausgerechnet *mein* Fahrrad repariert hat. Das spielt keine Rolle. Ich bin glücklich, und ich fühle mich nun stark genug, in den Psychologiekurs zu gehen und die Gemeinheiten der anderen zu ertragen.

Tiffanys abfällige Bemerkung über meinen leicht humpelnden Gang ist für mich Bestätigung genug, dass sie und ihre Clique mein Fahrrad demoliert haben. Sie und Steph haben extra vor dem Eingang des Psychologie-Hörsaals gewartet, um mir einen bösen Spruch reinzudrücken. Aber heute trifft mich das nicht. Ich breite einfach meine neu gewachsenen Flügel aus und schwebe an ihnen vorbei. Jetzt freue ich mich sogar auf die Vorlesungen. Wir haben die Hausaufgabe bekommen, das Thema «Psychologische Diagnostik» aufzudröseln und im Umfang von drei Seiten zu erörtern. Diese Erörterung sollen wir heute in der Stunde vortragen. Ausnahmsweise ist es uns sogar erlaubt, unsere Aufzeichnungen als Hilfestellung zu verwenden. Da ich mir natürlich über meine sprachlichen Defizite im Klaren bin, habe ich mich gut vorbereitet. Ich traue mir zu, alles fehlerfrei und ohne Stocken abzulesen. Zur Sicherheit habe ich mir vorhin beim Frühstück noch mal alles gründlich angesehen. Ich hole meinen Ordner heraus und lege ihn auf den Tisch. Sporadisch werden die Kommilitonen zum Vortrag aufgerufen, und heute scheinen alle bestens vorbereitet zu sein, was selten vorkommt.

Irgendwie freue ich mich, als mein Name aufgerufen wird. Ich hätte es fast als Hohn gesehen, wenn ich ausgerechnet heute nicht drangekommen wäre.

«Marie Grave», sagt mein Professor. «Würden Sie uns bitte Ihre Erörterung vortragen?»

Meine Finger zittern leicht, als ich den Ordner aufschlage. Trotz allem ist es für mich nie einfach, vor einer Gruppe zu sprechen. Gerade als ich mich über meine Unterlagen beuge, stelle ich fest, dass meine Hausaufgaben fehlen. Hektisch blättere ich den gesamten Ordner durch, aber die Blätter bleiben verschwunden.

Leises Gelächter dringt durch den Raum.

«Miss Grave», hakt der Professor nach. «Wird es heute noch was?»

«Ich, ähm ...» Meine Wangen glühen vor Scham. «Ich befürchte, ich habe meine Aufzeichnungen im Zimmer liegen lassen.»

Oder mir wurde mal wieder etwas gestohlen.

«Aha», macht der Professor. «Das heißt, Sie haben die Aufgaben gemacht und nur vergessen, sie mitzunehmen?»

«Ja, so ist es.»

«Dann dürfte es ja kein Problem für Sie sein, das aus dem Kopf wiederzugeben.»

Ironischerweise ist das wirklich kein Problem. Ich habe nahezu jeden Satz bildlich vor Augen, und doch weiß ich, dass ich seine Forderung nicht erfüllen kann. Es wird nicht an meinem Wissen scheitern, sondern an meiner Fähigkeit, frei zu sprechen.

«Ich versuche es», sage ich und erinnere mich an das beflügelnde Gefühl von heute Morgen. «Die Psychologische D... Diagnostik ...»

Da ist er. Der erste Stotterer ...

«Na, hopp!», brüllt ein Student durch den Raum und klatscht dabei in die Hände.

Tiffany und Steph kichern.

Mit geschlossenen Augen versuche ich, alle um mich herum auszublenden und mich zu konzentrieren. Ich spreche jedes Wort wie einen abgeschlossenen Satz. Diesen Tipp hat mir vor langer Zeit einmal meine Logopädin gegeben, um das Stottern in Grenzen zu halten.

«Die Psychologische Diagnostik ist ein methodisches Teilgebiet der Psychologie, welches Verfahren und Instrumente zur Messung von Merkmalen oder Fähigkeiten bereitstellt, sodass auf Grundlage dieser Bewertung eine Entscheidung gefällt werden kann.»

Der Professor unterbricht mich. «Geht das jetzt die ganze Zeit in diesem Tempo weiter?»

Wieder spüre ich die Röte in meine Wangen schießen.

«Arschloch!», ruft jemand aus den hinteren Reihen.

Es ist Jayden ...

Er sitzt nicht mehr bei Tiffany und Steph am Tisch, sondern hat sich mit Ben nach hinten verzogen.

Der Professor wendet sich ihm zu. «Mister Summers? Haben Sie etwas gesagt?»

«Was? Ich?», sagt er mit gespielter Überraschung. «Nein. Geniest hab ich. Mehr nicht.»

«Geniest?»

«Ja, tut mir leid. Heuschnupfen.»

Der Professor zieht die Augenbrauen zu einer Linie zusammen und geht auf Jayden zu.

~ 96 ~

«Heuschnupfen?», fragt er verärgert. «Und der hat gerade angefangen, ja? Wollen Sie mich auf den Arm nehmen?»

«Nein, überhaupt nicht», beharrt Jayden. «Es könnte natürlich auch eine Grippe sein.»

«Wenn Sie schon so ein vorlautes Mundwerk haben, dann sind Sie doch bitte so freundlich, Ihre Erörterung vorzulesen.»

«Aber gerne doch.»

Auch Jayden scheint bestens vorbereitet zu sein. Möglicherweise hat er auch einfach schnell Bens Hausaufgaben genommen. Ich habe mitbekommen, dass sie sich öfter abwechseln. Beide stecken ihre gesamte Energie in den Sport und ihr Training und lassen dafür die Kurse und Vorlesungen gerne mal schleifen.

Aber die erledigten Hausaufgaben sind nicht der Grund für meine Überraschung. Jayden hat absichtlich die Aufmerksamkeit des Professors auf sich gezogen und mir damit bereits das zweite Mal innerhalb kürzester Zeit geholfen. Diesmal sogar in der Anwesenheit seiner Clique. Ich werfe einen verstohlenen Blick zu Stephs und Tiffanys Tisch. Die Mädchen bekommen vor Zorn ihre Münder nicht mehr zu. Jayden wird sich nachher was anhören dürfen.

Plötzlich hab ich ein unglaublich schlechtes Gewissen ihm gegenüber. Denn natürlich weiß ich, warum er das tut. Wenn ich nicht so verdammt feige wäre, würde ich nach den Vorlesungen zu ihm hingehen, mich bedanken und ihm sagen, dass es nicht nötig ist, so etwas zu tun. Er steht nicht in meiner Schuld, und er muss sich für nichts revanchieren. Allerdings weiß ich schon jetzt, dass ich es nicht hinbekommen werde, ihn anzusprechen. Wahrscheinlich ist es auch nicht nötig, denn höchstwahrscheinlich hat er das alles in ein paar Tagen wieder vergessen. Dann wird er sich wieder den anderen anschließen und alles wird so sein wie vorher. Ein Kribbeln entsteht in meinem Nacken und läuft mir kalt den Rücken hinunter, um irgendwo am Ende meiner Wirbelsäule zu verschwinden.

10

Das Schwere ist nicht zu verzeihen,
sondern wieder zu vertrauen

Ich weiß nicht, warum ich stehen geblieben bin und durch den Maschendrahtzaun spicke. Eigentlich wollte ich an den Strand, um mich auf meinen Posten zu setzen und so lange mit gezücktem Handy aufs Meer zu starren, bis mir ein Wal vor die Linse kommt.

Aber nun stehe ich hier, meine Finger in den Draht gehakt, und beobachte *ihn*. Obwohl ich mich ganz am Ende des Basketballfeldes befinde, wo sonst niemand ist, habe ich Angst, dass mich jemand sieht. Am liebsten wäre ich einfach weitergelaufen, aber irgendwas hält mich zurück. Als könnte ich allein dadurch, dass ich ihn anschaue, herausfinden, was die vergangenen Tage in seinem Kopf vorgegangen ist.

Jayden bemerkt mich nicht. Er rennt quer über das Spielfeld und versucht, Ben mittels eines Handzeichens zu verstehen zu geben, was er tun soll. Seine Haare sind nassgeschwitzt, und sogar auf diese Entfernung sehe ich, dass sie sich deswegen zu locken beginnen. Auf dem roten, ärmellosen Shirt sind das Wappen der Universität, der Kopf eines Otters und darunter die Aufschrift «SCUMB» aufgedruckt. Auf dem Rücken weist es einen dunklen Schweißfleck auf. Jaydens Haut ist sonnengebräunt und bildet einen Kontrast

~ 99 ~

zu seinen hellen Haaren und den weißen Shorts. Auf seinem linken Oberarm entdecke ich das Maori-Tattoo, das mir auf Stephs Fotos bereits aufgefallen ist. Es geht bis über seine Schulter und verschwindet dann unter dem Stoff. Obwohl es mir vollkommen gleichgültig ist, wie Jayden herumläuft, stelle ich fest, dass mir das Tattoo nicht gefällt. Es ist für mich unbegreiflich, wie man einen schönen Körper mit unnötigen Kritzeleien verunstalten kann.

Du verschandelst den deinen dafür mit Schnitten.

Ich nehme meinen eigenen Gedanken zur Kenntnis und lasse ihn dann weiterziehen wie eine Wolke. Denn bei mir ist das etwas anderes. Weder mache ich das zum Spaß oder um vor anderen anzugeben, noch habe ich einen schönen Körper.

Auf dem Sportplatz hat Jayden es gerade geschafft, in den Besitz des Balls zu kommen. Er rennt auf den Korb zu, wirft bereits aus einer enormen Distanz und schafft es dennoch, einen Treffer zu landen.

Ein leichter Stich der Eifersucht durchfährt mich. Es gibt so vieles, was Jayden hat, das mir verwehrt geblieben ist. Sportlichkeit, gutes Aussehen und, nicht zu vergessen, seine Beliebtheit. Immer wieder stellt sich mir die Frage, wie viel Menschen wie Jayden selbst dazu tun müssen, um so zu sein, und wie viel davon ihnen einfach in die Wiege gelegt wurde.

Am anderen Ende des Sportplatzes, wo der Campus liegt, tauchen Tiffany und Steph auf. Sie setzen sich auf die Tribüne und beobachten ebenfalls das Spielfeld.

Rasch wende ich mich ab und laufe hinüber zum Strand. Die Strecke und der Aufstieg zu meinem Plateau fallen mir mit jedem Tag leichter, und dieses Mal bin ich kaum außer Atem, als ich oben ankomme. Aus einem verrückten Impuls heraus nehme ich mir vor, nächste Woche meine Turnschuhe anzuziehen und zu versuchen, ein paar Meter zu joggen.

Ich setze mich auf denselben Stein, auf dem ich schon seit Tagen immer sitze, und halte mein Handy bereit. Der alte, knorrige Baum steht einige Meter hinter mir, ziemlich mittig auf der Anhöhe, und erinnert mich stets daran, was die anderen mit mir gemacht haben. Ich versuche, diese Gedanken zu verdrängen und mich auf mein Vorhaben zu konzentrieren.

Mein Arm schmerzt bereits nach wenigen Minuten, aber ich traue mich nicht, ihn sinken zu lassen, aus Sorge, den entscheidenden Moment zu verpassen. Langsam läuft mir nämlich die Zeit davon. Heute ist der letzte Tag im August, und man sagt, die beste Chance, Buckel- und Blauwale zu sichten, hat man in Monterey von Juni bis September. In den Gewässern von Santa Barbara hingegen werden Blauwale das ganze Jahr gesichtet. Dieses Gebiet gehört zu den besten Gegenden der Welt für Blauwal-Fotografien. Auch zahlreiche Delfin-Arten und gelegentlich Orcas können dort beobachtet werden. Aber Santa Barbara ist die teuerste Gegend von Kalifornien. Selbst wenn ich es schaffen würde, da hinzukommen, könnte ich mir niemals eine Bootsfahrt aufs Meer leisten. Also muss ich von hier aus mein Glück versuchen, und ich bin fest entschlossen, mein Versprechen gegenüber Collin einzuhalten. Notfalls werde ich mir ein paar Meilen strandabwärts ein Kajak oder ein Kanu mieten und den Tag auf dem Meer verbringen.

Irgendwie muss ich das einfach schaffen!

«Hey», sagt eine leise Stimme hinter mir. Erschrocken fahre ich herum. Fast hätte ich mein Handy fallen gelassen, ich kann gerade noch verhindern, dass es im Sand landet.

Verwirrt starre ich auf Jayden, der in einigen Metern Abstand stehen geblieben ist. Er hat eine schwarze Trainingsjacke über seine Sportklamotten gezogen und vergräbt seine Hände tief in den Taschen. Sofort schaue ich mich um, aber er scheint allein gekommen zu sein.

«Wolltest du vorhin am Sportplatz was von mir?», fragt er.

Ungewollt begegnet mein Blick dem seinen. Seine Augen haben genau dieselbe Farbe wie das türkise Meer unter uns.

Ich schaue wieder auf den Boden und schüttele den Kopf.

«Okay. Ich dachte nur, weil du mich die ganze Zeit beobachtet hast.»

Mir wird heiß. Wie konnte ich nur so naiv sein, zu denken, niemand würde mich bemerken?

«Ich wollte nur danke sagen», bringe ich hervor. Es ist die Wahrheit und zudem die einzige Möglichkeit, aus der peinlichen Situation herauszukommen.

«Kein Problem.» Ich höre an seiner Stimme, dass Jayden lächelt. «Der Prof ist doch wirklich ein Arsch. Das musste einfach mal gesagt werden.»

«Auch fürs Heimfahren neulich.» Ich zwinge mich dazu, mich ein Stück zu ihm umzudrehen.

Er zuckt die Schultern. «Ich war in Monterey und bin eh zum Campus zurückgefahren. Was machst du eigentlich hier oben auf den Dünen?»

Was für ein merkwürdiger Zufall, dass er zur gleichen Zeit auf derselben Strecke unterwegs war ...

Ich versuche, mir mein Misstrauen nicht anmerken zu lassen und mich stattdessen auf seine Frage zu konzentrieren.

«Ich versuche, Wale zu fotografieren.»

«Oh. Echt?» Seine Augen beginnen zu leuchten. Irgendwas daran scheint ihn zu begeistern. «Wale sind superspannend. Noch lieber mag ich Delfine.»

«Ich möchte die Fotos für meinen kleinen Bruder, weil ich es ihm versprochen habe.»

«Verstehe», sagt Jayden. «Wenn du es versprochen hast, dann musst du ihm natürlich auch welche mitbringen.»

«Ja.» Ich verschweige meine Sorge, dass ich das niemals schaffen werde.

Eine Weile steht er stumm da, die Hände in seinen Jackentaschen, den Blick aufs Meer gerichtet. Dann kommt er einen Schritt näher und deutet auf den freien Platz neben mir auf dem Felsen. «Darf ich?»

Jayden wartet ein paar Sekunden und nimmt dann meine ausbleibende Antwort als Zustimmung. In dem Moment, als er sich auf dem Stein niederlässt, springe ich auf. Der Felsen hätte genug Platz für uns beide geboten, ohne dass wir uns hätten berühren müssen, aber ich kann nicht anders. Im Stehen fühle ich mich wohler. Es lässt mir zumindest die Illusion einer Möglichkeit zur Flucht.

Mit offenem Mund sieht Jayden zu mir hoch.

«Sag mal, hast du etwa *Angst* vor mir?», fragt er, als wäre es das Abwegigste auf der Welt.

«Ja», gebe ich zu, weil ich dazu neige, immer ehrlich zu sein, und weil mein Verhalten so offensichtlich ist, dass ich es nicht leugnen kann.

«Tut mir leid, dass ich damals in deinem Zimmer so grob geworden bin.» Jayden spricht leise, und ich spüre, dass diese Worte nicht leicht für ihn sind. «Ich hab das Blut gesehen und war völlig überfordert mit der Situation.»

«Schon okay.» Ich trete von einem Bein auf das andere.

«Kannst du mir verzeihen?»

«Ja.» Es ist wieder eine Antwort, die ich aus dem Bauch heraus gebe. Ich bin noch nie nachtragend gewesen, und es fällt mir nicht schwer, über die Fehler anderer hinwegzusehen. Das macht sie noch lange nicht zu meinen Freunden.

Kommt da jemand die Dünen herauf?

Meine Nervosität nimmt zu, und ich schaue mich wieder prüfend um.

«Ich bin allein hier», beteuert Jayden. Er sitzt noch immer reglos auf *meinem* Felsen, aber er lässt mich nicht aus den Augen. «Magst du mir erzählen, was wirklich vorgefallen ist in deinem Zimmer? Irgendwie kann ich Tiffany nicht mehr so recht glauben, dass du sie mit einem Skalpell verletzt hast.»

«Warum nicht?», will ich wissen.

Jayden zieht einen Mundwinkel zu einem schiefen Lächeln nach oben. «Also, ähm ... Du wirkst nicht gerade gefährlich.»

Er will damit wohl sagen, dass ich gar nicht in der Lage wäre, jemanden zu verletzen oder mich einem Kampf zu stellen.

Jayden veräppelt dich. Er sieht in dir nichts anderes als eine Witzfigur.

«Da kommt jemand.» Es gelingt mir nicht, meine Panik zu verbergen.

Es sind Tiffany, Steph und Paris. Sie müssen Jayden vom Sportplatz aus gefolgt sein, denn jede von ihnen hält einen weißen Pappbecher in der Hand, die man dort am Wasserspender bekommen kann.

Jayden ist bereits aufgestanden.

«Was machst du hier? Bei *der da*?» Steph klingt, als stünde sie kurz vor einer Hysterie. Sie hebt ihren Becher und wirft ihn mir samt Inhalt ins Gesicht. Der Treffer an meiner Schläfe ist kaum zu spüren, er tut nur seelisch weh. Das Wasser läuft mir in die Augen und tropft an meiner Nasenspitze herunter. Ich wage es nicht, mich zu rühren oder auch nur meinen Ärmel zum Abwischen zu verwenden.

«Sag mal, was stimmt mit dir nicht?», schreit Jayden Steph an.

Noch nie hab ich ihn so aufgebracht erlebt. Seine Stimme bebt, und seine Brust bewegt sich viel zu schnell auf und ab. Er holt mit der rechten Hand aus und hält sie in Schulterhöhe. Seine Finger zittern.

Für einen wahnwitzigen Moment befürchte ich, Jayden würde zuschlagen. Dann scheint er sich zu besinnen, denn er gibt seine Haltung auf und verschränkt stattdessen die Arme vor dem Oberkörper.

«Verschwinde, bevor ich mich komplett vergesse.»

Tiffany reagiert blitzschnell. Auch sie schleudert mir ihren Becher entgegen und trifft mich an der Schulter.

Jayden macht einen Schritt zur Seite. Erst glaube ich, er will sich aus der Schusslinie bringen, aber zu meiner Überraschung stellt er sich mitten hinein. Ich bezweifle, dass Paris ihn treffen will. Sie kann ihren Wurf nur einfach nicht mehr stoppen. Ihr Becher landet irgendwo an Jaydens Kinn. Scheinbar ungerührt bleibt er stehen.

«Okay», sagt er und nickt knapp. Er wischt sich mit beiden Händen das Wasser aus dem Gesicht und hält seine feuchten Finger den Mädchen entgegen. «Was genau stimmt nicht mit euch?»

«Entschuldige, das war keine Absicht», beeilt sich Paris, ihr Missgeschick klarzustellen. «Ich wollte die Hyäne treffen.»

«Was machst du überhaupt hier oben?», wiederholt Steph ihre Frage von vorhin.

«Ich unterhalte mich mit Marie.» Jayden spricht ruhig, aber mit einer gewissen Überheblichkeit. Von oben herab, als würde ein Lehrer einen ungezogenen Schüler zurechtweisen.

Marie ... Er nennt mich bei meinem Namen.

Für andere mag das eine Selbstverständlichkeit sein, aber mich bringt es zum Staunen. Und zum Nachdenken. Auch wenn ich das Zweite auf später verschieben muss.

«Und jetzt bringe ich sie zurück zum Campus», fügt er hinzu. Als wäre es das Normalste auf der Welt, legt er seinen Arm um meine Schulter. Sofort zucke ich zusammen und mache mich klein. Das Gewicht auf mir lässt mich kaum atmen. Die Berührung fühlt sich an, als hätte er mich in Ketten gelegt.

Jayden setzt sich in Bewegung und zieht mich mit. Gehorsam gehe ich neben ihm her, Schritt für Schritt, Seite an Seite. Als hätten wir nie etwas anderes getan und als würde es in gegenseitigem Einverständnis geschehen. Am liebsten würde ich mich losmachen und davonlaufen, aber selbst wenn ich mich das trauen würde, würde ich es nicht tun. Schon allein, um Jayden nicht die Blöße zu geben vor den Mädchen.

Kaum sind wir die Düne halb hinuntergestiegen und außer Sichtweite, zieht er seinen Arm zurück und bringt Abstand zwischen uns.

«Tut mir leid», sagt er. Mir ist nicht klar, ob er sich für das Verhalten seiner Clique entschuldigt oder dafür, mich angefasst zu haben. Aber es spielt auch keine Rolle. Es ist bereits das zweite Mal an diesem Abend, dass er diesen Satz sagt.

Zu mir ...

Irgendwie gelingt es meinem Gehirn nicht, das Bild, das ich von Jayden habe, mit diesen Worten zu vereinen. Wie zwei Puzzleteile, die sich trotz aller Bemühungen nicht zusammenfügen lassen.

Ich bin froh, als wir den Campus erreichen. Eigentlich hätte ich gedacht, er würde irgendwann kehrtmachen und zurück zu den Mädchen laufen, aber er geht den ganzen Weg neben mir her und hält mir schließlich die gläserne Eingangstür auf. Erst als wir an meiner Zimmertür angekommen sind, bleibt er stehen.

«Gute Nacht, Marie.»

Er scheint keine Erwiderung zu erwarten, aber es wäre unverschämt von mir, mich einfach weiter in meinem Schweigen zu vergraben.

«Ich hab nur getan, was ich für richtig gehalten habe. Solche Bilder gehören nicht ins Internet», murmele ich, während ich feststelle, dass sich unter meinen Schuhen ein grüner Filzboden befindet. Es ist mir unangenehm, ihn auf dieses Thema anzusprechen. Ich kann mir vorstellen, dass es ihm peinlich ist, dass ich derartige Fotos von ihm gesehen habe. «Du bist mir nichts schuldig.»

«Das weiß ich.» Er lacht leise, und das erinnert mich an die erste Begegnung mit ihm, als Tiffany ihn mit auf unser Zimmer gebracht hatte.

Und ich rausgeschickt wurde ...

«Warum hilfst du mir dann?» Die Frage rutscht mir heraus und ich bereue es sofort. Flüchtig schaue ich zu ihm auf.

«Das hat keinen besonderen Grund.» Er zuckt eine Schulter. «Hat sich einfach so ergeben.»

«Okay. Gute Nacht.» Ich weiß nicht, was ich sonst sagen

soll. Schnell öffne ich die Tür und verschwinde in meinem Zimmer.

Erleichtert atme ich auf und schließe von innen ab. Meine Knie zittern, und ich lasse mich mit dem Rücken an der Wand hinabsinken. Bis zuletzt habe ich nicht wirklich daran geglaubt, dass Jayden mich nur zu meinem Zimmer begleitet, sondern habe mit einer Verschwörung oder einem Hinterhalt gerechnet. Beschämt über mein eigenes Misstrauen, vergrabe ich mein Gesicht in den Armen und beginne zu weinen.

11

*Das Gegengift für fünfzig Feinde
ist ein einziger Freund*

Wie jeden Tag gehe ich nach der letzten Vorlesung zum Strand. Die Idee mit dem Joggen habe ich wieder verworfen. Mir fehlen der Antrieb und die Motivation. Ich bin aus Faulheit sogar dazu übergegangen, die Strecke gelegentlich mit dem Rad zurückzulegen, auch wenn das bedeutet, dass ich nicht quer über die ausgedörrten Wiesen abkürzen kann, sondern den regulären, deutlich längeren Weg nehmen muss. Zudem beginne ich allmählich zu realisieren, dass ich es mit meinen armseligen Versuchen niemals schaffen werde, einen Wal zu fotografieren. Deswegen sitze ich heute auf meinem Felsen und rufe jeden Bootsverleih an, der für mich in zumutbarer Reichweite liegt. Schnell merke ich, dass auch das nicht sehr erfolgversprechend ist. Ein Motorboot kann ich mir nicht leisten und würde es ohne Führerschein auch nicht bekommen. Ein Kanu kann ich nicht allein rudern, und ein Schlauchboot habe ich nicht. Was mir bleibt, ist der Tretbootverleih am Dennis the Menace Park, aber ich weiß nicht einmal, ob man damit überhaupt auf den Pazifik fahren kann oder sich nur in dem künstlichen See bewegen darf.

Im Notfall muss ich ein kleines Kajak nehmen, das man

einige Meilen den Strand hinunter für wenig Geld Tag und Nacht ausleihen kann. Meine Augen füllen sich mit Tränen bei dem Gedanken, mutterseelenallein aufs Meer zu paddeln und dann da stundenlang mit einem billigen Smartphone in der Hand warten zu müssen. Ich hatte mich so sehr darauf gefreut, meinem Bruder diesen Wunsch zu erfüllen, nur um nun zu merken, dass ich es vielleicht nicht schaffen werde. Es wird dann nicht an meinem Willen scheitern, sondern am fehlenden Equipment. Und daran, dass ich keine Freunde habe, die mich einfach nach Santa Barbara mitnehmen könnten.

Aus meinen verhaltenen Tränen ist ein lautes Schluchzen geworden. Hier oben auf meinem Plateau kann ich weinen, so oft und so laut ich möchte. Hier oben kann ich auch meine blutigen Bilder zeichnen. Bisher ist es nicht mehr vorgekommen, dass Jayden mir hier herauf gefolgt ist, und ich gehe davon aus, dass das auch so bleiben wird.

Heute will ich an dem Löwen weiterarbeiten, den ich bereits vor einigen Tagen begonnen habe. Ein einsamer Löwe, der knurrend durch die Steppe zieht. Das Fell am Rücken steil nach oben gestellt, um der Welt da draußen zu demonstrieren, dass er in Ruhe gelassen werden will.

Eigentlich ist das Bild fertig, es fehlt nur noch die Überschrift. Ich wische meine Augen trocken, spanne das Aquarellpapier auf mein Klemmbrett und lege meinen Fuß auf das linke Knie. Die Wunde über dem Knöchel ist immer noch frisch, und ich öffne sie erneut mit dem Skalpell. Kurz beiße ich mir dazu auf die Lippen, um den Schmerz zu unterdrücken. Die Menschen aus der Gruppe damals bezeichneten ihn als angenehm, ich persönlich habe das nie so gesehen. Der Schmerz an sich ist mir noch nie wichtig gewesen. Erträglich wäre das Wort, das ich benutzen würde. Ein leichtes Brennen, gut auszublenden, wenn man sich auf etwas anderes konzentriert. Ich warte geduldig, bis genug Blut herausquillt und ich meinen Pinsel eintauchen kann. Es kitzelt, als die weichen Borsten meine verletzte Haut berühren. Ich unterdrücke das Bedürfnis, mich zu kratzen, und beginne zu malen. Es dauert sehr lange, und ich muss viermal nachschneiden, um an genug Farbe zu kommen. Dann ist mein Text fertig:

«There comes a point when it's not that – you don't care
anymore. You just can't.»

In dem Moment, in dem ich aufblicke, sehe ich es: Ein riesiger Buckelwal kommt in hohem Bogen aus dem Wasser geschossen und lässt sich rücklings wieder in die Wellen fallen. Hektisch springe ich auf, ohne zu merken, dass mein Klemmbrett auf den Boden fällt. Ich halte mein Handy in die Höhe, aber es ist zu spät. Die Oberfläche ist längst wieder glatt und der Wal für immer verschwunden, während ich minutenlang ungläubig auf das türkisfarbene Meer starre.

Dann lasse ich mich in den Sand fallen und weine stumm weiter.

Ein leises Rascheln hinter den Dünen verrät mir, dass ich nicht alleine bin. Es erregt meine Aufmerksamkeit nur kurz, dann gebe ich mich wieder meinem Elend hin. Heute ist mir alles egal. Sollen sie doch kommen und mit mir machen, was sie wollen.

Erst als mich jemand sanft an der Schulter berührt, setze ich mich auf. Ich muss eingeschlafen sein, denn es dauert eine Weile, bis ich realisiere, wo ich bin. Ein Blick in blaugrüne Augen zeigt mir, wer mich geweckt hat. Es ist das erste Mal, dass ich nicht erschrecke, obwohl Jayden so dicht neben mir kniet. Dennoch rutsche ich unwillkürlich ein Stück zurück, um seiner Berührung zu entgehen.

«Geht es dir besser?», fragt er mich sanft, ohne die Distanz zu überbrücken, die ich zwischen uns gebracht habe.

Woher weiß er, dass es mir nicht gutging?

«Das mit dem Fotografieren der Wale ist dir sehr wichtig, oder?» Es ist keine Frage, sondern eine Feststellung.

«Ja.» Ich fühle mich plötzlich unheimlich verletzlich, und mir wird schlagartig bewusst, dass ich noch immer neben ihm im Sand sitze. Schnell stehe ich auf, klopfe meine Shorts aus und packe hastig meine Zeichensachen zusammen. Jayden erhebt sich ebenfalls und reicht mir das Klemmbrett. «Das gehört auch noch dir.»

Ich reiße es ihm hastig aus der Hand und drücke es an meine Brust. «Danke.»

«Interessantes Bild», sagt Jayden. «Soll der Löwe dich selbst darstellen?»

Hitze wallt in mir auf, so peinlich ist es mir, dass er meine Zeichnung gesehen hat. Und doch kann ich nicht anders, als über seine absurde Frage zu schmunzeln. «Nein. Ich bin kein Löwe.»

«Doch, irgendwie schon. Du kämpfst dich durchs Leben. Bist mutig und irgendwie ... unzähmbar.» Jaydens Lächeln ist viel offener als meines. Er steckt die Hände in seine Hosentaschen und blickt nachdenklich übers Meer, bevor er sagt: «Die anderen Mädchen erinnern mich im Vergleich zu dir eher an Hauskatzen. Unterwürfig, aber nur zum Schein, weil es zu ihrem Vorteil ist. Bereit, sich streicheln zu lassen, um zu bekommen, was sie wollen, und dann aus Frust irgendwann die Krallen auszufahren.»

~ *112* ~

Überrascht hole ich tief Luft. So einen tiefgründigen Vergleich habe ich ihm nicht zugetraut. Ich weiß natürlich, auf was er anspielt.

Er ist sich also sehr wohl bewusst, dass Tiffany und Steph ihn nur ausnutzen wollen.

«Ein Löwe ist ein Rudeltier», bemerke ich. «Schon allein deswegen kann ich keiner sein.»

«Ich rätsele noch, was dich zur Einzelgängerin gemacht hat.» Sein Blick huscht zu dem Papier, das ich noch immer an meinen Körper presse. «Vielleicht eine Angewohnheit, die andere Menschen erschreckt, weil sie es noch nie gesehen haben? Vielleicht auch eine Rolle, in die du gedrängt wurdest und aus der du allein nicht mehr herausfindest. Dein Charakter jedenfalls kann nicht schuld dran sein. Der ist bemerkenswert.»

Meine Wangen glühen. Es ist nicht das Kompliment, das mich aus der Fassung bringt, denn das kann ich nicht ernst nehmen.

Er hat mich gesehen, wie ich male!

Panik wallt in mir auf. Wenn er das auf dem College herumerzählt, kann ich meine Sachen packen und nach Hause fahren. Die werden ihren einwandfreien Ruf nicht wegen einer gestörten Person wie mir ruinieren.

Was wird Jayden mit seinem Wissen anfangen?

«Hast du Zeit?», fragt er mich unvermittelt. «Ich möchte dir etwas zeigen.»

«Lass mich in Ruhe!», keife ich. Plötzlich fühle ich mich verraten. Jayden hat mich beobachtet und mein Geheimnis erkannt. Damit hat er mich in seiner Gewalt. Wie ein Wolf, der seine Zähne in den Nacken eines Kaninchens geschlagen hat, bereit, es nach Lust und Laune hin und her zu schütteln, bis sein Genick irgendwann bricht und er es fressen kann.

Jayden hebt entwaffnend seine Hände in die Luft. «Was hast du? Wirklich, ich will dir nur etwas zeigen. Ich bin mir sicher, dass es dir gefallen wird. Wir müssen aber ein Stück fahren, ich hab mein Auto unten am Strand.»

«Lass mich in Ruhe!», wiederhole ich mit aller Überzeugungskraft, die ich aufbringen kann. «Geh einfach weg.»

«Na gut.» Jayden lässt resigniert die Arme sinken. «Wie du möchtest.»

«Ich ...» Irgendwie will ich noch was sagen. Vielleicht, dass ich es mir anders überlegt habe und gar nicht will, dass er geht. Es ist nur die Angst, die aus mir gesprochen hat.

Aber Jayden trabt bereits im Laufschritt die Dünen hinunter. Stumm starre ich ihm nach. Bisher bin ich hier oben auf den Dünen zwar manchmal einsam gewesen, aber meistens habe ich mich wohl gefühlt. Nun ist dieses Gefühl verflogen und es bleibt eine greifbare Leere zurück, die es vorher hier nicht gab.

Das Wochenende darf ich zu Hause in Manteca verbringen. Wieder ist mein Vater die ganze Strecke hin und zurück gefahren. Aus beruflichen Gründen war es ihm erst am Samstag früh möglich, mich abzuholen. Das bedeutet, mir bleibt diesmal nur eine Nacht mit meiner Familie und vor allem mit Collin, dem einzigen Freund in meinem Leben. Aber ich werde jede Minute in vollen Zügen genießen. Freudestrahlend renne ich in das abgewohnte Haus mit der kleinen Veranda und werde sofort von Eloy begrüßt. Winselnd springt er mich an, legt seine dicken Pfoten auf meine Schultern und schlabbert mir immer wieder mit der Zunge durchs Gesicht.

Meine Mutter hat einen riesigen Brunch für uns gezaubert. Auf dem uralten Holztisch, den wir aus unserem früheren Zuhause mitgebracht haben, stehen verschiedene Sorten Konfitüre, ein Wald- und ein Bienenhonig, Butter und Frischkäse und eine Platte mit Aufschnitt. Es duftet nach frisch gebackenem Brot, und vor allem duftet es nach einem Zuhause.

«Mum», rufe ich und stürme in die kleine Küche. Meine Mutter trägt wie so oft die blaue Schürze mit den weißen Blumen drauf, die Collin und ich ihr vor einigen Jahren zum Geburtstag geschenkt haben. Es stört sie nicht, dass die Farben vom vielen Waschen vollkommen verblasst und alle Ränder ausgefranst sind.

«Wie geht es dir, Marie?», fragt sie und streichelt meine langen Haare, die ich heute in einen ordentlichen Zopf gezwungen habe. Collin, der die ganze Strecke im Auto mitgefahren ist, um ja keine Minute mit mir zu verpassen, weicht nicht von meiner Seite.

«Es geht mir gut. Wirklich gut», sage ich, und in diesem Moment ist es die absolute Wahrheit. «Wie geht es euch?»

«Auch gut.» Das runde Gesicht meiner Mutter ist wie immer freundlich. Wenn sie lacht, verschwinden sogar die Sorgenfalten von ihrer Stirn, und sei es nur für eine kurze Zeit. Sie reicht Collin mit leicht besorgtem Blick ein gezacktes Brotmesser und eine Handvoll Servietten. Kaum ist er am Esstisch angelangt, atmet sie auf und flüstert mir leise zu: «Er tut sich so schwer in der neuen Schule. Findet einfach keine Freunde.»

Ihre Worte sind wie ein Stich mit dem Dolch mitten in mein Herz. Schlimm genug, dass er keinen Anschluss findet. Gekrönt wird das Ganze aber durch das Mobbing, von dem meine Eltern nicht einmal das Geringste ahnen.

«Ich weiß», gebe ich traurig zurück. Mit einem Schlag bedeutet mir das Essen auf dem Tisch nichts mehr. Der Appetit ist mir vergangen, und der dicke Knoten in meinem Magen wächst im Rekordtempo auf die doppelte Größe an.

«Kommt ihr bitte!», ruft mein Vater gut gelaunt. «Wir verhungern hier.»

Meine Mutter greift nach meinem Ärmel und hält mich zurück. «Hast du das Foto für ihn dabei? Er wartet so sehnsüchtig darauf...»

Da ist sie, die Frage, vor der ich so sehr Panik hatte.

«Nein. Ich hab es leider noch nicht geschafft, eins zu machen. Es ist wirklich gar nicht so leicht...»

... ohne die entscheidenden finanziellen Mittel.

«Oh, Marie.» Meine Mutter seufzt, und schlagartig sind die Sorgenfalten wieder da. «Wenn es dir irgendwie Umstände macht, dann lass es. Dann müssen wir es Collin halt erklären...»

«Ich kriege das hin», sage ich schnell. Es ist eine Lüge, aber eine, die ich zumindest in diesem Moment selbst glaube. «Er braucht das Bild.»

Sein Krafttier, das ihm im Traum erschienen ist. Seine letzte Hoffnung auf einen Freund ...

Gemeinsam setzen wir uns zu Collin und meinem Vater an den Holztisch mit den vielen Astlöchern in der Maserung. Collin hat mir eine Scheibe Brot dick mit Butter und mit viel zu viel Honig bestrichen. Er dreht sich mit dem Oberkörper zu mir, um sie mir zu reichen. Mitten in der

~ 116 ~

Bewegung wird sein Hals starr, er muss den Kopf unnatürlich schräg legen, damit er mich ansehen kann. Für meine
Familie und mich ist das ein völlig normaler Anblick, aber
ich weiß, dass es auf fremde Menschen grotesk wirkt. Ich
nehme ihm das Brot aus der Hand und muss lächeln, als
der Honig dabei auf meine Bluse tropft. Niemals würde ich
auf die Idee kommen, mich über irgendwelche Malheure
von Collin aufzuregen. Jedes Missgeschick ist ein Zeichen,
dass Collin lebt, und unser persönliches Wunder, für das wir
dankbar sind.

12

Lieber alles riskieren und scheitern,
als später bereuen, es nie versucht zu haben

Mein Vorhaben, Jayden in Zukunft einfach aus dem Weg zu gehen, ist unnötig. Er scheint den gleichen Entschluss gefasst zu haben, und er ist damit sehr erfolgreich.

Wie in allem eben.

Ich rede mir ein, dass es mich nicht stört, dass ich ihm nicht mehr begegne. Aber es ist nicht die Wahrheit. Insgeheim halte ich immer wieder nach ihm Ausschau. Öfter, als nötig gewesen wäre, gehe ich am Sportplatz oder an der Turnhalle vorbei, ohne sagen zu können, was ich dort eigentlich will. Vermutlich sehnt sich ein Teil in mir einfach nach einem Menschen, der sich mit mir unterhält, mit mir Zeit verbringt und mir das Gefühl gibt, etwas wert zu sein.

Es tut mir leid ... Marie ...

Es ist Unsinn zu glauben, Jayden würde noch ein weiteres Mal das Gespräch mit mir suchen. Wozu auch? Er hat sich entschuldigt. Damit ist sein Gewissen wieder rein und die Sache für ihn vom Tisch. Seine Clique wird ihm mehr als deutlich gezeigt haben, dass sie sein Verhalten nicht duldet, und er wird sein Ansehen auf dem Campus ganz sicher nicht riskieren.

Ich will dir etwas zeigen.

Was immer es gewesen ist, ich werde es nicht mehr erfahren. Möglicherweise ist das gut so, denn in mir schlummert immer noch die Sorge, es könnte nur eine Finte gewesen sein.

Marie, schau, wir haben dich doch fotografiert, als du gefesselt warst, und daraus ganz tolle Flugblätter gebastelt. Die verteilen wir nun.

Das hätte mir den Boden unter den Füßen weggezogen. So kann ich in dem Glauben bleiben, dass Jayden wirklich nett zu mir gewesen ist. Einfach, weil ich eine Mitstudentin von ihm bin.

Ein Mensch.

Nach ein paar Tagen bin ich schließlich bereit, alles zu vergessen und mich damit abzufinden, dass sich in meinem Leben und an meiner Einsamkeit so schnell nichts ändern wird.

Außerdem habe ich Wichtigeres zu erledigen, als mir Gedanken um das Verhalten anderer Studenten zu machen. Collin setzt sein gesamtes Vertrauen in mich, und das allein ist Grund genug, ihn nicht zu enttäuschen. Deswegen gehe ich jetzt schon seit zwei Stunden den Strand entlang, bis ich zu einem blauen Schild komme, das an abgesägten Baumstämmen befestigt wurde, die tief im Sand stecken.

Erleichtert lese ich, was draufsteht:

«Moss Landing North Harbor».

«Monterey Bay Kayaks».

«Launch Ramp».

Jetzt dürfte es nicht mehr weit sein.

Ich gehe weiter, bis ich zu einem kleinen Hafen komme. Hier ist der Bootsverleih, den ich vor einigen Tagen mit Hilfe von Google ausfindig gemacht habe.

«Monterey Bay Kayaks», steht auch auf dem Schild an der Wand hinter einem großen Ständer mit Kajaks.

«Guten Abend», sage ich zu dem braun gebrannten Mann, der gerade ein Kajak mit einem kompliziert aussehenden Knoten an einem Ständer befestigt. «Darf ich Sie was fragen?»

Er richtet sich auf und wischt seine Hände an den nassen Shorts ab. Seine lederne Haut zeugt von der jahrelangen Arbeit in der Sonne. Er überragt mich fast um zwei Köpfe, und durch seine Größe ist seine Erscheinung irgendwie furchteinflößend. Abschätzend schaut er mich von oben herab an. «Was möchtest du denn?»

«Ein Kajak mieten», stoße ich hervor. «Für eine Woche. Oder ein paar Tage.»

«Für eine Woche?» Der Mann klingt, als hätte ich nicht alle Nadeln an der Tanne. «Normalerweise mietet man das für zwei Stunden.»

Wenn es um Collin geht, bin ich entschlossen. Da erwacht die Kriegerin in mir, und ich kann mich durchsetzen. Also straffe ich die Schultern und richte mich auf. «Das ist doch meine Entscheidung.»

«Gut, von mir aus. Wenn du es bezahlen kannst.»

Ich greife in meine Hosentasche, ziehe ein paar zerknüllte Scheine heraus und drücke sie meinem Gegenüber in die Hand. «Das sind hundertzwanzig Dollar. Wie lange kann ich dafür ein Boot haben?»

Der Bootsverleiher schaut sich das Geld an und lacht. «Jedenfalls keine Woche. Mit viel gutem Willen kann ich es dir einen ganzen Tag geben.»

«Das reicht mir leider nicht», gestehe ich. «Gibt es eine günstigere Alternative?»

«Hm.» Er kratzt sich mit schmutzigen Fingernägeln durch seine Bartstoppeln. Dann deutet er mit dem Kinn hinter mich. «Du kannst das alte Holzruderboot haben.»

«Bis wann?» Meine Augen finden ein altes, hölzernes Boot. Es liegt außerhalb des Hafens, ganz am Ende des Strandes neben ein paar stacheligen Disteln verkehrt herum im Sand. Sogar von hier kann ich erkennen, dass es sehr alt und ramponiert ist, aber es ist klein genug, dass ich es schaffen könnte, allein damit zu rudern.

«Für immer. Du kannst es mitnehmen.»

«Wirklich?» Tief in mir regt sich etwas. Ein Funke neuer Hoffnung. «Für immer?»

«Ja. Die einzige Bedingung ist, dass du es hier wegschaffst. Es ist mir ohnehin nur im Weg.»

«Einverstanden», willige ich ein.

«Prima, es gehört dir.» Der Mann reicht mir seine raue Hand. «Am besten, du holst dir jemanden, der dir hilft, das Boot ins Wasser zu bringen. Es ist ziemlich schwer.»

«Okay.» Ich zwinge mich zu einem Lächeln. Dann schaue ich ihm hinterher und warte, bis er in dem Bootsverleih verschwunden ist und mich nicht mehr sehen kann. Neugierig gehe ich zu meinem Boot hinüber. Es wird schon möglich sein, es allein ins Meer zu bringen. Schließlich kann ich es ja ziehen und muss es nicht tragen.

Zu meiner Erleichterung ist das Boot noch ein ganzes Stück kleiner, als ich erwartet habe. Es ist maximal zweieinhalb Meter lang und bis auf eine bauchige Stelle in der Mitte relativ schmal. Am Rumpf und an den Seiten blättert überall der Lack ab und steht scharfkantig nach oben. Ich werde aufpassen müssen, mich daran nicht zu verletzen. Neben dem Boot liegen zwei Holzpaddel im Sand. Eines davon hebe ich auf und schiebe es mit der breiten Seite am Ende unter den Rand von meinem Boot, damit ich meine Finger darunterbekomme, um es umzudrehen. Sofort merke ich das enorme Gewicht des Holzes. Mit beiden Händen versuche ich, das Boot nach oben zu stemmen. Meine Füße finden guten Halt im Sand, aber ich brauche mehrere Anläufe, um das Ding zumindest in die seitliche Position zu bringen. Keuchend reibe ich mir den Rücken. Der Rest ist leichter. Ein weiterer Schubs, und das Boot fällt mit einem dumpfen Aufprall in die richtige Position. Skeptisch prüfe ich, ob irgendwo Löcher oder undichte Stellen zu finden sind, kann aber nichts entdecken. Jetzt muss ich es nur noch hinunter ins Wasser ziehen. Ich werfe die Paddel ins Boot, greife nach dem Seil, das am Bug befestigt ist, und will loslaufen. Es rührt sich nichts. Der faserige Hanf schneidet mir in die Haut, aber es geht keinen Millimeter vorwärts. Also drehe ich mich um, greife nach dem Rand des Bootes und versuche es rückwärts. Meine kurzen Fingernägel bohren sich in das morsche Holz, reißen nacheinander ein und brechen ab. Schweiß bildet sich auf meiner Stirn und unter meinen Achseln.

Erst als mein Rücken weh tut und meine Lungen vor Anstrengung brennen, gebe ich auf. An den Spuren im Sand sehe ich, wie weit ich vorwärtsgekommen bin: keinen halben Meter.

Tränen steigen mir in die Augen. Ich gehe um das Boot herum, lehne mich rücklings mit meinem ganzen Gewicht dagegen und schiebe mit aller Kraft. Der Stoff meines Shirts klebt an meiner Haut, jeder einzelne Muskel zittert und schmerzt. Trotzdem komme ich nur zentimeterweise voran.

Collin ...

Er ist alles, was ich habe, und ich würde mir lieber jedes

Haar einzeln ausreißen lassen, bevor ich nicht alles versucht habe, um seinen Wunsch zu erfüllen.

Ich weiß nicht, wie viel Zeit verstrichen ist, bis der Widerstand schlagartig aufhört. Wasser sickert in meine Turnschuhe, und das Boot schwimmt. Schnell klettere ich hinein, stoße mich mit dem Paddel am Meeresgrund ab und setze mich in die richtige Position. Es dürfte nicht mehr lange dauern, bis die Sonne untergeht, und ich entscheide mich dafür, nicht allzu weit hinauszufahren, sondern lieber Richtung College zu paddeln, dort das Boot zu deponieren und es morgen mit mehr Zeit noch mal zu versuchen.

So viel zur Theorie. In der Praxis habe ich vergessen, die Wellen mit einzurechnen. Schon die erste spült mich zurück an den Strand, und das Boot setzt auf. Ich muss erneut aussteigen und es wieder ins Meer schieben. Diesmal gehe ich so weit, dass das Handy in meiner Gesäßtasche eben noch so trocken bleibt. Dummerweise gelingt mir jetzt der Einstieg ins Boot nicht mehr. Es gleitet jedes Mal weg, sobald ich mich hineinziehen will. Ein Kloß aus Wut und Verzweiflung drückt in meinem Hals, als ich ein Stück zurückgehe und mich aus dem kniehohen Wasser erneut ins Boot hieve. Ich bleibe mit dem Bauch am Rand hängen, der nasse Stoff zerreißt sofort, und ich ziehe mir eine schmerzhafte Schramme zu. Ich versuche, mich in die Mitte der Bank zu setzen, um das Boot im Gleichgewicht zu halten.

Wieder steigen mir diese lästigen Tränen in die Augen, die mich stören und behindern, gegen die ich aber so machtlos bin.

Mit verzweifelter Sturheit greife ich nach meinen Paddeln, tauche sie zeitgleich ins Wasser und ziehe durch. Immer und immer wieder, bis meine Arme lahm werden und ich spüre, wie sich Blasen auf meinen Handflächen bilden. Dann endlich habe ich es geschafft. Die Strömung, die mich zurück zum Strand treiben wollte, lässt nach. Ab hier rollen die Wellen nicht mehr aufs Land zu, das Wasser wird ruhiger und das Paddeln viel einfacher. Die glutrote Sonne beginnt bereits, ins Meer einzutauchen. Sie färbt den Himmel und die Wolken mit einem orangefarbenen Licht, das sich im Wasser spiegelt.

Die Atmosphäre ist atemberaubend. Der Wind ist hier draußen kühler, fast schon frisch, und ich bereue es, keine Jacke mitgenommen zu haben. Immerhin muss ich mir trotz meiner weißen Haut keine Sorgen um einen Sonnenbrand machen.

Richtung College am Horizont sehe ich eine Boje. Dort möchte ich hin und noch eine kurze Weile bleiben. Und mit ganz, ganz viel Glück einen Wal sehen.

Ein Krampf meldet sich in meiner rechten Hand, und ich öffne sie kurz, um sie zu lockern. Schon passiert es: Mit einem lauten Platschen fällt das Paddel ins Meer.

«Nein, nein, nein!», murmele ich gegen meine aufsteigende Panik an. Ich beuge mich vor, aber ich komme nicht mehr dran. Ich versuche, mit dem Boot zu dem treibenden Paddel hinzufahren. Aber es ist zu breit, um bei jedem Ruderschlag die Seite zu wechseln. Deswegen versuche ich es mit einseitigem Paddeln, doch statt vorwärtszukommen, dreht sich das blöde Boot nur im Kreis.

«Das darf nicht wahr sein! Warum?», jammere ich. «Warum?»

Panik wallt in mir auf, als ich sehe, wie mein Paddel weiter abtreibt. Hastig schiebe ich das zweite Paddel unter die Sitzbank, binde mir das am Bug befestigte Seil an mein

Handgelenk und stehe auf. Das Boot schwankt bedrohlich. Für einen Moment befürchte ich, es könnte einfach umkippen. Schnell springe ich ins Wasser. Kurz bleibt mir die Luft weg, so verdammt kalt ist es. Dann reiße ich mich zusammen und schwimme los. Nach nur drei Zügen hab ich mein Paddel erreicht und werfe es ins Boot. Allerdings ist mir klar, dass ich nicht wieder hineinkommen werde, deswegen versuche ich es gar nicht erst.

Ruhig bleiben und atmen. Bis zum Strand ist es nicht weit.

Für einen trainierten Menschen wäre die Strecke ein Witz, aber für mich ist es eine Herausforderung. Mit ganz langsamen Zügen schwimme ich auf den Strand zu und ziehe dabei das Boot hinterher, das mir im Wasser erstaunlich leicht folgt. Dafür stößt der Bug bei jeder Welle an meine Schultern und bei jeder Beinbewegung an meine Füße. Ich werde später mit blauen Flecken übersät sein. Mein Herz hämmert gegen meine Brust, die nassen Klamotten ziehen mich nach unten. Deswegen lege ich einen Stopp ein, halte mich am Boot fest, ziehe meine Schuhe aus und schleudere sie ins Boot.

Nach ein paar Minuten spüre ich meine Zehen nicht mehr vor Kälte. Am Horizont entdecke ich den Umriss eines Motorbootes, aber entweder können die Menschen darauf mich nicht sehen, oder es ist ihnen schlichtweg egal, was ich mache.

Ich taxiere kurz den Strand, damit ich weiß, in welche Richtung ich muss. Dann schließe ich die Augen, um mein Umfeld auszublenden und mich besser konzentrieren zu können. Salziges Wasser schwappt mir ins Gesicht und brennt, als es meine Kehle hinunterrinnt. Mit jedem Zug scheinen sich meine Gliedmaßen in schwere, unbewegliche Steine zu verwandeln und mich in die Tiefe zu ziehen.

Aber ich schwimme weiter. Ohne nachzudenken, immer vorwärts. Den Kraulstil hab ich nie gelernt, und mit der Brustschwimmmethode geht es nur sehr langsam voran.

Dann stoßen meine Zehen gegen etwas. Erschrocken ziehe ich meine Beine nach oben, bevor ich versuche, die Füße abzustellen und den Grund zu ertasten.

Sandiger Boden! Endlich!

Erleichtert stelle ich mich hin und drücke meinen schmerzenden Rücken durch.

Nach Luft ringend, schleppe ich das Boot gerade so weit an den Strand, dass es nicht wieder weggespült wird. Für mehr reichen meine Kräfte nicht. Ich weiß nicht, ob das Boot mit Wasser gefüllt und deswegen so viel schwerer ist als zuvor, oder ob es mir nur so vorkommt.

Meine Knie sind weich, und jeder Schritt an Land fühlt sich an, als würde ich in matschigem Brei versinken. Irgendwie scheint der Boden nicht mehr die richtige Konsistenz zu haben. Wie ein Seefahrer, der monatelang an Bord gelebt hat, schwanke ich hin und her. Das Erste, was ich mache, ist, in meine Gesäßtasche zu greifen. Wie durch ein Wunder ist mein Handy noch da. Ich ziehe es heraus und stelle fest, dass es ausgegangen ist. Ich traue mich nicht, es einzuschalten, weil ich keinen Kurzschluss provozieren will. Sobald ich zurück im Zimmer bin, muss ich es sofort auseinanderbauen, um es zu trocknen. Irgendwo hab ich mal gelesen, dass es helfen soll, es in Reis einzulegen. Aber wahrscheinlich wird es sowieso hinüber sein.

Wieso bin ich auch so panisch ins Wasser gesprungen, ohne das Handy vorher zumindest halbwegs trocken im Boot zu deponieren?

Wie soll ich ohne Handy die Fotos machen?

Beim Anziehen meiner Schuhe falle ich zweimal fast hin, weil ich gar kein Gefühl mehr in den Beinen habe. Das Boot lasse ich einfach liegen. Diese alte Nussschale wird niemand stehlen, und selbst wenn, ist es mir egal. Offensichtlich bin ich ohnehin nicht in der Lage, damit klarzukommen.

Frierend schaue ich nach rechts und links, um mich zu orientieren. Ich bin mir ziemlich sicher, in welche Richtung ich gehen muss, auch wenn ich nicht genau abschätzen kann, wie weit mein Weg sein wird.

So schnell ich kann, eile ich den Strand entlang Richtung College, schlinge die Arme ganz fest um meinen ausgekühlten Körper, um das Zittern in Grenzen zu halten. Drei Jogger kommen mir entgegen. Weil ich den Kopf gesenkt halte, erkenne ich zu spät, dass es Nathan, Ben und Jayden sind. Zwar schlage ich sofort einen Bogen, aber sie bemerken mich trotzdem. Ich registriere, wie Ben Jayden mit dem Ellbogen anstößt und mit dem Kinn auf mich deutet. Nathan lacht, als er sieht, wie klatschnass und durchgefroren ich bin. Für einige Meter drosselt Jayden sein Tempo, und kurz befürchte ich, er wird stehen bleiben und die Richtung wechseln. Zügig gehe ich weiter und werfe einen unsicheren Blick über die Schulter. Ben und Nathan laufen weiter und ziehen Jayden mit sich.

«Jay, los, komm schon!», rufen sie ihm zu. Erleichtert stelle ich fest, dass er es tut. Ich will niemanden sehen und mit niemandem sprechen. Niemand soll wissen, wie sehr ich mal wieder an einem Vorhaben gescheitert bin. Schlimm genug, dass Jayden spätestens in einer Meile an meinem Boot vorbeikommen wird. Wenn er eins und eins zusammenzählen kann – und ich weiß ja mittlerweile, dass er das kann –, wird er wissen, was passiert ist. Warum ich nass und schmutzig bin wie ein alter Putzlappen und was ich mit diesem klapprigen Boot versucht habe.

Zu zweit oder zu dritt wäre alles ganz einfach gewesen. Man hätte das Boot bequem ins Wasser ziehen können und entweder gemeinsam rudern oder sich abwechseln können, wenn die Kräfte nachlassen.

Aber allein ist man aufgeschmissen. Und da ich allein bin, muss ich einsehen, dass ich aufgeschmissen bin und es für immer sein werde.

13

Ein Schiff, das im Hafen liegt, ist sicher,
aber dafür sind Schiffe nicht gemacht

Nach dem dritten Versuch gebe ich es auf. Mein Handy ist tot. Es spielt keine Rolle, wie oft ich mit meinem ramponierten Fingernagel den Knopf in die Tiefe drücke, es wird nie wieder angehen.

Zwar habe ich es gestern Abend, als ich in mein Zimmer kam, sofort auseinandergebaut, damit es trocknen kann, aber es scheint nichts gebracht zu haben. Reis hatte ich so spontan leider nicht zur Hand, deswegen habe ich Zucker genommen und das Gerät extra den ganzen Tag drin liegen lassen.

Der Gedanke daran, dass Reis das Telefon vielleicht hätte retten können, hat mich den ganzen Tag in den Vorlesungen gequält. Nun aber, als ich einen Blick auf die vom salzigen Meerwasser völlig zerstörten Kontakte werfe, muss ich eingestehen, dass jeder Wiederbelebungsversuch zwecklos gewesen wäre. Zum Glück kenne ich die Telefonnummer von zu Hause und die Handynummer von Collin auswendig. So kann ich sie benachrichtigen, warum sie mich nicht mehr erreichen können, und ich muss nicht sofort los, um mir ein neues Handy zu besorgen. Das wird ein riesiges Loch in meine ohnehin mageren Finanzen reißen.

Ehrlicherweise muss ich gestehen, dass ich eigentlich kein Handy brauche. Andererseits kann ich mir nicht mehr vorstellen, ohne zu sein. Allein das abendliche Texten auf Snapchat mit meinem Bruder würde mir unendlich fehlen. Zudem gewöhnt man sich viel zu sehr an das Wissen, im Notfall immer über ein Navigationssystem oder die Möglichkeit, einen Krankenwagen zu rufen, zu verfügen. Und, allem voran, ich kann aktuell nicht auf die Kamerafunktion verzichten. Wie man es dreht und wendet, ich brauche ein neues Handy, und ich brauche dieses verfluchte Boot, das ich gestern in meiner Dummheit einfach am Strand zurückgelassen habe. Nun mache ich mich auf den Weg, um diesen Fehler auszubügeln. Ich werde mein Boot bergen und irgendwo sicher deponieren, sodass ich jederzeit darauf zugreifen kann, sobald ich wieder eine Kamera habe.

Dieses Mal bin ich vorbereitet. In meinem Rucksack stecken meine Fahrradhandschuhe, etwas zu trinken, ein Handtuch und ein stabiles Seil. Mein Plan A sieht vor, das Boot an den Trägern meines Rucksackes zu befestigen, sodass ich mich selbst wie ein Zugpferd einspannen kann. Sollte das scheitern, habe ich immer noch die schützenden Handschuhe dabei. Jedenfalls werde ich das Boot, für das ich die Hälfte meines Ersparten ausgegeben habe, nicht einfach den Wellen überlassen, die es garantiert früher oder später unwiederbringlich ins Meer spülen werden. Nicht bevor ich endlich meinem Bruder das gewünschte Bild überreichen kann.

Der Weg kommt mir unerträglich lang vor, weil ich leider keine Musik hören kann. Das habe ich bisher immer nur übers Handy getan, da ich weder einen MP3-Player noch einen iPod besitze.

~ *130* ~

Unsicher halte ich schon Hunderte Meter vor der Stelle Ausschau, an der ich mein Boot vermute. Zeitlebens habe ich noch nie über einen guten Orientierungssinn verfügt, aber an Orte, an denen ich schon mal gewesen bin, finde ich in der Regel zurück.

Verwirrt bleibe ich stehen. Ich bin mir absolut sicher, dass genau hier das Boot liegen müsste. Aber es ist fort.

Weg ... Einfach verschwunden.

Eine tiefe Furche im Sand verrät mir, dass es sich nicht einfach in Luft aufgelöst hat. Jemand hat es weggeschafft.

Langsam folge ich den Spuren. Ich entdecke auch Fußabdrücke. Jemand hat es barfuß geschoben. Eine Frau hätte das bestimmt nicht geschafft.

Kein Mensch klaut dieses alte Teil.

Es sei denn, es geschieht, um mich zu ärgern. Aber wieso sollten diejenigen es klauen und nicht einfach an Ort und Stelle zerstören?

Weil sie es nicht kaputt bekommen haben?

Dann endlich entdecke ich mein Ruderboot ganz am Ende des Strandes, neben einer dichten Reihe von Disteln. Ich fange an zu rennen, nur um ganz abrupt kurz vor dem Ziel abzubremsen. Zwei nackte Füße sind auf dem hölzernen Rand platziert ...

Verschwinde, das ist mein Eigentum, will ich rufen, aber alles, was ich herausbekomme, ist ein leises: «Das ist mein Boot.»

«Ich weiß», sagt Jayden und setzt sich auf. «Deswegen hab ich auf dich gewartet.»

«Warum?»

«Ich dachte, es ist dir bestimmt recht, wenn ich es beiseiteschaffe? Nicht dass die Wellen es wegschwemmen.»

Jayden sagt das so, als sei es ein Kinderspiel gewesen. Und wahrscheinlich war es das für ihn auch. Kein Schweißfleck zeichnet sich auf seinem blauen *CSUMB*-Sport-Shirt ab. Die weißen Shorts sind so sauber, als hätte er sie eben angezogen, die Haare sind ordentlich und glatt. Hitze steigt mir in die Wangen, und plötzlich komme ich mir unglaublich dumm vor mit meiner lächerlichen Ausrüstung im Rucksack.

«Warum?», wiederhole ich. Eigentlich will ich nun wissen, warum er das Boot für mich weggebracht hat, aber er beantwortet meine Frage von vorhin.

«Weil ich dir immer noch etwas zeigen will und ich wusste, dass ich dich hier treffen werde.»

«Und was?»

«Du musst mitkommen.» Jayden springt seitlich aus dem Boot, reibt kurz die Hände aneinander, um den Sand loszuwerden, und streckt mir dann eine Hand entgegen. «Es ist nicht hier.»

«Es?» Skeptisch starre ich seine Hand an, als wäre sie ein Speer, den er auf mich richtet. Er lässt sie sinken und steckt sie in die Hosentasche.

«Ja. *Es*. Eine Überraschung. Sie wird dir gefallen.»

«Das glaube ich nicht. Außerdem muss ich mich um mein Boot kümmern.» Eine Ausrede und vielleicht eine gute Erklärung dafür, warum ich einen Rucksack dabeihabe.

«Das Boot brauchst du nicht mehr.» Er lacht.

Zaghafte Wut steigt in mir auf. Was fällt ihm ein, so etwas zu sagen, wo er die Bedeutung dieses Bootes überhaupt nicht kennt und ich hundertzwanzig Dollar dafür ausgegeben habe?

Gerne hätte ich ihm einen bösen Blick zugeworfen, stattdessen gehe ich wortlos an ihm vorbei.

«Marie.» Seufzend kommt er mir hinterher. «Bitte gib mir doch wenigstens eine Chance.»

Seine Worte machen etwas mit mir. Sie durchbrechen die Hülle, die ich mir zum Schutz zugelegt habe, und gelangen bis zu einem Punkt ganz tief in meinem Inneren. Vielleicht deswegen, weil er mich bittet und ich mir selbst immer wünsche, dass meine Bitten erhört werden. Vielleicht ist es auch die ganz simple und doch völlig abwegige Tatsache, dass er sich um mich zu bemühen scheint.

Um mich!

Aus einem Impuls heraus bleibe ich stehen und drehe mich zu ihm um.

Mein Blick bleibt an Jaydens Gesicht hängen. Seine Augen flackern auf und erinnern mich an das türkise Meer, das vom Wind bewegt wird. Er lächelt breit, und mir fällt auf, dass seine Zähne nicht so perfekt sind wie der Rest von ihm. Ein Schneidezahn ist etwas nach hinten versetzt und wirkt leicht schief. Irgendwie macht ihn dieser Makel fast noch schöner und vor allem menschlicher, greifbarer und ...

... sehr sympathisch.

«Okay», willige ich ein. «Was muss ich tun?»

«Du musst nur mitkommen.» Jayden grinst noch breiter.

Hastig schlage ich die Augen nieder und gehe neben ihm her, als er sich in Bewegung setzt. Stumm stapfen wir den Strand entlang. Plötzlich graust es mir davor, die ganze Strecke bis zum College mit ihm schweigend zurücklegen zu müssen. Doch nach wenigen Metern biegt er schon ab hinauf zur Strandpromenade.

«Hier?», will ich wissen.

«Mein Auto steht hier.» Wie zum Beweis zieht er seinen Schlüssel heraus. «Wir müssen noch ein Stück fahren.»

~ 133 ~

Jayden macht einen großen Schritt und steigt die Mauer hinauf, die den Strand von der Straße abgrenzt, springt auf der anderen Seite hinunter auf den Parkplatz und streckt mir abermals die Hand entgegen. Statt sie zu ergreifen, klettere ich lieber allein auf die Mauer, auch wenn ich dazu mein Knie aufsetzen und mich mit allen vieren abstützen muss. Während ich mich wieder aufrichte, sehe ich, dass Jayden eine Grimasse zieht und die Augen verdreht. Dann entriegelt er seinen Wagen und öffnet mir die Beifahrertür.

«Steigen Sie ein, Miss Grave», flötet er.

Abermals zögere ich und komme mir dabei fast blöd vor, als machte ich das extra und nur zur Show.

Er sieht das wohl ähnlich, denn seine Stimme ist eine Mischung aus Belustigung und gespielter Wut: «Ernsthaft jetzt, Marie? Du weißt doch genau, dass ich dich wieder heil heimbringe.»

Genau deswegen steige ich doch in seinen Rover. Weil ich es *weiß*.

Zu viele Gelegenheiten hat Jayden gehabt, mir was Böses zu wollen, und seit einer Ewigkeit ist nichts Derartiges geschehen. Im Gegenteil.

«Warum parkst du hier?», frage ich dennoch misstrauisch. Irgendwie passt es nicht zu seiner Sportlichkeit, wegen so einer kurzen Strecke den Wagen zu nehmen.

«Wegen dir», sagt er. «Damit du nicht bis zum College laufen musst.»

«Du wusstest, dass ich mitfahre.» Es ist eine resignierte Feststellung.

«Sagen wir es so», beginnt er, und ich höre an seiner Stimme, dass er bemüht ist, ein Grinsen zu unterdrücken. «Ich bin stark davon ausgegangen.»

Jayden fährt los, und ich stelle fest, dass er sich dazu keine Schuhe angezogen hat. Ich hab noch nie einen Menschen barfuß Auto fahren sehen, und irgendwie beeindruckt mich das. Es vermittelt mir ein Gefühl von Lebensfreude, Unbeschwertheit und hat etwas Befreiendes, ohne dass ich hätte erklären können, warum. Jayden lässt alle Fenster hinunter und lehnt seinen Ellbogen aus dem Wagen. Der Wind weht mir die Haare aus dem Gesicht und macht mich fast übermütig.

«Was, wenn ich nicht eingestiegen wäre?» Für mich grenzt diese Frage fast an eine Provokation.

Jayden schaut mich überrascht an. «Oh, das wärst du», sagt er und zwinkert mir zu, als wären wir alte Freunde. «Ich hatte für alle Fälle noch einen Trumpf im Ärmel.»

«Ach ja?», frage ich gespannt. Die Sache fängt an, mir Spaß zu machen. «Das wäre garantiert gescheitert.»

«Nein. Niemals. Spätestens dann wärst du mitgekommen.»

Der Range Rover rast die CA-1 S entlang. Der Fahrtwind reißt an dem Traumfänger und verwuschelt Jaydens Haare. Von der Nervosität und der Hektik, die ihn vor unserer letzten gemeinsamen Fahrt umgab, ist heute nichts zu spüren.

«Jetzt bin ich neugierig», gebe ich zu.

Angesichts dessen, dass er sich eigentlich auf die Straße konzentrieren sollte, die an diesem Nachmittag besonders voll ist, grinst er mich viel zu lange an.

«Ich hätte dir versprochen, dir zu ermöglichen, die Fotos zu machen, die du für deinen Bruder möchtest.» Kurz schaut er wieder auf den Verkehr, bevor er deutlich leiser hinzufügt: «Mir ist klar, dass du das niemals hättest ausschlagen können.»

~ 135 ~

Damit habe ich nicht gerechnet.

Jayden weiß, wie wichtig die Wale für mich sind.

Die Erkenntnis raubt mir kurz die Luft zum Atmen. Es macht mir Angst, dass er mich so gut einschätzen kann, und andererseits ehrt es ihn, dass er dieses Wissen nicht eingesetzt hat. Ich weiß nicht, was ich sagen soll. Binnen weniger Sekunden haben wir es geschafft, die gerade etwas auflockernde Stimmung wieder zu zerstören.

«Es dauert nicht mehr lang», beruhigt mich Jayden noch und ist dann ebenfalls still.

Kurze Zeit später biegen wir auf einen weitläufigen Parkplatz ein. Ich bin noch nie hier gewesen.

«Wir sind da», sagt Jayden überflüssigerweise und steigt aus. Er wartet, bis ich neben ihm bin, und weist mich mit einer Handbewegung an, geradeaus zu gehen. Wir sind unverkennbar an einem Hafen, der sowohl Platz für große Yachten als auch für kleinere Boote bietet. Neugierig betrachte ich die vielen Stege, an denen Hunderte von Schiffen liegen.

Meine Augen bleiben an dem kleinen Holzverschlag direkt am Wasser hängen. «Whale Watch Center» steht darauf. Es lässt sich nicht vermeiden, dass mein Herz wie wild zu schlagen anfängt. Kurz befürchte ich, es würde einfach vor Glück zerspringen.

Jayden muss meine Gedanken erraten haben, denn er sagt trocken: «Nein. Das meine ich nicht.»

Die Enttäuschung ist ernüchternd.

Wieso sollte er mich auch zu einer Walbeobachtungstour fahren?

Ich ärgere mich selbst über meine Dummheit, so einen Hoffnungsschimmer überhaupt zugelassen zu haben.

«Warum sind wir hier, Jayden?» Es ist das erste Mal, dass

~ 136 ~

ich seinen Namen ausspreche, und irgendwie fühlt es sich falsch an. Viel zu vertraut.

«Jay», korrigiert er mich. Entweder weil er die abweisende Kühle in meiner Stimme gespürt hat oder weil er es einfach nicht gewohnt ist, mit vollem Namen angesprochen zu werden. Dafür aber scheint er es gewohnt zu sein, dass er Mädchen nach Herzenslust an die Hand nehmen kann, denn wieder streckt er mir die seine hin. Diesmal lässt er sie aber nahezu sofort wieder sinken.

«Wir sind hier, weil ich dir jemanden vorstellen will», erklärt er und geht an mir vorbei.

Jemanden ... Er ist hier nicht allein.

«Wen?» Mehr bekomme ich gerade nicht heraus aus Sorge zu stottern.

«Meine große Liebe», sagt er, und ich höre die Zuneigung in seinen Worten. «Besser gesagt, die *einzige* Liebe, die es jemals in meinem Leben gegeben hat.»

In dieser Sekunde wird mir klar, dass er mich die ganze Zeit nur verarscht hat. Jayden, der Oberaufreißer des gesamten Campus, der jede Woche mit einem anderen Mädchen ausgeht, will mir weismachen, dass er nur ein einziges geliebt hat. Schlimmer noch, er will mich zu diesem Mädchen führen. Das kann nichts Gutes bedeuten.

Am liebsten wäre ich einfach weggelaufen, aber ich habe nicht die geringste Ahnung, wie ich ohne Auto zurückkommen soll. Mir bleibt nichts anderes übrig, als dem Typ nachzulaufen, der im letzten Monat noch damit gedroht hat, mich im Meer zu ertränken.

Er geht über einen der schmalen Stege, an denen große Yachten festgebunden sind. Fast ganz am Ende bleibt er stehen.

«Hier ist sie», sagt er stolz und deutet auf ein riesiges Segelschiff. Dann tritt er einen Schritt zurück, damit ich es besser betrachten kann, und genau das mache ich.

Mir wird fast schwindelig, als ich an dem Mast hoch- und wieder runterschaue. Das Deck des Schiffes besteht aus einem edlen Holz, die verchromte Reling ist auf Hochglanz poliert.

Staunend starre ich auf den weißen Bug mit dem blauen Streifen. Hier steht mit schwarzen, geschwungenen Lettern der Name des Schiffes: «Imperatrix».

Das ist Latein und bedeutet «Gebieterin». Es steht auch für die weibliche Form von «emperor», was so viel wie Kaiser bedeutet.

Mir ist sofort klar, dass das Schiff Jayden gehört. Einen passenderen Namen hätte er nicht wählen können.

«Es ist deins», stelle ich fest.

«Jawohl. Eine Bavaria Cruiser 33. Zehn Meter lang, ein Großsegel, Rollfock und dazu ein Gennaker-Segel.»

«Schick», sage ich, ohne ein Wort von dem zu begreifen, was er gerade gesagt hat. «Aber ich verstehe nicht ...»

«Marie.» Er lacht. «Was genau verstehst du daran nicht? Soll ich dir eine Zeichnung anfertigen?»

Ich verstehe nicht, warum er mich hergebracht hat, verstehe nicht, was ich hier soll und warum er mir ein Schiff zeigt, für dessen Preis man mindestens eine Eigentumswohnung hätte kaufen können.

Jayden geht in die Hocke und zieht an einem Tau. Die Muskeln an seinen Oberarmen kommen zum Vorschein, als sich das Segelboot langsam in Bewegung setzt. Er holt das Schiff so nah an den Steg heran wie möglich und schlingt das Tau enger um den Poller. Dann richtet er sich wieder auf und deutet auf das Deck.

~ *138* ~

«Damit, liebe Marie, werden wir dorthin fahren, wo man die verschiedensten Wale beobachten kann. Und ich verspreche dir, du wirst deine Fotos bekommen.»

Mein Unterkiefer scheint plötzlich hundert Kilo zu wiegen, und ich befürchte, er wird demnächst auf dem Steg aufschlagen. Da ist es wieder, dieses wilde, unbezähmbare Herzklopfen. Dieses Gefühl, vor Freude zerspringen zu müssen.

«Wann?», stottere ich. Es ärgert mich selbst, dass ich nicht mehr herausbringe als diese unhöfliche Frage. Dass ich mich nicht für die Details des Schiffes begeistern kann, sondern nur an Collin und meine Fotos denke.

«Jetzt, wenn du willst.»

«Jetzt?» Ich starre ihn an. Wieder überkommt mich die Befürchtung, dass er mich nur hereinlegen will. Wir sind vollkommen allein, es ist niemand hier, der dieses Ding fahren könnte.

«Warum denn nicht?» Jayden zuckt eine Schulter. «Es ist doch erst Nachmittag. Wir haben guten Wind und dürften zügig vorankommen. Und selbst wenn es spät wird, wenn wir zurückkommen ... Na und?»

Mein Kopfschütteln unterbricht ihn. «Das meine ich nicht. Wo ist die Crew?»

«Das ist ein Einhandsegler. Ich bin die Crew.» Jayden lacht und springt vom Steg hinüber auf das Heck. Er findet sofort sicheren Halt. Ich weiß nicht, ob das an seinen nackten Zehen oder an jahrelanger Routine liegt.

An einer Seite der Reling gibt es kleine Pfosten, durch die drei dünne Drähte laufen, die an einer Stelle mit Karabinern befestigt sind. Jayden hängt sie aus, um mir den Einstieg zu ermöglichen, und hält mir auffordernd die Hand hin.

«Jay», japse ich, vollkommen überfordert von der Situation. Wie auf einer Achterbahn rasen die Gefühle durch meinen Körper. Ich kann nicht sagen, ob ich mich gerade auf dem Weg nach oben oder steil nach unten befinde. Hin und her gerissen zwischen unbändiger, nie gefühlter Freude und echter Todesangst, greife ich seine Hand und lasse mir auf das Schiff helfen.

«Willkommen auf der ‹Imperatrix›, Miss Grave», sagt er feierlich und deutet eine Verbeugung an. «Fühlen Sie sich wie zu Hause.»

«Ich hab nicht mal ein Handy zum Fotografieren. Es lohnt sich nicht, irgendwohin zu fahren», fällt mir plötzlich ein. Enttäuschung macht sich in mir breit.

«Pfff», macht er. «Handys machen eh keine gescheiten Bilder. Du kannst meine Spiegelreflexkamera haben. Ich hab sie immer in meiner Schlafkabine.»

Jayden betritt das Cockpit des Schiffes, und ich folge ihm, bleibe aber in einigem Abstand stehen.

Spiegelreflex ... Schlafkabine ...

«Bist du Millionär?», rutscht es mir heraus.

«Nein.» Er lacht, aber er wirkt eine Spur nachdenklicher als zuvor. «Das Schiff hab ich von meinem Vater geschenkt bekommen.»

«Einfach so?» Ich blicke auf die Sneakers an meinen Füßen und frage mich plötzlich, ob ich sie hätte ausziehen sollen. Schnell korrigiere ich den Fehler und nehme auch meinen Rucksack ab. Beides stelle ich dorthin, wo es hinunter zu den Schlafkabinen gehen dürfte.

«Als ich ein kleiner Junge war, sind mein Vater und ich oft zusammen segeln gewesen», erzählt Jayden. «Irgendwann hat mein Dad sich einen langgehegten Traum erfüllt und sich eine eigene Segelyacht gekauft. Diese hier.» Er verstummt kurz und lehnt sich mit dem Rücken gegen die Reling am Heck. «Sein ganzes Leben lang hat er dafür gespart. Und kurz nachdem er es endlich hatte, ist er an Rheuma erkrankt und musste sein Hobby für immer aufgeben. Nur deswegen habe ich eine fast neue Bavaria bekommen. Er war nicht mehr in der Lage, sie zu segeln, und zum Verkaufen war er zu stolz und zu stur.»

Die Ehrlichkeit in Jaydens Bericht rührt mich. Irgendwie hatte ich eine haarsträubende Story über unbändigen Vaterstolz, viel zu viel Geld und ein überteuertes Geburtstagsgeschenk erwartet.

«Verstehe», sage ich. «Aber hast du keine Angst?»

«Wovor?» Er kneift ein Auge zusammen und sieht mich schief an.

«Damit zu segeln und sie kaputt zu machen. Ich würde sie vermutlich immer im Hafen lassen, damit ja nichts passiert.»

«Hier gibt es die meisten Zusammenstöße», brummt Jayden, aber räumt dann ein: «Ich weiß schon, was du meinst. Ein Schiff, das im Hafen liegt, ist sicher, aber dafür sind Schiffe nicht gemacht. Das Gleiche gilt übrigens für Menschen.»

«Wie meinst du das?»

«Auch wir fühlen uns am sichersten, wenn wir allein zu Hause bleiben und alle Gefahren von uns fernhalten. Am besten auch alle anderen Menschen, um nicht verletzt oder enttäuscht zu werden.» Er löst sich von der Reling und wirft mir einen wissenden Blick zu. «Aber dafür sind Menschen eben auch nicht gemacht. Genauso wie ein Schiff im Hafen von Salz und Algen zerfressen wird, passiert das beim Mensch mit Einsamkeit und Angst.»

Verblüfft sehe ich ihm nach, als er an der Reling entlanggeht und ein paar Seile von den Halterungen löst. Diese Seite hätte ich nie an ihm vermutet. Dann kehrt er zurück in das Cockpit des Schiffes, und ich höre, dass er einen Motor startet.

«Bereit, den sicheren Hafen zu verlassen?», ruft er mir zu.

Mir wird schwindelig, als ich begreife, dass das alles sein kompletter Ernst ist. Ich gehe zu ihm ins Cockpit, lasse mich auf die Bank nieder, drücke mich fest in den Sitz und nicke ihm zu.

Jayden gibt Gas, geht nach vorne auf den Bug, löst zwei dicke Seile, die irgendwo am Meeresgrund befestigt sein müssen, und wirft sie ins Wasser. Ein weiteres Tau gleitet aus seiner Befestigung, als das Schiff seine Position verlässt. Zurück im Cockpit drosselt Jayden das Gas wieder ein wenig, die freien Enden der Seile rutschen um die Poller herum, während sich das Schiff langsam aus seiner sicheren Parklücke schiebt. Wir fahren an den Bootsstegen und an der schützenden Mauer vorbei und verlassen den Hafen.

14

Glück kommt oft unerwartet durch die Tür,
die wir fest verschlossen glaubten

Draußen auf dem Meer angekommen, verlässt Jayden seine Position hinter dem Steuer und tritt auf das Deck. Für ein paar Sekunden verharrt er reglos. Unsicher verlasse ich ebenfalls das Cockpit und folge ihm.

Das Meer ist spiegelglatt, ohne Wellen, die uns hätten durchschütteln können. Die Luft riecht frisch und klar und schmeckt ganz leicht salzig.

«Was machst du?», wage ich zu fragen. Ich bin selbst erstaunt, wie leicht es mir plötzlich fällt, Jayden anzusprechen.

«Den Wind testen», erklärt er. «Hier draußen weht er anders als in den windgeschützten Häfen. So merke ich, wie ich die Segel setzen kann.» Er geht zu einer Kurbel, die aussieht wie eine riesige Garnrolle, und legt ein dickes Seil darum. Jayden kurbelt daran, und das Segel entfaltet sich. Ich staune darüber, dass es weiß ist, denn als es aufgerollt war, hat es blau ausgesehen. Jetzt erkenne ich, dass nur die oberen Enden farbig sind.

Automatisch trete ich ein paar Schritte zurück an die Reling, um nicht im Weg zu sein.

Kaum steht das Segel in seiner vollen Größe, wird es vom Wind gebläht, und das Schiff beschleunigt die Fahrt. Jayden legt eine andere Leine auf eine weitere Rolle etwas weiter hinten und zieht das vordere Segel hoch.

Als es darum geht, dieses zu straffen, benutzt er wieder eine Kurbel, dieses Mal eine andere. Die angespannten Muskeln an seinem Oberarm zeigen, dass das trotz der großen Umlenkrolle ein Kraftaufwand sein muss.

Dann stellt er den Motor ab. Fasziniert betrachte ich die riesigen Segel, die wie weiße Dreiecke mit blauen Spitzen bis in den Himmel zu reichen scheinen. Obwohl nur wenig Wind herrscht, bin ich beeindruckt von der Geschwindigkeit, die wir plötzlich aufnehmen, und strecke genüsslich die Nase in die Luft. Das Gefühl von Freiheit ist wieder da, und es gesellt sich noch etwas anderes hinzu, von dem ich fast vergessen hatte, wie es sich anfühlt: Unbesiegbarkeit.

Nun kann ich mich wieder daran erinnern, solche Emotionen schon als Kind gehabt zu haben – als ich Fahrrad fahren gelernt habe oder das erste Mal ohne meine Eltern zum Zelten fuhr.

Jayden stellt sich neben mich und holt mich in die Gegenwart zurück.

«Ähm», mache ich unsicher. «Ich dachte, du bist die Crew? Wer bitte fährt das Schiff?»

«Der Autopilot.» Er steckt die Hände in die Taschen und grinst wieder. «Ich übernehme gleich wieder. Keine Sorge, ich mach das schon eine Weile. Ich hab das im Griff. Solange du nicht seekrank wirst, ist alles takko.»

Seine saloppe Sprache bringt mich zum Lächeln. Die formelle Steifheit und das eisige Schweigen sind verschwunden. Es scheint, als erreichen wir nun eine andere Umgangsform miteinander, in der jeder einfach das sagt, was und wie es ihm gerade in den Sinn kommt.

«Wohin fahren wir denn nun genau? Gibt es ein festes Ziel?»

«Wir segeln dorthin, wo die Guides der Whale-Watching-Touren tagsüber mit ihren Motorbooten sind. Mit etwas Glück schwimmt uns so ein Viech vor die Nase.»

Viech ...

Hätten Tiffany oder Steph so über Collins geliebte Wale gesprochen, hätte es mich getroffen und mir das Gefühl von Abwertung gegeben. Ich wundere mich, dass es mich bei Jayden nicht stört. Irgendwie spüre ich, dass es nicht böse gemeint ist und dass er es sich genauso sehr wünscht, einen Wal zu sehen, wie ich. Die Frage ist, *warum* ihm das so wichtig ist.

Jayden mag dich.

Wie ein Blitz, der in einen Baum einschlägt, trifft mich glühend heiß diese Erkenntnis. Und genau wie bei dem Baum, der anschließend für immer gespalten zurückbleibt, entstehen auch bei mir zwei Hälften: eine, die sich freut und sich nichts sehnlicher wünscht, als gemocht zu werden, und eine, die genau weiß, dass ebendies nicht sein kann.

Prinzen verlieben sich in Prinzessinnen – nicht in die Stallmagd.

Warum sollte Jayden sich mit mir abgeben? Er könnte *jede* haben.

Jayden geht vor an den Bug, stellt einen Fuß auf die untere Querstange der Reling und schaut aufs Meer.

Ich kann nicht anders, als ihn anzustarren. Seine zu langen Haare flattern im Wind, und eine Spitze von seinem Tattoo lugt aus dem Ärmel seines Shirts hervor. Wenn es in meinem Leben jemals Nächte gab, in denen ich ernsthaft von einem Mann geträumt habe, dann sah dieser anders aus: schwarze, kurzgeschorene Haare, kratziger Bart und am besten nichts, was die makellose dunkle Haut verunstaltet. Ein Mann, an den ich mich anlehnen kann und bei dem ich mich sicher fühle. Zu dem ich aufschauen kann, ohne mich klein zu fühlen.

Jayden hat nichts davon, und doch hat er alles.

In meinem Bauch regt sich etwas.

Es fühlt sich an wie ein kleiner Vogel, den man in der hohlen Hand hält. Er war immer da, aber plötzlich erwacht er und beginnt, wie wild mit den Flügeln zu schlagen.

Freilassen oder zerquetschen ...

Mein Herz setzt einen Takt aus, als mir bewusst wird, dass diese Entscheidung bereits gefallen ist.

Jayden hat die meiste Zeit der Fahrt im Cockpit verbracht, und ich habe vorne seinen Platz an der Reling eingenommen. Jetzt spüre ich, wie wir deutlich langsamer werden.

«Ich hole die Segel ein, dann können wir eine Weile hierbleiben», erklärt Jayden, der plötzlich neben mir steht, und deutet zum Horizont. «Da hinten stehen noch zwei Motorboote und hoffen auf Wale. Versuchen wir also unser Glück.»

«Werfen wir jetzt einen Anker aus?» Ich kann mir gar nicht vorstellen, dass so ein riesiges Schiff damit an Ort und Stelle gehalten werden kann.

«Hier ist das Wasser viel zu tief zum Ankern. Wir holen die Segel ein und lassen uns einfach treiben.»

Ich beobachte ihn dabei, wie er ins Cockpit geht, die mit Klemmen befestigten Seile löst und damit die Segel nach unten zieht. Das weiße Tuch rollt sich zurück in den Mast, bis nur noch das farbige Ende zu sehen ist.

«Warum sind die Spitzen der Segel blau?», will ich wissen.

«Das ist der Sonnenschutz», erklärt er. «Der Teil des Se-

~ 146 ~

gels, der nicht in den Mast gezogen werden kann, ist aus anderem Material. Das UV-Licht würde den Stoff mit der Zeit sonst beschädigen.»

«Warum sind wir eigentlich nur mit zwei Segeln gefahren? Sagtest du nicht, die ‹Imperatrix› hat drei?» Im Prinzip ist mir der Grund egal, aber ich freue mich darüber, ihm mitteilen zu können, dass ich mir diese Information über sein Boot habe merken können.

«Das Gennaker kannst du dir wie ein großes und dünnes Ballonsegel vorstellen. Das setzt man nur, wenn man leichten Wind von hinten hat. Ansonsten reichen die zwei Hauptsegel vollkommen aus.»

«Das ist echt faszinierend.» Ich meine es tatsächlich so. Insgeheim nehme ich mir vor, heute Abend in der Bibliothek mal nach Segelschiffen zu googeln und etwas darüber zu lesen. Mir anzuschauen, wie ein Gennaker im Einsatz aussieht, und dazu vielleicht ein Video über das Segeln zu suchen.

«Ich hole kurz meine Kamera von unten», ruft Jayden mir zu. «Willst du mitkommen?»

Ich schüttele den Kopf. So weit bin ich noch nicht, dass ich es schaffe, ihm hinunter ins Schiffsinnere zu folgen. Insgeheim hoffe ich, Jayden wird einfach denken, dass ich keinen Wal verpassen will. Als er jedoch zurückkommt und mir seine Kamera reicht, glaube ich für eine Sekunde, Schmerz in seinen Augen zu sehen.

«Du hast immer noch Angst», stellt er fest.

Es sind nicht seine Worte, die Entsetzen in mir auslösen, sondern die Feststellung, dass ich an seinem Gesicht seine Gefühle ablesen konnte.

«Dann wäre ich nicht hier», antworte ich ausweichend

und konzentriere mich fast verbissen auf die Kamera. Vermutlich habe ich in meinem ganzen Leben noch nie ein so teures Gerät in der Hand gehabt, und ich empfinde es als Leichtsinn von ihm, mir so etwas Wertvolles einfach zu überlassen.

«Doch, wärst du», sagt er, und eine Spur Trotz liegt in seiner Stimme. «Weil die Liebe zu deinem Bruder mehr zählt als deine Angst vor mir.»

Eine eisige Hand greift in meine Brust und legt sich um mein Herz. Wieder erkennt er punktgenau die Wahrheit. Die Kälte in meiner Brust wird verdrängt durch Hitze in meinen Wangen. Beschämt schlage ich die Augen nieder.

Jayden tritt hinter mich. Ich spüre seinen Atem in meinem Nacken, und schlagartig ist die Kälte wieder da. Gänsehaut breitet sich auf meinem Rücken aus wie kaltes Wasser, das über mich gegossen wird, und lässt mich zu Eis erstarren.

Es kostet mich alle Willenskraft, keinen Schritt zur Seite zu machen, als er seine Hand auf meine Schulter legt. Sie ist erstaunlich warm, und abermals verändert sich die Temperatur in meinem Inneren.

«Marie», flüstert er tonlos. «Ich habe dir gedroht, und das tut mir unglaublich leid. Nichts von dem, was ich gesagt habe, war wirklich ernst gemeint. Aber ich möchte dir nun ein Versprechen geben, das aus meinem Herzen kommt, und das ich, so gut ich kann, erfüllen werde.»

Das klingt wundervoll.

Worte, die mir nicht über die Lippen kommen. Alles, was ich sagen kann, ist ein leises: «Was?»

«Die anderen Studenten haben ein Bild von dir im Kopf, das mit der Wahrheit nicht übereinstimmt. Leider kann ich das im Moment nicht ändern. Aber ich kann versuchen, dafür zu sorgen, dass sie dich in Ruhe lassen. Ich werde auf dich aufpassen. Versprochen.»

In mir brodelt es. Wie ein Vulkan, der seine heiße Lava in jede Faser meines Körpers verteilt.

Jayden muss den Sturm in meinem Inneren spüren, denn er zieht seine Hand weg und tritt ein Stück zurück.

«Danke», hauche ich und bin mir selbst nicht sicher, ob ich mich für die entstandene Distanz oder sein Versprechen bedanke.

Wir stehen noch sehr dicht beieinander. Schweigend, doch ist die Atmosphäre jetzt anders. Vertrauter.

Fast schon einträchtig lehnen wir an der Reling. Wir schauen über das Wasser, bis meine Augen tränen und die Sonne glutrot im Meer versinkt.

«Ich glaube, das wird heute nichts mehr», sagt Jayden.

«Ja, sieht so aus. Ich danke dir für diese Chance. Ich hab ja immer noch mein Ruderboot.»

«Marie.» Jayden schüttelt den Kopf, aber er lacht dabei. «Nur weil es heute nicht geklappt hat, heißt das doch nicht, dass die Gelegenheit vorüber ist. Wir versuchen es die Tage noch mal.»

«Wirklich?»

«Pass auf», sagt er und klingt plötzlich euphorisch. «Wir machen am Wochenende einen Ausflug. Wir fahren Freitagnachmittag los, nach Santa Cruz. Dort werden wir an der Küste ankern und übernachten und am nächsten Tag zurückfahren. Dabei durchqueren wir also zweimal die gesamte Bucht von Monterey. Unmöglich, da keinen Wal zu sehen und …»

Ich hätte es nicht gewagt, ihn zu unterbrechen. Er verstummt von allein, als er mein verständnisloses Gesicht sieht.

«Weil ich dich mag», beantwortet er die Frage, die ich gar nicht gestellt habe. «Sehr sogar. Und ich merke, wie wichtig diese Bilder für dich sind. Also bitte nimm mein Angebot einfach an.»

Wie sehr habe ich mir immer Hilfe gewünscht. Es wäre dreist, unverschämt und undankbar, sie jetzt grundlos auszuschlagen.

«Ich überlege es mir.»

«Du wirst es annehmen.» Er wirkt so selbstbewusst und überzeugt von sich wie immer. «Nicht wegen mir, sondern für deinen Bruder.» Abrupt wendet Jayden sich ab und setzt erneut die Segel, damit wir uns auf den Rückweg machen können.

15

Kein Mensch ist ohne Grund in deinem Leben,
der eine ist ein Geschenk, der andere eine Lektion

Am nächsten Abend sitze ich lange Zeit einfach nur in meinem Zimmer und schaue aus dem Fenster. Der gesamte Tag und der gesamte Lernstoff von heute sind komplett an mir vorbeigegangen. Ich hätte nicht sagen können, was wir durchgenommen haben oder ob irgendwas Spannendes passiert ist. In meinen Gedanken war ich auf der «Imperatrix», habe dieses unbeschreibliche Gefühl von Freiheit genossen und nach den Walen Ausschau gehalten.

Da ist er wieder, dieser Sturm in meinem Inneren, der mich vor Freude fast explodieren lässt: Ich werde es schaffen, Collin seinen Wunsch zu erfüllen. Ich kann die Veränderung in meinem Leben kaum glauben. Vor einigen Tagen noch habe ich von einer Chance geträumt, in Santa Barbara an einer Touristentour teilnehmen zu dürfen. Nun kann ich mit einem privaten Segelboot die besten Plätze aufsuchen. Das ist natürlich eine Gelegenheit, die ich mir nicht entgehen lassen darf.

Mein Blick streift durch mein Zimmer und fällt auf den Durchgang zwischen Schreibtisch und Wand. Die Stelle, an der Jayden mich festgehalten und mich zu Boden gestoßen hat. Ich kann seine Wandlung weder nachvollziehen noch verstehen, sondern einfach nur akzeptieren. Es ist wie das Fahrwasser seines Schiffes, in das ich hineingeraten bin, und das mich nun hinter sich herzieht. Wenn ich darin nicht ertrinke, gelange ich vielleicht in freundlichere Gefilde ...

Was mich selbst allerdings am meisten erstaunt, ist, dass ich nicht das Bedürfnis verspüre, zu zeichnen.

Weil es keinen Schmerz gibt, den ich aus mir herausfließen lassen muss.

Ich kann nicht sagen, ob mir das Zeichnen fehlt oder ob es unglaublich befreiend ist, es nicht tun zu müssen. Mit gemischten Gefühlen betrachte ich mein Federmäppchen und überlege, ob ich auch ohne das Bedürfnis dazu einfach anfangen soll.

Ein Klopfen an meiner Tür hält mich davon ab. Erschrocken stehe ich auf, um nachzusehen, wer sich zu mir verirrt hat.

«Ja?», sage ich. Der Student, der vor mir steht, ist schlank, fast schon mager, und wirkt geradezu kindlich. Ich vermute, es ist sein erstes Jahr hier auf dem College.

«Marie Grave?»

«Ja», bestätige ich. Gerne hätte ich noch etwas hinzugefügt, aber ich komme schon wieder ins Stocken und warte deswegen einfach, bis er fortfährt.

«Ich soll hier etwas abgeben.» Er drückt mir ein etwa taschenbuchgroßes Päckchen in die Hand, das in schlichtes braunes Papier eingeschlagen wurde.

Nur zögernd nehme ich es entgegen. Es ist nicht beschriftet und wurde definitiv nicht mit der Post gesendet. «Von wem ist das?»

Der Junge zuckt die Schultern. «Keine Ahnung. Nie zuvor gesehen, den Typen.»

«Wie sah er denn aus? Kannst du ihn beschreiben?»

«Nee.» Vehement schüttelt er den Kopf. «Das darf ich nicht. Meine Aufgabe endet hier.» Er nickt mir knapp zu und geht.

Verwirrt schließe ich meine Zimmertür und drehe das Paket misstrauisch in meinen Fingern. Dann siegt die Neugier, und ich öffne es. Ungläubig blicke ich auf ein funkelnagelneues Samsung-Galaxy-Smartphone. Es ist kein Zettel dabei, und doch weiß ich sofort, von wem es kommt. Die Aussage des Boten gibt mir genug Aufschluss, und außerdem ist Jayden der Einzige, der von meinem zerstörten Handy weiß.

Warum macht er das?

Ich entschließe mich dazu, mich nicht bei Jayden zu bedanken, sondern so zu tun, als hätte ich nie ein Geschenk bekommen. Wenn er irgendeine Art von Dankbarkeit von mir erwarten würde, dann wäre es unnötig gewesen, mir das Handy anonym zukommen zu lassen. Vielleicht will er vermeiden, dass ich zu ihm gehe und mich bedanke, womöglich auch noch in der Gegenwart seiner Freunde. Der Gedanke löst einen Krampf in meiner Magengrube aus, aber ich schiebe ihn beiseite, fest entschlossen, mich einfach zu freuen. Als ich meine SIM-Karte in das Gerät einlege und feststelle, dass es funktioniert, wandelt sich diese Freude in Begeisterung.

Dennoch werde ich das Gefühl nicht los, dass sich ein riesiges Fangeisen aufgetan hat, in das ich nun getreten bin und das nur darauf wartet, endlich zuzuschnappen.

Mit nackten Füßen schlüpfe ich in meine Sneakers, werfe eine leichte Bluse über und mache mich auf den Weg nach unten. Irgendwie zieht es mich heute nicht zu meinem einsamen Beobachtungsposten auf dem Plateau, sondern es reicht mir, wenn ich mich innerhalb des Campus auf eine Bank setze. Bei der ersten Runde über das Gelände finde ich eine passende Gelegenheit: eine freie Holzbank, die am Rande einer Grünfläche unter einem kleinen Baum steht. Fast schon genüsslich lasse ich mich darauf nieder, ziehe die Knie zu mir heran und inspiziere mein neues Handy. Es ist ruhig um mich herum, fast friedlich. Nur vereinzelt gehen Studenten an mir vorbei, die Grillen zirpen vor sich hin, und ein lauer Abendwind weht die Meeresluft von der Küste zu mir herüber. Gerade als ich im Begriff bin, völlige Entspannung zu finden, biegen Nathan, Paris, Ben und Jayden um die Ecke. Von Tiffany und Steph keine Spur. Die Clique scheint sich endgültig zerschlagen zu haben.

Ich überlege fieberhaft, wie ich mich Jayden gegenüber verhalten soll. Eigentlich wäre eine Begrüßung angebracht, aber ich weiß nicht, ob ihm das recht wäre, und ich möchte ihn nicht bloßstellen vor seinen Freunden. Deswegen starre ich stur auf meine ausgefransten Schuhbänder und tue so, als würde ich niemanden sehen.

«Hallo, Marie», sagt Jayden.

Überrascht blicke ich auf. Jayden ist kurz langsamer geworden, nickt mir zu und hebt zwei Finger seiner Hand.

«Hallo», gebe ich leise zurück, aber es geht unter in einem anderen erstaunten Laut.

«Hast du die eben *gegrüßt*?» Nathan spricht das letzte Wort nicht aus, er spuckt es Jayden regelrecht vor die Füße.

«Ja», gibt dieser zurück. «Natürlich hab ich das.»

«Warum?», will Ben wissen.

«Weil sie hier studiert, genau wie wir. Deswegen.»

«Ach, und deswegen hast du auch ihr Fahrrad repariert?» Nathan deutet einen Scheibenwischer an und schüttelt den Kopf. «Was zum Teufel ist nur los mit dir, Jay?»

«Sie ist eine widerliche Hyäne», mischt sich Paris ein. «Die gehört in die Wüste und nicht auf unser College.»

«Ein Mensch», korrigiert Jayden. «Sie ist ein Mensch.» Äußerlich scheint er vollkommen ruhig, aber ich höre die Anspannung in seiner Stimme.

«Hyäne», kreischt Paris. Sie lässt Nathans Arm los und macht einen Schritt auf mich zu. Ihre Hand schnellt nach vorne. Instinktiv zucke ich zusammen. Ich weiß nicht, ob sie mir eine klatschen oder in meine Haare greifen will.

Jayden ist schneller. Er tritt zwischen uns und fängt mit seinem Körper Paris' Arm ab. «Wag es nicht!», schreit er sie an.

«Bist du bescheuert?» Nathan packt ihn an der Schulter und zieht ihn grob von Paris weg.

Entwaffnend hebt Jayden die Hände in die Luft. «Ich hab sie nicht angefasst. Sie soll nur Marie in Frieden lassen!»

«Wer hat dich denn hirngewaschen?», brüllt Nathan. Sein sonst so gutmütiges Gesicht ist bedrohlich rot geworden und zu einer Fratze verzogen. «Hast du es etwa schon vergessen? Das ist die irre Blutsaugerin, die mit dem Messer auf deine Ex los ist. Sie ist gestört!»

«Halt die Fresse!» Jayden holt aus und schlägt Nathan mit der Faust ins Gesicht.

Nathan reißt abwehrend den Arm hoch, kann den Schlag aber nicht abfangen. Für einen Wimpernschlag steht er einfach nur wie erstarrt da und berührt mit den Fingerspitzen das Blut, das aus seiner Nase fließt. Dann geht ein Ruck durch seinen Körper, er stürzt sich auf Jayden und holt ihn von den Füßen. Mit einem dumpfen Aufprall landet dieser mit dem Rücken auf der Wiese, Nathan auf ihm. Entsetzt springe ich von der Bank. Nathan richtet sich auf, fixiert Jaydens Arme unter seinen Knien und schlägt ihm mit dem Handrücken ins Gesicht. Sofort platzt die Stelle über Jaydens Wangenknochen auf. Blut läuft heraus.

«Hört auf!», schreie ich, wohl wissend, dass Jayden nicht mehr in der Position ist, das zu entscheiden.

Verzweifelt versucht er, mit den Beinen an Nathans Rücken zu kommen, aber der hat sich so positioniert, dass alle Tritte ins Leere gehen.

«Es reicht!» Ben packt Nathan am Oberarm. «Schluss jetzt. Steh auf.»

Schwer atmend bleibt Nathan knien und schaut hasserfüllt auf seinen Freund, der blutend und wehrlos unter ihm liegt. Würde Ben nicht dort stehen und ihn festhalten, hätte er mit Sicherheit ein weiteres Mal zugeschlagen.

«Steh auf!», wiederholt Ben mit Nachdruck, und Nathan erhebt sich widerwillig. Jayden rollt sich zur Seite weg und wischt mit den Fingern über sein Gesicht. Zu meiner Überraschung greift er nach Bens zweiter ausgestreckter Hand und lässt sich hochziehen.

Am liebsten würde ich hingehen und fragen, ob alles in Ordnung ist. Aber ich bleibe wie angewurzelt stehen, während Ben diesen Part übernimmt.

«Alles okay?»

«Geht so», gibt Jayden mürrisch zurück und klopft sich den nicht vorhandenen Staub von seiner Hose. Paris hat sich wieder bei Nathan eingehängt. Ich kann nicht sagen, ob sie es ist, die Nathan zum Gehen bewegt, oder ob sie seinem Entschluss folgt. Jedenfalls gehen die beiden Arm in Arm weg, ohne sich noch mal umzudrehen.

Jayden kommt auf mich zu und bleibt wortlos vor mir stehen. Fast fange ich an zu heulen, als ich die tiefe Wunde unter seinem Auge sehe. Nicht weil er mir leidtut, sondern weil ich daran schuld bin ...

... und das unbedarfte Versprechen, das er mir gegeben hat.

«Du musst zu einem Sanitäter», flüstere ich.

«Ja», stimmt er zu. «Ich wollte nur sehen, ob bei dir alles in Ordnung ist.»

«Ist es. Geh!» Es hat keine besondere Dringlichkeit, dass die Wunde versorgt wird. Dennoch will ich nicht, dass er weiter hier bei mir stehen bleibt, während sein bester Freund auf ihn wartet. Jayden hat sich heute genug Schwierigkeiten eingehandelt wegen mir.

«Okay», sagt er, steckt die Hände in die Hosentaschen und wendet sich zum Gehen. Seine Wortkargheit macht mir mehr Sorgen als seine Verletzung.

«Jay?», rufe ich. Es ist ein Impuls, dem ich nachgebe, ohne zu überlegen.

«Hm?», macht er und dreht sich zu mir um.

Danke! Für das eben, für mein Fahrrad, für das neue Handy. Einfach für alles!

«Ich komme mit», meine Lippen formen diese Worte nur. «Am Wochenende.»

Ein Lächeln huscht über sein Gesicht, und seine Augen leuchten in ihrer ungewöhnlichen Farbe auf. Plötzlich weiß ich, dass ich die richtige Entscheidung getroffen habe.

Jayden unterdrückt sein Grinsen, nickt mir zu und joggt dann zu Ben, der immer noch auf ihn wartet. Schulter an

Schulter gehen die beiden durch die Parkanlage Richtung Hauptgebäude. Ich bewundere die Tiefe ihrer Freundschaft, die auch nach diesem Vorfall keiner der beiden in Frage stellt. Wie selbstverständlich setzen sie ihren Weg gemeinsam fort, während ich zurückbleibe und grüble.

Jayden hat mich verteidigt, aber bedeutet das wirklich etwas? Schließlich hat er noch vor wenigen Wochen dasselbe für Tiffany getan, und heute schauen die beiden sich nicht mal mehr an. Für mich aber ist seine Tat etwas Besonderes, und auch wenn sie für ihn in Kürze nichts mehr zählt, werde ich sie immer in meinem Herzen und in meiner Erinnerung behalten.

16

Freiheit liegt jenseits der Mauern,
die wir selbst errichten

Nach langem Überlegen packe ich meinen weinroten Baumwollschlafanzug wieder aus. Es fühlt sich einfach falsch an, in Jaydens Anwesenheit so etwas zu tragen. Ein Pyjama steht für mich für Entspannen und für Relaxen, und ich bezweifele, dass ich eines davon in den nächsten beiden Tagen tun kann.

Am liebsten hätte ich ihn angerufen oder ihm eine Nachricht geschrieben und einfach alles abgesagt. Aber ich kenne weder seine Telefonnummer, noch weiß ich, wo sich sein Zimmer befindet. Seit dem Vorfall mit Nathan habe ich Jayden nicht mehr gesehen, und er ist heute auch nicht im Psychologiekurs erschienen. Das kommt ab und an mal vor, aber gerade heute wäre es mir recht gewesen, ihn zu treffen.

Damit ich ihm absagen kann.

Nun bin ich wieder einmal hin und her gerissen zwischen der absoluten Gewissheit, dass Jayden den Ausflug sowieso vergessen hat, und der Überzeugung, dass genau das niemals passieren wird. Selbst wenn ich es schaffe, mich auf eine Option festzulegen, geht die Zerrissenheit weiter. Bin ich erleichtert, wenn er mich sitzenlässt, oder fange ich dann an zu weinen? Und wenn ich weine, tue ich das wirklich nur deshalb, weil ich keine Fotos für Collin machen kann?

Entschlossen stopfe ich meinen Jogginganzug in meinen Rucksack. Der wird zum Schlafen genau das Richtige sein. Mit Sicherheit wird es nachts auf einem Schiff mitten auf dem Pazifik bereits kalt werden.

Ein eisiger Schauer läuft mir den Rücken herunter. Nicht weil ich an die Kälte denke, sondern weil ich nicht länger verdrängen kann, was mir die ganze Zeit schon im Kopf herumspukt:

Du bist ganz allein irgendwo auf dem Meer. Mit ihm ...

Panik macht sich in mir breit. Das Einzige, was mich etwas beruhigt, ist, dass Jayden niemals bereit wäre, ein Zimmer mit mir zu teilen. Das bedeutet, dass es für mich irgendwo eine Möglichkeit zum Schlafen geben wird. Ohne in seiner Nähe sein zu müssen.

Dennoch schaffe ich es nicht, meine Angst in den Griff zu bekommen. Immer wieder werden meine Handflächen feucht und mein Herz klopft unkontrolliert.

Sag ihm ab, Marie. Collin wird es verstehen ... Wenigstens soll es am Wochenende nicht allzu warm werden. Die pralle Sonne auf dem Boot könnte zu einem Problem für meine helle Haut werden, und zur Sicherheit habe ich mir eine lange Seidenbluse über das enge Top gezogen.

Die beste Bluse, die ich habe und die ich immer für ganz besondere Anlässe aufspare.

Ein leises Klopfen lässt mich zusammenzucken. Hastig blicke ich mich um, ohne zu wissen, wonach ich eigentlich suche. Dann stehe ich vom Boden auf und öffne mit hämmerndem Herzen die Tür.

«Marie», sagt Jayden zur Begrüßung. «Bist du bereit?»

Plötzlich wird mir schwindelig. Der Boden schwankt und die Wände beginnen, sich in rasanter Geschwindigkeit zu drehen. Ich will ihn nicht in mein Zimmer lassen, und eigentlich will ich auch nicht mit ihm mitgehen, und doch wäre ich ihm am liebsten um den Hals gefallen, allein deswegen, weil er sein Versprechen hält.

«Nein», gebe ich atemlos zurück. «Ich brauche noch ein bisschen.»

«Okay.» Er macht keine Anstalten hereinzukommen, sondern lehnt sich an den Türrahmen und schaut auf den Boden. Mein Blick fällt auf die kleine Wunde an seinem rechten Wangenknochen, die säuberlich mit einem blauen Faden genäht wurde. Irgendwie erweckt das noch mehr den Wunsch in mir, ihn in den Arm zu nehmen. Aber ich traue mich nicht, deswegen bleibe ich stehen und starre ihn das erste Mal unverhohlen an. Das Gesicht mit den feinen Zügen und den fast unsichtbaren, hellen Bartstoppeln, die in einem dünnen Streifen zum Kinn laufen. Seine Haare locken sich etwas an der Stirn und sind an den Seiten kürzer als sonst. Er hat schmale Augenbrauen und seine Wimpern berühren fast seine Wange, weil er immer noch nach unten schaut. Dann hebt er den Blick langsam, besonnen, fast schon abgeklärt, und seine Mundwinkel ziehen sich zu einem Lächeln hoch, das seine Eckzähne zeigt.

In diesem Moment wird mir bewusst, was Jayden hat, das ihn so beliebt macht. Es ist nicht sein Aussehen, das man allgemein als «schön» bezeichnen würde, und auch nicht sein Talent im Sport. Es ist seine charismatische Ausstrahlung, mit der er die Leute in seinen Bann zieht. Etwas, das mir von Grund auf fehlt und das sich niemals erlernen lässt.

Er registriert, dass ich ihn mustere, und schlägt sofort die

Augen nieder. Ohne die geringste Regung lässt er zu, dass ich meine Begutachtung fortsetze, und mir wird bewusst, dass seine innere Stärke mir ein Gefühl von Sicherheit vermittelt.

Es dauert mehrere Minuten, bis ich es schaffe, mich von ihm zu lösen und zu meinem Rucksack zu gehen. Wahllos stopfe ich noch ein Shirt und eine Tunika hinein, schließe die Schranktür und gehe zur Tür zurück. Noch bevor ich mir den Rucksack auf den Rücken schnallen kann, hat Jayden ihn mir aus den Händen genommen und sich einen der Träger über die Schulter geworfen. Er bemerkt meine Miene und versucht, mich zu beruhigen: «Keine Sorge. Wir sind morgen wieder zurück. Und ich hab vor, heute Abend in Santa Cruz an Land zu gehen. Wenn du was vergessen hast, können wir es dort kaufen.»

«Hast du denn nichts dabei?», frage ich. Sein Satz dringt langsam zu meinem Verstand vor. Er scheint den Trip genauestens geplant zu haben.

An Land gehen ...

«Ich hab mein Zeug immer auf dem Boot.»

«Du machst solche Ausflüge öfter?»

«Ja.»

Mit Tiffany, mit Steph und vermutlich mit unzähligen anderen Mädchen.

Erschrocken über meine eigenen Gedanken, schiebe ich sie entschlossen fort. Ich habe kein Recht, so zu denken, und noch weniger steht mir Eifersucht zu.

Warum sollte ich auch eifersüchtig sein?

Eine Gruppe Studenten kommt uns auf dem Campus entgegen, und automatisch lasse ich mich einen guten Meter zurückfallen. Sofort verlangsamt Jayden sein Tempo, um auf mich zu warten. Es scheint ihm egal zu sein, wenn die anderen uns hier zusammen sehen. Gemeinsam gehen wir zum Parkplatz und auf seinen Wagen zu. Auf den letzten Metern überholt er mich und öffnet mir die Beifahrertür.

Schon wieder ... Als wäre ich etwas Besonderes.

Diese Vorstellung macht etwas mit mir. Es ist, als würde das eiserne Band um meinen Körper mit einem lauten Knall zerbersten und ich könnte dadurch endlich frei atmen.

Und meine Flügel ausbreiten ...

Ich weiß, dass es kein Zustand ist, der bleibt. Aber für dieses Wochenende will ich nicht die schüchterne Marie sein, die keiner mag. Für die nächsten Tage bin ich das Mädchen, das von Jayden Summers die Tür aufgehalten bekommt und auf die «Imperatrix» eingeladen wird. Ein Privileg, das nur den schönsten und beliebtesten Mädchen auf der Cal State zuteilwird. Und mir.

Die beiden Hauptsegel sind gesetzt und vom Wind gebläht. Die «Imperatrix» gleitet über spiegelglattes, dunkelblaues Wasser, auf dem weit und breit kein anderes Schiff zu sehen ist.

Jayden hat den Autopilot und das Radio eingeschaltet und sich im Cockpit auf eine der hölzernen Bänke gelegt. Die Arme hinter dem Kopf verschränkt und die Augen geschlossen, scheint er vor sich hinzudösen.

Ich nutze diesen unbeobachteten Augenblick und gehe nach vorne an den Bug, bis ich an der Spitze angekommen bin. Vor mir ist nichts als die endlose See, die in weiter Ferne nahtlos in den Horizont übergeht.

Bewusst atme ich so tief ein, dass mein Brustkorb sich fühlbar weitet. Am liebsten hätte ich die Arme ausgebreitet und wäre losgeflogen. Die unglaubliche Freiheit, die vor mir liegt, ist zum Greifen nah. Ich will sie anfassen, berühren und nie wieder loslassen.

Ich frage mich, wer es eigentlich geschafft hat, mich so lange in mir selbst einzusperren.

Es muss einen Weg geben, das in Zukunft zu verhindern.

Vielleicht tue ich deswegen etwas, das ich nie von mir erwartet hätte: Ich trete in den Bugkorb, steige mit beiden Füßen auf eine Strebe der Reling und lehne mich so weit vor, wie es geht. Ich muss mich an dem dicken Draht, der das Vorsegel fixiert, festhalten, um nicht das Gleichgewicht zu verlieren. Der Wind zerrt an meinen Haaren, die salzige Meeresluft weht mir ins Gesicht und aus dem Cockpit tönen die leisen Klänge von «Hold back the River».

Wahrscheinlich habe ich deswegen nicht gehört, dass Jayden hinter mich getreten ist. Erst als er mich berührt und ich seinen Atem in meinem Nacken spüre, registriere ich seine Anwesenheit.

Wahrscheinlich darf ich hier gar nicht stehen, und gleich wird er mir genau das sagen …

Schnell will ich meine Position verlassen, aber Jayden ist schneller. Er kommt ebenfalls in den Bugkorb und steigt zu mir hinauf. Sein Oberkörper berührt meinen Rücken. Ich habe keine Möglichkeit, ihm auszuweichen, und ich will es auch gar nicht. Zu wunderbar ist dieses Gefühl von Freiheit und Lebensfreude und …

Nähe …

Seine Hände legen sich auf meine, mit denen ich mich noch immer festhalte. Als ich die Finger öffne, um sie wegzuziehen, streckt Jayden seine Arme seitlich aus und nimmt die meinen mit.

«Wie Kate Winslet und Leonardo DiCaprio auf der ‹Titanic›», schreit er euphorisch und jauchzt dann in den Wind: «Ich bin der König der Welt.»

Ich muss lachen und vergesse völlig, mich aus seinem Griff zu lösen. «Hat Leo das echt gerufen?»

«Ja, ich glaube schon. Außerdem hat er von Kate verlangt, ihr zu vertrauen. Aber das brauche ich von dir nicht zu fordern. Ich weiß bereits, dass du das nicht kannst.»

Seine Worte versetzen mir einen schmerzhaften Stich mitten ins Herz, denn ich spüre, dass es ihn verletzt.

«Ich arbeite dran», verspreche ich. Mehr kann ich ihm im Moment nicht geben.

«Marie, du musst jetzt die Augen schließen und begeistert rufen: ‹Ich fliege. Jay, ich fliege!›»

Wieder muss ich lachen. «Das kann ich auch nicht. Dazu müsste erst Celine Dion anfangen zu singen.»

«Oh. Singen tut Leo übrigens auch was.» Jayden stimmt in mein Lachen ein. «Aber das lasse ich jetzt lieber. Sonst springst du noch ins Meer.»

«Wie oft hast du den Film gesehen?» Es gelingt mir nicht, meine Verwunderung zu verbergen.

«Einige Male», gibt er zu. «Notgedrungen. Dates und so. Durch die Wiederveröffentlichung 2012 waren irgendwie alle Mädchen ganz scharf auf diesen uralten Schinken.» Jayden lässt mich los, tritt hinunter und positioniert sich an meiner Seite. So dicht, dass seine Schulter ganz leicht meine berührt, ohne dass es aufdringlich wirkt.

«Dann hast du den Film vermutlich verdammt oft gesehen», stelle ich fest.

«Das kann ich wohl nicht leugnen.» Er weiß sofort, was ich meine, aber für ihn scheint das völlig unwichtig zu sein, denn er wechselt sofort das Thema. «Darf ich dich etwas fragen?»

«Ja», sage ich, obwohl sich alles in mir zusammenzieht. Aber es wäre unhöflich gewesen, zu verneinen, schließlich befinde ich mich auf seinem Schiff und bin nur aufgrund seiner Gutmütigkeit hier.

«Warum sind dir die Fotos für deinen Bruder so wichtig?»

Unhörbar lasse ich die angehaltene Luft aus meinen Lungen entweichen. Ich habe eine deutlich schlimmere Frage erwartet.

Warum zeichnest du blutige Bilder? Bist du ein bisschen geisteskrank?

«Das ist eine lange Geschichte.»

«Wir sind noch gute vier Stunden unterwegs, bis wir Santa Cruz erreichen. Das dürfte reichen.» Jayden wendet sich ab, um zurück ins Cockpit zu gehen. Ich steige von der Reling und folge ihm. Er lässt sich auf eine der Holzbänke fallen, um die Instrumente, die Windrichtung, Geschwindigkeit und Kurs anzeigen, im Auge behalten zu können.

Jayden zieht die Knie zu sich heran, legt die Arme darauf und macht es sich bequem.

«Ich höre zu», sagt er.

«Okay.» Ich setze mich auf die Bank gegenüber. Das riesige Steuerrad befindet sich zwischen uns und ich bin froh darüber.

Für ein paar Augenblicke rutsche ich hin und her, als würde ich nach einer bequemen Position suchen. In Wirklichkeit überlege ich, wie viel ich Jayden erzählen will und kann. Dann beschließe ich, einfach von vorne anzufangen.

«Als mein Bruder Collin noch klein war, ist er eines Tages sehr krank geworden. Hohes Fieber, das sich nicht senken ließ. Anfangs gingen die Ärzte von einer Grippe aus, aber es wurde einfach nicht besser. Bis schließlich die Diagnose Meningitis fiel: Hirnhautentzündung.»

Schon jetzt muss ich eine Pause machen, um erneut durchzuatmen. Ich bin es einfach nicht gewohnt, so viel zu reden.

«Was ist dann passiert?» Jayden bleibt in seiner Position sitzen. Seine Miene ist ernst, und ich erkenne echte Anteilnahme darin. «Wie ging es mit deinem Bruder weiter?»

«Wir dachten, Collin stirbt uns unter den Händen weg», rede ich weiter. «Aber er hat es geschafft. Allerdings nicht, ohne Folgen davonzutragen.»

«Er ist geistig zurückgeblieben?», rät Jayden.

«Nein. Das nicht. Es sind körperliche Schäden entstanden. Collin sieht und hört um einiges schlechter als früher, und er hat Schwierigkeiten mit der Motorik. Die Bewegungsabläufe waren einfach nicht mehr ... wie soll ich sagen ... harmonisch. Er geht regelmäßig zu einem Ergotherapeuten, aber noch heute wirkt manches seltsam grotesk an ihm.» Ich verstumme und knete meine Finger. Es ist mir unangenehm, so über meinen Bruder zu sprechen. Es fühlt sich an wie Verrat. Als würde ich ihm eine Behinderung andichten und jammern, obwohl wir einfach nur unendlich dankbar sein müssen.

Jayden steht auf und tritt hinter das Steuerrad, um den Kurs zu korrigieren. Er lässt die Leine des Hauptsegels ein Stück nach und setzt sich dann zurück auf die Bank. «Deswegen ist er in der Schule ein Außenseiter», schlussfolgert er.

«Ich weiß nicht, ob das der Grund ist.» Ich stelle mir vor, Jayden wäre in seiner Kindheit so etwas passiert. Es hätte ihn seine Karriere im Basketball und sein Stipendium gekostet. Aber hätte ihn das wirklich zum Außenseiter gemacht? Ich wage es zu bezweifeln. «Ich hab so etwas schließlich auch nicht, und trotzdem mag mich niemand.»

«Bin ich niemand?», wirft Jayden ein.

Es dauert viel zu lange, bis ich die Bedeutung seiner Worte realisiere.

Jayden spinnt seine Gedanken bereits weiter: «Bei dir gibt es einen anderen Grund, warum viele auf Abstand gehen. Sie erschrecken über deine Art, zu zeichnen, weil sie nicht wissen, was du tust. So ging es mir ja auch.»

Abrupt stehe ich auf, drehe ihm den Rücken zu und schaue über das Meer.

«Was hat Collins Krankheit mit den Walen zu tun?» Ohne mich zu drängen, kehrt Jayden wieder zum eigentlichen Thema zurück.

«Wale haben ihn schon immer sehr interessiert. Collin fand sie faszinierend und hat sämtliche Bücher und Filme über sie nur so verschlungen. Er hatte jahrelang eine Kette um den Hals, an der ein kleiner Orca aus Glas befestigt war. Das war sein Glücksbringer.» Ich verschweige Jayden, dass Collins Klassenkameraden ihm die Kette in der Schule entwendet und kaputt gemacht haben. «Aber richtig versessen ist er erst seit zwei Jahren auf diese Tiere. Seit seinem Traum.»

«Dein Bruder hat von der Begegnung mit einem Wal geträumt?»

«Er hat davon geträumt, von einem Wal verschluckt zu werden», sage ich hastig, bevor ich es mir anders überlegen

~ 168 ~

kann. Das alles muss für Außenstehende mehr als seltsam klingen.

«Das verstehe ich nicht», sagt Jayden. «Das ist doch eher ein angsteinflößender Traum.»

«Der Wal hat das gemacht, um ihn zu beschützen.» Das erste Mal in diesem Gespräch muss ich darauf achten, nicht zu stottern. «Vor den Angriffen seiner Mitschüler. Collin und ich haben daraufhin gegoogelt, ob das was zu bedeuten haben könnte.»

«Was kam dabei raus?»

«Die spirituelle Traumdeutung beschreibt den Wal als Zeichen von Lebenskraft. Befindet sich der Träumende in der Wachwelt in Schwierigkeiten, dann kündigt der Wal nahende Hilfe durch einen guten Freund an. Durch diese Unterstützung werden sich die Probleme im realen Leben ganz einfach lösen lassen.» Ich staune selbst, wie leicht und flüssig das über meine Lippen kommt. Die Sätze, die mich seit zwei Jahren begleiten.

«Kurz gesagt, Collin wünscht sich einen Freund», schließt Jayden folgerichtig.

Es klingt so einfach, wenn er das sagt.

«Man sagt auch, dass, wenn der Träumende im Schlaf von einem Wal verschluckt wird, Gefahren aus dem Unterbewusstsein drohen», fahre ich fort. «Collin glaubt fest daran, dass ein Wal ihm hilft, seine Ängste zu besiegen und endlich den Freund zu finden, der ihm im Traum versprochen wurde. Er will das Bild als Krafttier.»

«Ein Krafttier?» Jayden stellt sich vor mich und fixiert meinen Blick. «Was ist das denn?»

«Das ist ein Tier als Symbol. Es dient als Freund, in dem man sich in Teilen selbst widergespiegelt sieht. Es wird auch als Beschützer und Wegbegleiter genutzt. Ein Krafttier, welches man in welcher Form auch immer bei sich trägt, hilft einem, zu seinem Ziel zu gelangen.»

«Womit wir wieder bei dem Freund wären.»

«Ja. Es läuft immer auf das Gleiche heraus. Wichtig ist aber, dass dieses Krafttier entweder einem selbst oder einem geliebten Menschen begegnet, damit es funktioniert. Es darf also kein Bild aus dem Internet sein.»

«Prima», meint Jayden und strahlt mich plötzlich an. «Dann sehen wir zu, dass wir schöne Fotos bekommen. Und dann stellst du mich deinem Bruder vor. Ich brauche nämlich auch noch einen Freund.»

17

Jeder Mensch ist schön,
er muss nur lernen, sein Leuchten zuzulassen

Die gesamte Fahrt läuft ruhig, und entgegen meinen Erwartungen bin ich die ganze Zeit total entspannt. Seit Jayden mir gesagt hat, dass es an Bord der «Imperatrix» zwei Schlafkabinen gibt und ich meine eigene bekomme, bin ich erleichtert und bereit, diesen Ausflug wirklich zu genießen.

Die Dämmerung setzt bereits ein, als wir die Küste von Santa Cruz erreichen. Jayden hat die Beleuchtung an seinem Schiff eingeschaltet, und nun brennt links ein rotes und rechts ein grünes Licht.

«Hübsch bunt», stelle ich belustigt fest. «Darf man sein Boot beleuchten, wie man will?»

«Nein, das geht nach festen Regeln», erklärt mir Jayden. «Backbord muss ein rotes Licht sein und Steuerbord ein grünes. Beide haben einen Winkel von 112 Grad. Wenn uns jemand entgegenkommt, sieht er entweder beide Lichter oder nur eines und kann so genau bestimmen, in welchem Winkel wir uns nähern, damit es nicht zur Kollision kommt. Oben auf dem Mast und am Heck gibt es noch jeweils eine weiße Beleuchtung, die macht man aber nur an, wenn man unter Motor fährt.»

~ *171* ~

«Verstehe.» Ich bin beeindruckt und versuche, mir alle neuen Informationen zu merken.

«Sei nicht traurig, dass wir heute keine Wale gesehen haben», versucht Jayden, mich zu trösten. «Bevor wir uns morgen auf den Heimweg machen, fahren wir so lange an der Küste entlang, bis wir welche sehen. Egal, wie lange es dauert, wir werden Wale finden!»

Jayden hat mein persönliches Ziel längst zu seinem eigenen gemacht, und er ist ein so zielstrebiger und erfolgsorientierter Mensch, dass ich keinerlei Zweifel am Wahrheitsgehalt seiner Worte hege.

Er lenkt die «Imperatrix» dicht am Strand entlang. «Du kannst jetzt wählen: Entweder wir ankern irgendwo in einer Bucht und schlafen auf dem Meer, oder wir fahren in einen Hafen und übernachten dort.»

«Mir wäre der Hafen ehrlich gesagt lieber.» Die Entscheidung treffe ich, ohne groß darüber nachzudenken. Da habe ich wenigstens die Möglichkeit, im Notfall an Land zu gehen ...

Zu flüchten ...

«Einverstanden.»

«Wenn es keine Umstände macht», füge ich schnell hinzu.

«Macht es nicht.» Er zuckt die Schultern. «Ich kann überall schlafen.»

Jayden refft die Segel, und wir fahren unter Motor weiter, um noch näher an die Küste heranzukommen.

Ich gehe vorne an den Bug und beobachte, wie Jayden dicht an der aus Wackersteinen bestehenden Kaimauer entlangschippert. Wir fahren an dem kleinen Leuchtturm vorbei und in den riesigen Hafen hinein. Ganz offensichtlich ist

Jayden hier schon mehr als ein Mal gewesen, denn er steuert zielstrebig die hinteren Plätze an.

«Du kannst überall die Fender raushängen», ruft er mir zu. «Hier dürfen wir als Besucher anlegen und auch über Nacht bleiben.»

«Okay», gebe ich zurück. Jayden hatte mir erklärt, dass die weißen Luftkissen das Schiff im engen Hafen vor Schäden schützen, falls ein anderes Boot es berühren oder gar anrempeln sollte. Dank meiner Videorecherche weiß ich sogar, dass die Fender mit einem Webeleinstek, einem besonderen Knoten, festgebunden werden.

Nachdem ich alle Fender über Bord geworfen habe, fängt Jayden mit einem langen Stock, an dem ein kleiner Haken befestigt ist, eine Leine, die sich irgendwo im Wasser befunden haben muss. Damit zieht er die «Imperatrix» an die Anlegestelle und manövriert sein Schiff ohne fremde Hilfe rückwärts in die Lücke. Mit geübten Griffen befestigt er die letzte Leine. Ich sehe zu, wie seine Finger flink ein Seil um einen Griff, die sogenannte Klampe, wickeln. Dann öffnet er die Reling, macht einen großen Schritt, um auf den Steg zu kommen, und reicht mir seine Hand, um mir an Land zu helfen. Ich ergreife sie und folge ihm.

«Was hast du vor?», will ich wissen.

«Wir machen einen kleinen Spaziergang zum Beach Boardwalk und essen dort was. Ist nicht weit, eine halbe Stunde, wenn wir trödeln.» Jayden scheint nicht vorzuhaben, meine Hand wieder loszulassen, sondern umfasst sie noch fester. «Die Fahrgeschäfte auf dem Rummelplatz haben heute leider geschlossen, aber es lohnt sich trotzdem, sich das alles anzusehen.»

«Okay», sage ich nur, weil mir wieder mal die Worte feh-

~ *173* ~

len. Schweigend gehe ich neben Jayden her und überlege, wie lange es her ist, dass ich mit jemandem so spazieren gegangen bin. Wenn ich Collin nicht mitzähle, ist das viele Jahre her. Damals war ich fünfzehn, und mehr als Händchenhalten ist nie daraus geworden.

Ich starre hinunter auf meine Hand, die Jayden wie selbstverständlich umschlossen hält. Mir fällt auf, wie ordentlich gepflegt seine Fingernägel sind. Ich habe die Ärmel meiner Bluse hochgeschoben, als die Sonne unterging, und deswegen berührt sich nun unsere nackte Haut. Jaydens Arm ist braun gebrannt und trainiert, während meiner daneben wirkt wie Philadelphia-Käse. Das gedämpfte Licht der Straßenlaternen verstärkt diesen Effekt noch.

Allein aus diesem Grund ziehe ich meine Hand weg, bevor ihm auffallen kann, was ich gesehen habe.

Jayden wirkt überrascht und schaut mich mit hochgezogenen Augenbrauen an. Eine Sekunde glaube ich, dass er seinem Unmut freien Lauf lassen wird, aber er lächelt mich nur kurz an und geht weiter. Schnell krempele ich den Ärmel meiner Bluse herunter, aber die Gelegenheit ist vorbei. Noch während ich mich über mein Verhalten ärgere und überlege, wie ich das Ganze rückgängig machen könnte, erreichen wir den Boardwalk. Gemeinsam gehen wir über den Zebrastreifen und dann unter dem Schild hindurch die kleine Gasse entlang. Wir essen an einem kleinen Stand einen Fischburger und trinken eine Cola dazu. Natürlich lässt Jayden es sich nicht nehmen, mich einzuladen.

Staunend betrachte ich die große Holzachterbahn und die langen Seilbahnen mit den bunten Gondeln dran. Fast bin ich froh, dass alles geschlossen hat, da mich Jayden sonst bestimmt irgendwo hätte hineinbugsieren wollen.

Jayden ist bester Laune und ausgelassen, doch versucht er kein weiteres Mal mehr, mich an die Hand zu nehmen, und ich traue mich nicht, zuerst nach der seinen zu greifen.

✳

Es ist weit nach Mitternacht, als ich in meinem Jogginganzug auf meinem Bett sitze und nachdenke. Ich kann nicht schlafen, und das kommt nicht daher, dass ich mich auf dem Wasser befinde. Das Schiff liegt absolut ruhig im Hafen, es ist kaum eine Bewegung zu spüren. Die Schlafkabine ist groß und geräumig, mit einem Doppelbett und einer Ablage aus edlem Holz. Sie befindet sich im hinteren Teil des Schiffes. Die Tür habe ich zugeschoben.

Auf dem Weg dahin bin ich durch den großen Salon gegangen. Vorbei an einem Esstisch mit einer Eckbank und einem kleinen Sofa, das ebenfalls als Schlafplatz dienen könnte.

Es gibt hier unten auch eine Miniküche mit Wasserhahn und Spüle und einem großen Einbauschrank. Vom Salon aus geht eine weitere Tür in die Nasszelle, die über eine Toilette und eine kleine Dusche verfügt. Jaydens Schlafkabine liegt genau gegenüber von meiner und ist die kleinere von beiden, weil sie im spitz zugeschnittenen Bug untergebracht ist. Es ist mit Sicherheit ein unruhigerer Schlafplatz als meiner, da stetig die Wellen gegen den Bootsrumpf klatschen. Zumindest dann, wenn andere Boote den Hafen verlassen oder hineinfahren.

Jayden hat mir vorhin eine gute Nacht gewünscht und mir gesagt, dass ich mich wie zu Hause fühlen soll. Wenn ich was brauchen sollte, dürfe ich mich jederzeit melden oder nach ihm rufen.

Nun sitze ich hier, betrachte meine kurz geschnittenen Fingernägel und überlege mir, das Angebot anzunehmen.

Jayden einfach zu rufen. Um mit ihm an Deck zu gehen und meine Schlaflosigkeit zu überbrücken. Doch meine Befindlichkeit ist für mich nicht Grund genug, ihn in seiner Nachtruhe zu stören. Deswegen lege ich mich immer wieder hin und versuche zu schlafen, setze mich dann aber doch wieder auf.

Was zu erwarten war ...

Leise gehe ich auf Socken zur Toilette, drehe den Wasserhahn zum Händewaschen nur minimal auf, um ja keinen Lärm zu machen, und schleiche mich wieder zurück in meine Kabine.

Ich ärgere mich über mich selbst, schon mit der Erwartung von Schlaflosigkeit an Bord gegangen zu sein, denn natürlich musste sich das dann auch erfüllen.

Gerade als ich mich dazu durchringe, allein nach draußen zu gehen, um etwas frische Luft zu schnappen, klopft es an meiner Tür.

Ich zucke so heftig zusammen, dass mein Herz für einen Augenblick aussetzt.

«Marie?», wispert Jayden. «Bist du noch wach?»

«Ja», gebe ich zurück. Es wäre sinnlos gewesen, es zu leugnen. Mit Sicherheit hat Jayden gehört, wie ich zur Toilette gegangen bin.

Langsam schiebt sich die Tür einen Spalt auf. «Bist du noch fit? Ich habe spontan noch was vor.»

«Was denn?»

«Siehst du dann. Zieh dich an, ich warte oben an Deck auf dich.»

Noch bevor ich die Chance habe, zu widersprechen oder

~ 176 ~

mir irgendeine Ausrede einfallen zu lassen, schiebt er die Tür wieder zu.

Du wolltest doch ohnehin rausgehen.

Nachdenklich schaue ich an mir herunter und beschließe, dass man das als «angezogen» durchgehen lassen kann. Ich schlüpfe noch in die weichen Pantoffeln, die Jayden auf der «Imperatrix» für Besucher deponiert hat, und gehe ebenfalls nach oben.

Das Flutlicht des Hafens wirft ein milchiges Licht auf mich und lässt meinen Schatten unnatürlich lang wirken. Der Boden vibriert leicht unter meinen Füßen, und der Motor tuckert leise vor sich hin.

«Was hast du vor?», frage ich verwundert.

«Merkst du das?» Reglos steht Jayden ganz vorne auf dem Bug. Er trägt kurze, kunterbunt gestreifte Shorts und ein ausgefranstes, schwarzes Shirt. Beides hatte er offensichtlich zum Schlafen angezogen.

Ich halte inne und schaue mich um. «Ähm? Nein.»

«Okay, anders gefragt.» Die rechte Hand hat er hoch über den Kopf gen Himmel gestreckt. Das sonderbare Flutlicht lässt die Szene noch grotesker wirken. Erwartungsvoll dreht er sich zu mir um. «Was mache ich gerade?»

«Doof sein?» Die Worte rutschen mir einfach heraus. Mit einer Leichtigkeit, die ich an mir selbst noch nie bemerkt habe.

«Nein», sagt er ungerührt. Wenn ihn meine Antwort verblüfft hat, lässt er es sich nicht anmerken. «Versuch's noch mal.»

«Du spielst Kühlerfigur?»

«Galionsfigur heißt das auf einem Schiff», korrigiert er mich. «Aber es ist ohnehin falsch.»

«Du bist ein Wetterhahn?»

«Ja. Richtig!» Jayden gibt seine Haltung auf und klatscht in die Hände. «Ich prüfe das Wetter. Und ich hab festgestellt, es ist warm und windstill. Deswegen fahren wir aufs Meer.» Noch während er spricht, knotet er sein Schiff los.

«Jay», sage ich ganz langsam und in einem Tonfall, in dem ich manchmal zu meinem Bruder spreche, in Momenten, in denen Collin versucht, irgendwas ganz Dummes zu tun. «Es ist viel zu dunkel, um zu fotografieren.»

«Ich will auch keine Fotos machen.» Jayden geht ins Cockpit und fährt vorwärts aus der Lücke. «Auf dem Meer gibt es noch andere Dinge zu bestaunen außer Wale. Vor allem im August und bei dem Wetter und den Temperaturen, wie wir sie heute haben.»

«Wir haben bereits September», wage ich leise einzuwerfen.

«Geht auch noch. Setz dich hin, bitte.» Er deutet auf die Holzbank neben dem Cockpit, auf der ich bereits gestern so lange saß. «Wir dürfen kein Licht anmachen.»

«Wieso?» Ich leiste seiner Aufforderung Folge, lasse ihn dabei aber keine Sekunde aus den Augen. Irgendwie wirkt Jayden ein bisschen durchgeknallt. Aber auf eine harmlose Art und Weise. Wie jemand, der zwar ein bisschen irre ist, vor dem man aber keine Angst zu haben braucht.

«Man sagt, das zerstört den Effekt.»

«Man? Wer ist *man*?»

«Die Leute.» Jayden steuert die «Imperatrix» aus dem beleuchteten Hafen, hinein in das tintenschwarze Wasser der offenen See. Unmöglich zu erkennen, wo das Meer aufhört und der Himmel beginnt. Nur das Funkeln der Sterne verrät mir, wo oben und wo unten ist.

~ *178* ~

«Was ist, wenn uns nun ein Boot entgegenkommt?», zische ich.

«Dann können wir nur hoffen, dass wenigstens die ihre Beleuchtung anhaben.»

Ohne Segel tuckern wir in die Nacht. Die «Imperatrix» gleitet automatisch immer weiter von der Küste weg, hinein in das endlose Schwarz.

«Jay», flüstere ich und stehe auf. Es gelingt mir nicht, die Sorge in meiner Stimme zu verbergen. Für eine Sekunde weiß ich nicht, ob ich zu ihm hin- oder lieber von ihm weggehen soll. Nach kurzem Zögern entscheide ich mich für seine Nähe. «Ich hab Angst!»

«Brauchst du nicht.» Er greift nach etwas irgendwo hinter dem Steuerrad und hält es in die Höhe. Für zwei Sekunden geht ein gleißendes Licht an und erhellt alles vor uns. Dann knipst Jayden den Suchscheinwerfer wieder aus. «Siehst du? Kein Boot. Kein Hindernis. Nichts da.»

«Woher wusstest du das?»

«Ich wusste es nicht.» Selbst im Dunkeln weiß ich, dass er dabei die Schulter zuckt.

«Sehr beruhigend, doch. Und wie siehst du den Weg? Woher weißt du, wo wir hinfahren?»

«Instinkt. Vertrauen ins Universum. Optimismus. Such dir was aus.» Jayden lacht leise. «Jahrelange Erfahrung. Ich bin, seit ich ein Kleinkind war, auf Booten unterwegs. Ich kann das. Vertrau mir wenigstens in dieser Sache.» Er nimmt eine Hand vom Steuerrad, und ich spüre sie plötzlich an meinem Arm. Ich rühre mich nicht, als sie sich um meine Finger schließt. Eine Weile stehen wir so da, und ganz automatisch sinkt mein Kopf auf seine Schulter. Sein Geruch, der tief in meine Erinnerung eingebrannt ist, steigt mir in die Nase. Wie immer bekomme ich Herzklopfen davon, aber diesmal ist es keine Angst. Ich schließe die Augen und gebe mich bewusst diesem Gefühl hin, von dem ich nicht ganz sicher bin, was es eigentlich ist.

«Marie.» Der Druck an meiner Hand verstärkt sich. «Schau mal nach hinten.»

Fast widerwillig richte ich mich auf und drehe mich um. Ungläubig reiße ich meine Augen auf und starre in das aufgewühlte Fahrwasser. Es leuchtet in einer Mischung aus Blau und Türkis, als hätte jemand tausend farbige Lichter in die Wellen geworfen.

«Wie hast du das gemacht?»

«Ich habe gar nichts gemacht. Das macht die Natur.» Jayden stellt den Motor ab. Das Wasser hinter uns strudelt noch kurz, kommt dann zur Ruhe, und das Leuchten erlischt vor meinen Augen. Binnen weniger Sekunden ist das Meer wieder glatt und nachtschwarz.

«Die Natur? Das glaube ich nicht!»

«Doch. Schau zur Küste.»

Mir ist gar nicht bewusst gewesen, dass wir uns wieder in Küstennähe befinden. Ich sehe sofort, was er meint.

«Oh mein Gott, das Meer leuchtet!», rufe ich und hebe die Hand vor meinen Mund. «Jay, das ist wunderschön.»

Es ist eine Untertreibung. Noch nie in meinem Leben habe ich etwas Vergleichbares gesehen. Die ganze Küste entlang läuft ein breites Band aus strahlendem Blau. Jede Welle, die zum Ufer rollt, bringt eine Palette an Farben zum Vorschein. Alle Nuancen zwischen Grün, Blau und Türkis sind vertreten. Das Schauspiel ist atemberaubend.

«Was ist das?» Meine Faszination lässt sich nicht in Worte fassen.

«Meeresleuchten. Das Phänomen der Biolumineszenz.»

Ein Platschen sagt mir, dass er den Anker ausgeworfen hat. Dann klappt er einen Teil vom Heck auf und lässt eine Badeleiter ins Wasser.

«Keine Ahnung, was das ist», gebe ich zu, «aber es ist wunderschön!»

«Es ist nicht das Meer selbst, das leuchtet, sondern es sind ganz kleine Lebewesen, die sich darin befinden. Das Leuchten wird durch äußere Berührungsreize ausgelöst. Alles ist wie immer, bis das Wasser bewegt wird. Schau her.» Er zieht sein T-Shirt aus und lässt es auf den Boden fallen. Ich muss meine Augen sehr anstrengen, um in der Dunkelheit erkennen zu können, wie Jayden mit den Händen voraus in den Pazifik springt. Es spritzt kaum, als er ins Wasser taucht, aber sofort beginnen sein gesamter Körper und alles drum herum zu leuchten.

«Das ist unglaublich», rufe ich, gehe ebenfalls zum Heck und setze mich auf die Klappe, die Jayden heruntergelassen hat. Ich schiebe meinen Ärmel hoch und tauche meine Hand in das schwarze Wasser. Es sieht aus, als wäre ein weiteres Licht im Meer angegangen, das jeder meiner Bewegungen folgt.

Jayden schwimmt ein paar Meter neben mir auf der Stelle und spritzt Wasser in die Luft. Wo immer es wieder ins Meer fällt, entsteht für einen Wimpernschlag ein leuchtender Punkt.

Wieder schaue ich hinüber zur Küste und kann mich nicht sattsehen an den faszinierenden Farben des Meeres. Noch nie habe ich die Schönheit der Welt so hautnah erlebt, und irgendwas in mir beginnt zu jubeln. Es ist ein Privileg, hier sein zu dürfen.

Ein Geschenk!

Dann schwimmt Jayden zur Leiter und steigt herauf. Trotz meiner Faszination für das Naturschauspiel fällt mein Blick sofort auf ihn. Ich will sein Tattoo sehen, um zu wissen, ob es bis über den Rücken reicht. Leider ist es viel zu dunkel, um etwas zu erkennen. Bevor ich meine vergeblichen Bemühungen fortsetzen kann, hat Jayden sich schon in ein großes Frotteehandtuch gewickelt, das unter einer der Holzbänke lag. Dann setzt er sich dicht neben mich, und obwohl wir uns nicht berühren, spüre ich, dass seine Haut kälter ist als sonst.

«Das Wasser ist eisig, oder?»

«Ja», bestätigt er. «Aber es gibt nichts Besseres für das Immunsystem.» Er streckt beide Füße ins Meer und bewegt sie hin und her. Wieder bestaune ich den Effekt, der dabei entsteht.

«Das Meer leuchtet nicht immer so, richtig? Wieso gerade heute?»

«In den Sommermonaten ist ein phosphoreszierendes Meer recht häufig. Vor allem in den warmen und windstillen Nächten», erklärt er. «Aber nur fernab von sämtlichen Lichtquellen.»

«Du hast das schon oft gesehen?» Es ist mehr eine Feststellung als eine Frage.

«Ja, schon als Kind.» Jayden zieht seine Füße wieder aus dem Wasser und vergräbt sie unter dem großen Badetuch. «Mein Vater hat früher immer zu mir gesagt: Wenn das Meer leuchtet, bedeutet das Hoffnung. Wenn das Meer leuchtet, gibt es eine Veränderung in deinem Leben.»

«Stimmte das?» Meine Stimme zittert leicht, so sehr lassen mich Jaydens Worte erschauern.

«Manchmal», sagt er. «Vielleicht ist es ja auch Zeit für eine Veränderung in *deinem* Leben.»

«Das wäre gut. Sehr gut.» Ich spüre seinen Blick mehr, als dass ich ihn sehe. Einzig die Sterne weit über uns spenden uns etwas Licht, ansonsten sind wir eingehüllt von der Nacht.

«Du hast es selbst in der Hand.»

«Wie?» Ich schlage die Augen nieder, kaum dass ich das Wort ausgesprochen habe.

«Hör auf, diese Bilder zu zeichnen. Ich weiß, dass du das brauchst. Deswegen musst du einen anderen Weg finden. Etwas, wodurch du es ersetzen kannst.» Seine Finger berühren ganz sanft meine Wange. Obwohl sie kalt sind, hinterlassen sie glühende Punkte auf meiner Haut. «Noch besser wäre es, dich von dem zu befreien, was dich quält. Dann hört das Verlangen von allein auf.»

Ruckartig drehe ich mich zur Seite und entziehe mich seiner Berührung. Am liebsten wäre ich aufgestanden und weggelaufen, aber ich zwinge mich dazu, sitzen zu bleiben.

«Ich habe das Gefühl, es zerreißt mich, wenn ich das nicht mache.» Ich fange an zu stottern, aber das ist in diesem Augenblick unbedeutend. «Oft befürchte ich, mich selbst zu verlieren. Ich habe Angst, mich dann nicht wiederzufinden.»

«Ja, ich weiß», flüstert Jayden. «Mir ist das klar. Aber die Leute verstehen das leider nicht.»

«Verstehst *du* es denn?», frage ich ungläubig.

«Ja», sagt er und zieht das Wort nachdenklich in die Länge. «Ich denke schon. Das Zeichnen ist für dich das, was für mich mein Schiff, das Meer und die Nacht sind.»

«Die Nacht?»

«Ich brauche die Nacht.» Sein Tonfall ist fast ehrfurchtsvoll. «Genauso wie die Wellen und das Meer. Diese Naturgewalten zeigen mir, dass ich eben nicht der König der Welt bin, sondern nur ein ganz kleiner Teil davon.»

Verwundert schaue ich ihn an. Jayden schafft es immer wieder, mein Interesse zu entfachen. «Klein und unbedeutend zu sein, das findest du gut?»

«Es ist nicht das Gleiche. Klein ist nicht gleich unbedeutend», sagt er eindringlich. «Es ist immer nur eine Frage der Perspektive. Ohne die kleinen Dinge kann nichts Großes entstehen.»

«Das vergleichst du mit meinen Zeichnungen?» Es wundert mich selbst, dass ich es schaffe, mit ihm weiter darüber zu sprechen, statt dieses Thema wie immer stillschweigend unter den Teppich zu kehren. Zu spannend ist das, was Jayden sagt.

«Ich lebe oft von Moment zu Moment und von einer Party zur anderen. Ich fühle mich getrieben von einer Welle zur nächsten, frei nach dem Motto: höher, schneller und weiter. Es macht mir Spaß, alles zu probieren und mitzunehmen, aber es macht mich nicht zufrieden. Ich jage ständig meinen Zielen nach und versuche, mich selbst zu toppen. Manchmal glaube ich, einfach abzuheben und nie wieder unten anzukommen. Die Nacht, das Schiff und das Meer sind die Dinge, die mich erden. Nur hier kann ich mich selbst spüren und zu mir kommen.»

Es fröstelt mich. Seine Worte berühren meine Seele. Ich kann nicht glauben, dass er derselbe Mensch ist, der mich einst bedroht hat und den alle Studenten auf dem Campus für unverwundbar und abgehoben halten.

«Ich hätte dich nie so eingeschätzt», gebe ich zu.

«Sieben Sekunden», sagt er nachdenklich in die Dunkelheit. «Die ersten sieben Sekunden, in denen man einer Person begegnet, entscheiden über Sympathie und Abneigung. Sieben Sekunden, in denen man sich ein Bild macht: Gutmensch, Arschloch oder Zicke. Verrückt, langweilig oder normal. Täter oder Opfer. Feind oder Freund. Und diesem Bild glauben wir und sehen es immer wieder an, ohne den Menschen dahinter zu erkennen.»

Ich erinnere mich, was Jayden vor ein paar Tagen auf den Dünen zu mir gesagt hat: «Die anderen haben ein völlig falsches Bild von dir.» Beschämt muss ich feststellen, dass ich kein bisschen besser bin als die Menschen, von denen Jayden gerade spricht.

«Man müsste sich mehr Zeit nehmen, jemanden kennenzulernen», flüstere ich. «Aber die wenigsten Menschen haben Interesse daran.»

«Als ich die Fotos von mir auf deinem Handy gesehen habe, da hab ich begriffen, dass mein Bild von dir nicht stimmt. Da hab ich zum ersten Mal einen Einblick in dein Wesen bekommen. Und das ist wunderschön.» Er legt seinen Arm um meine Schulter. Ein Gewicht, das mich fast erdrückt, und gleichzeitig fühle ich mich so sicher und beschützt wie nie zuvor in meinem Leben. «Genauso schön, wie du es bist. Du musst nur lernen, das Leuchten in deinem Inneren zuzulassen. Dann werden die Leute dich mögen, und dann brauchst du auch keine blutigen Bilder mehr zu zeichnen.»

«Ich weiß nicht», sage ich. «Niemand mag seltsame Menschen.»

«Seltsam ist immer relativ.» Jayden spricht nachdenklich, und doch klingt er sehr entschlossen. «Es gibt unnahbare Zeitgenossen, schwarze Schafe und schräge Vögel. Muss das etwas Schlechtes sein? Vielleicht sind gerade die vergessenen, die schwierigen, die einsamen und die emotional verwundeten Menschen die Menschen mit den schönsten Seelen.»

Er lässt seine Hand von meiner Schulter über meinen Rücken und zurück gleiten, bis sie in meinem Nacken zu liegen kommt. Seine Finger sind deutlich wärmer als vorhin, und ich habe das Gefühl, unter ihnen zu verbrennen. Plötzlich ist sein Atem in meinen Haaren, auf meiner Wange und an meinem Mundwinkel. Weiche Lippen legen sich auf meine.

Ich erstarre. Jaydens Mund ist warm und angenehm. Ganz automatisch öffne ich meine Lippen. Seine Zunge berührt meine, und als gäbe es da irgendwo eine Verbindung, zieht sich mein gesamter Bauch zusammen. Dann kann ich mich nicht mehr auf den Kuss konzentrieren, denn Jaydens Hand hat sich wie selbstverständlich auf meine Hüfte gelegt. Was für ihn eine absolut normale und harmlose Geste sein muss, bringt mich fast um den Verstand. Von seiner Hand geht ein Kribbeln aus, das binnen Sekunden meinen gesamten Körper durchläuft und mein Denken lähmt. Langsam bewegen sich seine Finger hin und her. Nie hätte ich gedacht, dass sich eine so unschuldige Berührung nach so viel anfühlen kann.

Unsicher taste ich mit meiner Zunge nach seiner, versuche, den Kuss zu erwidern. Meine Finger finden Jaydens Arm, legen sich darauf und halten ihn fest.

Jaydens Hand rutscht nach oben, auf meinen Bauch. Sein Daumen stößt gegen die kleine Speckrolle über meiner Hose. Wieder krampft sich alles zusammen, aber dieses Mal auf eine ganz andere Weise. Von einer Sekunde auf die andere sinke ich in mich zusammen.

~ *186* ~

«Was hast du?», fragt Jayden. Sofort zieht er seine Finger zurück und wickelt das Badetuch fester um seine Schultern.

Wortlos schüttele ich den Kopf. Ich kann an nichts anderes mehr denken als an Tiffanys und Stephs perfekte Körper, die Jayden beide gehabt hat, und an meine Figur, die sich so sehr davon unterscheidet.

«Tut mir leid», flüstert er leise.

«Mir auch.» Die Reaktion kommt aus meinem Herzen, als ich die Hand auf seine Wange lege. «Das ist meine Schuld.»

Es ist zu dunkel, um an seinem Blick zu erkennen, was er denkt. Aber er legt seine Finger auf meine, und ich habe das Gefühl, er versteht meine Gründe.

Langsam richte ich mich auf. «Lass uns zurückfahren, Jay. Bitte.»

Er nickt und erhebt sich ebenfalls. Im Laufen hebt er sein Shirt auf und zieht es über. Dann holt er den Anker wieder ins Schiff, macht die Bootsbeleuchtung an und nimmt seine Position hinter dem Steuerrad ein.

Ein ungewohntes Schwanken weckt mich auf. Langsam öffne ich die Augen. Verschlafen setze ich mich auf und brauche eine Weile, um zu realisieren, dass mein Bett auf einem Schiff ist und sämtliche Erinnerungen in meinem Kopf tatsächlich wahr sind.

Ich befinde mich auf einer Segelyacht mit Jayden, der mich gestern Nacht geküsst hat.

Der erste Kuss meines Lebens, und ich habe durch

mein Verhalten alles an die Wand gefahren. Gestern haben wir nicht mehr miteinander gesprochen. Es ist bei einem schlichten «Gute Nacht» geblieben, und jeder hat sich in seine Kabine verzogen.

Nachdenklich suche ich ein paar Anziehsachen zusammen und husche schnell ins Bad, um mich zumindest notdürftig zu waschen. Ein Blick zum Esstisch zeigt mir, dass Jayden kein Frühstück für uns gemacht hat.

So wie sich das Schiff bewegt, sind wir bereits wieder unterwegs.

Vermutlich ohne Umschweife zurück nach Monterey.

Natürlich ist Jayden sauer. Oder zumindest beleidigt. Daran gibt es für mich überhaupt keinen Zweifel. Er hat mich auf sein Schiff genommen und sein halbes Wochenende für mich geopfert, und ich stelle mich an wie die letzte Zicke. Das ist er einfach nicht gewohnt, und vermutlich kann er mit so einer Zurückweisung überhaupt nicht umgehen. Am liebsten hätte ich mich in meiner Kabine verschanzt, bis wir zurück sind, um ihm nicht mehr zu begegnen. Es kostet mich sehr viel Überwindung, nach oben an Deck zu gehen. Vorsichtig öffne ich die Tür ins Freie und sehe ihn hinter dem Steuerrad stehen.

Er ist wie fast immer barfuß, trägt die Shorts vom Vortag und einen grauen Kapuzenpullover, dessen Kapuze zusammen mit seinen Haaren im Wind flattert.

Ich stehe für eine Sekunde einfach nur da, halte den Atem an und spüre dem Kribbeln in meinem Bauch nach. Plötzlich weiß ich, was es für ein Gefühl ist, das ich bis eben nicht benennen konnte. Es ist mir fremd, weil ich noch nie in meinem Leben so etwas empfunden habe.

«Marie», grüßt Jayden. Sofort dreht er sich zu mir um.

~ *188* ~

Seine Augen leuchten, als er mich sieht, und er lächelt mich an. Wenn er beleidigt ist, dann versteckt er es einwandfrei. «Schön, dass du wach bist. Hast du Hunger?»

«Ja, ich denke schon.» Zögernd betrete ich das Cockpit und schaue mich um. Die beiden Hauptsegel sind gesetzt und blähen sich im Wind. Vorne am Bug wölbt sich das riesige Gennaker-Segel wie ein blauer Ballon und treibt das Schiff in ungeahnter Geschwindigkeit voran.

«Wir sind wahnsinnig schnell, oder?» Staunend halte ich inne, spüre den Wind, die salzige Luft, die auf meine Haut trifft. Wieder regt sich in mir das Bedürfnis, einfach die Arme auszubreiten und die Freiheit zu genießen.

«Wir sind in Gleitfahrt», erklärt Jayden.

«Oh», sage ich. «Was bedeutet das?»

«Ein Segelschiff fährt in der Regel in Verdrängerfahrt. Das ergibt sich schon aus der Form des Rumpfes. Das bedeutet, die Wellen werden vom Bootskiel zur Seite gedrängt, und wir fahren hindurch. Heute aber haben wir so eine hohe Geschwindigkeit, dass wir über die Wellen hinweggleiten.»

«Gleiten ist toll.» Ich verkneife mir die Frage, wo wir hinfahren. Zu viel Angst habe ich, er könnte es nur deswegen so eilig haben, weil er schnell zurückwill, um mich wieder loszuwerden.

«Ich will heute noch Richtung La Selva Beach», erklärt er. «Dort werden wir den Tag verbringen.»

«Tun wir das?»

«Ja, tun wir», bestätigt er. «Ein Freund von mir wohnt dort und hat mir verraten, dass man dort immer wunderbar Orcas sehen kann.»

«Du hast ihn extra gefragt?»

«Ja, natürlich.» Er scheint sich über meine Frage mehr

zu wundern als ich mich über seine Aussage. «Sollen wir frühstücken?»

Auf einer der Bänke neben dem Steuerrad liegt eine himmelblaue Baumwolldecke. Darauf sind kleine, durchsichtige Plastikteller mit belegten Broten. Dazu eine Thermoskanne, zwei Kaffeebecher, rote und grüne Weintrauben und ein paar Bananen.

Von wegen, er ist zu beleidigt, um Frühstück zu machen.

«Jay», flüstere ich und trete ein Stück näher an ihn heran. «Es tut mir leid ... wegen gestern ...»

Er legt seinen Arm um meine Schultern und drückt mir einen Kuss auf die Schläfe. «Ist doch nichts passiert», sagt er und löst die Klemmen für die Segel. «Ich muss ein bisschen die Fahrt drosseln, dann können wir was essen.»

18

Wir können den Wind nicht ändern,
aber die Segel anders setzen

Wir sind den halben Nachmittag an der Küste ent-
langgefahren und haben immer wieder Walbeob-
achtungspunkte aufgesucht, aber sind trotz allem erfolglos
geblieben. Nun befinden wir uns irgendwo mitten auf dem
Meer, laut dem Navigationssystem in der Nähe von Rio del
Mar. Das Schaukeln des Schiffes hat mich so müde gemacht,
dass ich mich für eine Stunde entschuldigt und in meine
Schlafkabine zurückgezogen habe.

Ich schlafe nicht, bin aber gerade im Begriff wegzudäm-
mern, als ich Jayden an Deck rufen höre: «Marie! Schnell,
komm rauf. Schnell!»

Er klingt aufgeregt und euphorisch, wie ein kleiner Junge, der zum ersten Mal eine Spielkonsole ausprobieren darf.

Fast wäre ich über die Pantoffeln gestolpert, deswegen
schleudere ich sie von meinen Füßen und renne in Socken
nach draußen. Der Motor ist ausgeschaltet, und alle Segel
sind heruntergezogen. Die «Imperatrix» treibt allein von der
Strömung des Meeres dahin.

Jayden steht auf der Reling des Bugkorbes und bedeutet
mir mit der Hand, dass ich aufhören soll zu rennen, aber
trotzdem näherkommen kann. Ich schleiche mich an und

~ *191* ~

dränge mich hinter ihn. Er zeigt nach unten ins Meer, und ich sehe die vielen dunklen Schatten, die um unser Schiff huschen.

«Jay», japse ich atemlos. «Sie sind überall. Warum kommen sie so nah heran?»

«Sie werden hier oft von den Booten aus gefüttert.» Er will mir seine Kamera in die Hand drücken. «Hier. Sie können jeden Moment auftauchen.»

«Mach du, bitte», flüstere ich. Meine Finger zittern vor Anspannung. Auf einmal habe ich Angst, im entscheidenden Moment alles zu vermasseln.

Jayden steigt von der Reling, nimmt die Kamera wieder an sich, fährt das Objektiv aus und bringt sich in eine gute Position.

Unvermittelt taucht ein großes, schwarzes Dreieck aus dem Wasser auf. Dicht gefolgt von zwei weiteren.

Aufgeregt ziehe ich an Jaydens Ärmel, und als er nicht sofort reagiert, klopfe ich ihm immer wieder auf seinen Arm.

«Jaaa, ich seh's doch», sagt er.

Ich schaffe es dennoch nicht, seinen Arm loszulassen, sondern kralle mich fest an ihn.

Endlich springt der erste Orca in die Luft. Die anderen beiden tun es ihm gleich. Unzählige Wassertropfen spritzen hoch. Leichter Sprühnebel benetzt mein Gesicht. Ich kann nicht glauben, wie nah vor mir das alles geschieht...

Mit einem lauten Donnern klatschen die Wale zurück ins Meer. Sie verschwinden kurz unter der Oberfläche, um dann in regelmäßigen Abständen in einem anmutigen Bogen kurz aufzutauchen, bevor sie erneut in die Wellen gleiten. Zwei weitere Wale gesellen sich dazu. Sie machen keine Anstalten davonzuschwimmen, sondern kreisen in weitläufigem

~ 192 ~

Radius um die «Imperatrix». Immer wieder pustet eines der Tiere seinen Wasserstrahl in einer hohen Fontäne in die Luft. Neben mir ertönt im Sekundentakt das leise Klacken der Kamera.

Plötzlich habe ich das Gefühl, vor lauter Freude zu explodieren. Ich kann mich nicht daran erinnern, jemals so glücklich gewesen zu sein.

Collin wird seine Bilder bekommen!

Tränen steigen mir in die Augen und laufen ungehindert meine Wangen hinunter. Eine Erinnerung flackert in meinem Kopf auf. Ich sehe mich selbst in einem alten hölzernen Paddelboot, wie ich weinend und fluchend versuche, durch die Wellen ins Meer zu kommen. Die ganze Absurdität und Lächerlichkeit dieses Vorhabens wird mir erst jetzt klar, wo ich hier auf dem Bug einer sündhaft teuren Segelyacht stehe, irgendwo mitten im kalifornischen Pazifik, umgeben von einer Gruppe Orcas.

«Jay...» Es ist nur ein Flüstern.

«Hm?», macht er, ohne sich in seiner Tätigkeit stören zu lassen.

Vom Horizont kommt eine weitere Gruppe grauer Rückenflossen angeschwommen, gefolgt von einem ganzen Schwarm Möwen.

«Da kommen noch mehr.» Meine Stimme überschlägt sich fast vor Glück.

«Das sind Delfine.»

«Jayden», wiederhole ich ehrfurchtsvoll und voller Dankbarkeit.

Voller Liebe ...

Er lässt die Kamera sinken und schaut mich fragend, fast schon besorgt an. «Was ist los?»

Ich kann nicht in Worte fassen, was mich bewegt. Dieser Sturm in meinem Inneren und so viele positive Gefühle, die alle auf einmal hinauswollen. Nicht durch meine Haut und nicht durch mein Blut. Sondern durch Worte, durch Jubeln, durch Gesten. Ohne Vorwarnung falle ich Jayden um den Hals und beginne, an seiner Schulter zu schluchzen. Mein Körper bebt und wird geschüttelt von meinem Weinen. Jayden legt seine Arme um meine Hüfte und zieht mich an sich. Eine liebevolle und beschützende Geste, die das emotionale Chaos in meinem Inneren noch befeuert. Meine Tränen sickern in den Stoff seines Pullovers und färben ihn dunkelgrau, doch ich kann nicht aufhören.

«Danke», flüstere ich. So vieles will ich ihm sagen, aber ich bekomme nicht mehr über die Lippen als dieses eine Wort: «Danke, danke, danke!»

«Gern geschehen», gibt er zurück und legt seine Wange auf meinen Kopf. «Du glaubst gar nicht, *wie* gern. Deine Freude zeigt mir, dass ich mich kein zweites Mal in dir getäuscht habe und dass niemand es so sehr verdient hat wie du, einen Wunsch erfüllt zu bekommen.»

Ein Gefallen, sagt eine leise zweifelnde Stimme in mir. *Er hat dir einen Gefallen getan. Mehr ist es nicht für ihn.*

Langsam löse ich mich von ihm und schaue zu den Delfinen, die ebenfalls ganz nah an uns herangekommen sind.

Im Prinzip sind Jaydens Beweggründe völlig nebensächlich, denn mittlerweile weiß ich, was ich für ihn empfinde, und mir ist auch klar, dass sich das niemals wieder ändern wird.

Über zwei Stunden haben wir uns von den Wellen treiben lassen, inmitten des kleinen Schwarmes von Orcas. Mittlerweile habe ich Jaydens Kamera an mich genommen und die halbe Speicherkarte gefüllt. Gemeinsam haben wir uns die Bilder angesehen und die ausgewählt, von denen Jayden nächste Woche in einem Fotogeschäft Abzüge anfertigen lassen wird.

Die Delfine sind nach einer Weile weitergezogen, aber die Orcas schwimmen noch immer neben uns her, obwohl Jayden längst die Segel gesetzt hat und wir auf dem Kurs nach Monterey sind. Wie Hunde begleiten sie uns, ohne Anstalten zu machen, uns irgendwann wieder zu verlassen.

«Marie?», fragt Jayden und kommt aus dem Cockpit zu mir auf den Bug. Er tritt von einem Fuß auf den anderen und wirkt, als wäre ihm unbehaglich zumute.

«Ja?» Seine Stimmung überträgt sich sofort auf mich.

«Ich weiß, ich hab es dir versprochen, aber ...» Er stockt und verstummt.

«Was meinst du?» Was immer jetzt kommt, es wird mich nicht schocken können. Dieser Ausflug hat meine Erwartungen meilenweit übertroffen, und das, was Jayden mir gegeben hat, ist weit mehr, als er mir jemals wieder nehmen kann.

«Wir schaffen es heute Abend nicht wieder zurück», platzt er heraus. «Der Rückweg geht leider deutlich langsamer, weil der Wind hier fast überwiegend von Süden nach Norden weht. Ich hab mich wohl irgendwie verrechnet.»

Ein Grinsen breitet sich auf meinem Gesicht aus. Ich weiß genau, dass Jayden sich in der Route nicht verrechnet hat. Wir sind nur einfach viel zu lange bei den Walen geblieben.

Wegen mir ...

«Das ist alles?»

«Ja», sagt er. «Ich kann auch heute Nacht durchfahren. Es macht mir nichts aus, nur werden wir trotzdem erst morgen früh zurück sein.»

«Und wann schläfst du?» Es macht mir fast Spaß, ihn hinzuhalten.

«Das schaffe ich schon. Ich leg mich ab und zu kurz hin, ich muss halt alle Viertelstunde den Wecker stellen und auf den Autopiloten gucken. Wir fahren ja mit Beleuchtung, dann geht das schon.»

Wir sind hier auf seinem Schiff, er ist der Befehlshaber, und wir haben uns einzig und allein wegen mir in der Zeit vertan. Trotzdem ist er bemüht darum, sein Versprechen zu halten, auch wenn das für ihn bedeutet, die ganze Nacht nicht zu schlafen. Ich muss plötzlich lachen, so absurd finde ich das Ganze. «Du meinst das tatsächlich ernst.»

«Lachst du mich etwa aus?» Er schaut mich halb verwirrt, halb amüsiert an.

«Nein. Das heißt, doch, irgendwie schon. Egal. Ich wollte damit sagen, wir müssen nicht gleich zurückfahren.»

«Nicht? Ich dachte, du willst schnell heim...» Jayden lässt seinen restlichen Satz unausgesprochen.

...jetzt, wo du deine Bilder hast.

«Nein, ich habe es nicht eilig. Ich bin gerne hier», gebe ich zu. «Wir können irgendwo ankern und morgen zurückfahren.»

«Ankern?», fragt er verblüfft. «Hier auf dem Meer? Sollen wir nicht irgendwo in einen Hafen fahren?»

«Wir bleiben, wo immer du willst. Du bist der Kapitän. Ich bin maximal der Matrose.»

«Okay.» Jetzt grinst auch Jayden. «Dann werden wir die

Bucht dahinten ansteuern. Dort ist es ein bisschen geschützt, und das Wasser dürfte nicht tiefer als fünfzehn Meter sein. Da können wir ankern und übernachten.»

Die Nacht ist bereits hereingebrochen, als wir an der Küste ankommen und Jayden den Anker auswirft. In der Brandung sehe ich ein ganz schwaches Schimmern des Meeresleuchtens, aber der Effekt ist nicht mit dem gestern zu vergleichen. Ich weiß nicht, ob es am Mond liegt, der heute sichtbar ist, oder an den übrigen Wetterverhältnissen.

Es ist sehr windig, und ich habe mir meine Joggingjacke über meine Tunika gezogen, trotzdem verspüre ich keinerlei Lust, in meine Schlafkabine hinabzugehen. Deswegen setze ich mich auf das Bootsdeck und beobachte die Brandung. Ich höre, wie Jayden ebenfalls an Deck kommt, und gehe davon aus, dass er sich wie schon das letzte Mal neben mich setzen wird. Aber ich täusche mich. Er lässt sich hinter mir nieder, streckt seine nackten Beine rechts und links an meiner Hüfte vorbei und legt seine Arme um meinen Bauch. Sofort lege ich meine Hände auf seine. Nicht weil ich ihn so gerne berühren möchte, sondern um seine Bewegungsfreiheit einzuschränken. Jayden scheint meine wahre Absicht zu erkennen, denn er schnaubt kurz durch die Nase. Dann legt er seine Wange auf meinen Kopf.

«Ich weiß, warum du gestern Nacht von mir weggegangen bist», beginnt er leise. «Aber deine Gedanken sind falsch.»

«Sind sie das?»

«Vollkommen falsch», beharrt er.

«Du warst mit Tiffany und Steph im Bett», platze ich heraus und merke selbst, dass es völlig aus dem Kontext gerissen wirkt.

«Ja», sagt er. Ich spüre sein Nicken an meinem Kopf. «Das kann ich nicht abstreiten. Aber was hat das nun mit dir zu tun?»

«Hast du dir die beiden einmal angesehen?»

«Ganz kurz vielleicht. Eine Sekunde oder so.» Unvermittelt lacht er. «Natürlich hab ich sie mir angesehen. Worauf willst du hinaus?»

Es ist ganz offensichtlich nicht das Thema, über das er mit mir sprechen will. Ich darf seine Geduld nicht länger strapazieren. Wenn ich sein Verständnis will, muss ich bereit sein, etwas von mir zuzugeben.

«Und hast du auch mich angesehen?», frage ich vorsichtig.

«Ja», sagt er gedehnt. «Auch das hab ich getan. Sogar viel häufiger und ausführlicher.»

«Was ist dir dabei aufgefallen?» Meine Stimme bricht. Mir ist klar, dass ich nun einfach still sein sollte.

«Nichts. Was soll mir aufgefallen sein?»

«Ich bin dicker als die beiden», presse ich hervor. Von meinen Sommersprossen, meiner weißen Haut und sonstigen Unzulänglichkeiten will ich gar nicht erst anfangen.

«Oh mein Gott», macht er entsetzt. «Jetzt, wo du es sagst. Bitte verlass sofort mein Schiff. Jetzt gleich!»

Für einen Herzschlag glaube ich tatsächlich, dass er es ernst meint. Erst dann dringt sein Sarkasmus zu mir durch. «Stört dich das nicht?»

«Nein.» Seine Hand legt sich unvermittelt auf meinen Oberschenkel und drückt kurz zu. «Ich mag das. Genau so muss es sein.»

«Aber bei Tiffany und Steph mochtest du es auch, und die haben keinen überflüssigen Speck.» Sofort beiße ich mir auf

~ *198* ~

die Lippe. Es ist nicht gut, wenn ich anfange zu reden. Aber ich will einfach verstehen, was er an mir findet.

«Hör auf damit, Marie.» Sein strenger Tonfall macht mir unmissverständlich klar, dass seine Toleranzgrenze erreicht ist. «Du kannst euch gar nicht miteinander vergleichen.»

Das stimmt leider.

So gerne hätte ich all diese Ängste aus meinem Kopf verdrängt und einfach den Augenblick mit ihm genossen, aber zu sehr bin ich gefangen in meinem Denken, das mich schon seit Jahren begleitet.

«Marie, ich habe versprochen, auf dich aufzupassen», beginnt er plötzlich ein neues Gespräch, das ihm so viel wichtiger zu sein scheint. «Dazu gehört auch, dass ich in Zukunft verhindere, dass du dich selbst verletzt.»

Selbst verletzen ...

So habe ich das nie gesehen. Für mich war das Schneiden immer nur ein Mittel zum Zweck und nie der Sinn der Sache.

«Ich zeichne gern», sage ich leise.

«Kannst du auch weiterhin machen. Mit Tinte oder mit Tusche. Aber nicht mehr mit Blut. Schon gar nicht mit deinem eigenen.»

«Ich weiß nicht, ob ich so einfach aufhören kann.»

«Ich helfe dir», flüstert er mir ins Ohr. «Ich werde dir das Segeln beibringen. Und wenn du wieder das Bedürfnis hast, dich selbst zu spüren oder deinen Schmerz loszuwerden, dann fahren wir aufs Meer. Du wirst lernen, die ‹Imperatrix› selbst zu segeln, und so deinen Ausgleich finden, bis die anderen gelernt haben, dich zu akzeptieren und zu mögen. Dann wirst du es nicht mehr nötig haben, dir selbst weh zu tun.»

~ 199 ~

«Das klingt gut.» Mein Blick schweift zu den Sternen hoch über uns. «Aber es ist alles so weit weg. Als wäre das nie machbar für mich.»

«Alles ist machbar. Glaub mir.»

Ich muss schlucken, und es kostet mich viel Überwindung, das zu sagen. «Vielleicht trifft das auf dich zu. Aber ich bin nicht wie du.»

Jayden nimmt seine Arme weg, und ich befürchte schon, er wird aufstehen und weggehen. Stattdessen greift er nach meinen Händen und zieht sie zu sich heran. Mir bleibt nichts anderes übrig, als mich zu ihm umzudrehen.

«Marie», flüstert er und schaut mich lange an. «Ich hab mich in dich verliebt.»

Trotz der Dunkelheit kann ich die Intensität seines Blickes erkennen. Seine Augen sind türkisblau und leuchten fast so sehr wie das Meer am Vortag.

Die Luft in meinen Lungen gefriert zu Eis und lähmt meinen Atem. Gleichzeitig schlagen Jaydens Worte in meinen Verstand ein wie ein Blitz.

Ich glaube ihm.

Die Hitze lässt das Eis wieder schmelzen und leitet die Elektrizität in jedes Nervenende meines Körpers. Alles kribbelt, vibriert und steht unter Strom, und doch bin ich reglos, als er mich küsst.

Wieder legt sich seine Hand auf meine Hüfte, aber dieses Mal bewegt er sie nicht. Seine Zunge berührt meine Lippen und öffnet sie sanft.

Mein Blut pocht, und ich versinke irgendwo zwischen dem Himmel und dem Meer. Ein Verlangen, Bedürfnisse, viel zu lange in mir eingesperrt, gelangen an die Oberfläche. Es ist das unbeschreibliche Gefühl, *gewollt* zu werden, das mich aus meiner Starre löst, und ich erwidere den Kuss. Zaghaft erst, dann eine Spur fordernder.

Ich kann nicht anders, als ihn anzufassen. Meine Finger gleiten über Jaydens Brust und seinen Bauch, finden seinen Arm und krallen sich in den Stoff seines Pullovers.

Wir sitzen in der sternenklaren Nacht auf unserem schwach beleuchteten Schiff und küssen uns. Die Wellen klatschen gegen den Rumpf und bewegen das Boot rhythmisch auf und ab. Das stetige Rauschen des Meeres ist beruhigend, wie ein Liebeslied, das die Natur eigens für uns komponiert hat. Jayden lässt sich geduldig von mir anfassen, ohne selbst den Versuch zu unternehmen, mich zu berühren.

Dann greift er nach meiner freien Hand, zieht sie in seinen Schoß und legt sie dorthin, wo er sie haben möchte. Erstaunt lasse ich sie reglos an diesem Platz, in der Hoffnung, Jayden würde mir noch zeigen, was genau ich nun tun soll.

Der Wind frischt plötzlich auf und fährt uns in die Haare. Ich registriere ihn, ohne ihn wirklich zu fühlen. Zu sehr ist meine Haut erhitzt, um sich von außen abkühlen zu lassen.

«Lass uns runtergehen», sagt Jayden und steht auf. Er reicht mir die Hand und zieht mich mit sich.

Ich folge ihm. Natürlich weiß ich, was er vorhat und was gleich unter Deck passieren wird, und trotzdem folge ich ihm. Vielleicht sogar gerade deswegen. Ich bin zu weit gegangen, um jetzt noch umkehren zu können. Zu groß ist mein Verlangen nach ihm, um noch nein sagen zu können.

Störend ist nur die Sorge in meinem Kopf, die wie ein Buntspecht immer wieder an meinen Verstand hämmert: dass Jayden heute Nacht das bekommen wird, was er will, und daraufhin auf Nimmerwiedersehen aus meinem Leben verschwinden wird.

Wie bei Tiffany und bei Steph. Wie bei allen anderen ...

Ich bin klug genug zu wissen, dass es zwar aufschiebbar, aber unvermeidlich ist. Wenn ich bei Jayden sein will, wird es irgendwann passieren, und anschließend wird er weg sein ...

Jayden führt mich in seine Schlafkabine unter dem Bug. Er lässt sich auf das Doppelbett fallen, knipst ein kleines Nachtlicht an und wartet, bis ich neben ihm bin. Dann zieht er seinen Pullover aus und lässt ihn auf den Fußboden vor das Bett fallen. Mein Blick huscht nur für eine Sekunde über seinen trainierten Oberkörper. Es ist das Tattoo, das sofort meine Aufmerksamkeit fesselt. Erleichtert stelle ich fest, dass es nicht bis über die Brust geht. Mit den Fingerspitzen zeichne ich die kleinen Schnörkel und die geschwungenen Linien nach, die an seinem Oberarm anfangen und auf dem Schulterblatt enden.

«Warum hast du es machen lassen?», will ich wissen.

Jayden zuckt die Schulter an der Seite, an der ich ihn nicht berühre. «Einfach so.»

«Glaub ich nicht. Es gibt doch immer einen Grund.»

«Vermutlich wollte ich meinen Eltern damit zeigen, dass ich mit mir machen kann, was ich will. Rebellieren und so.» Er beißt auf die Innenseite seiner Wange. «Meine Eltern sind Geschäftsleute und ziemlich spießig.»

«Und sehr erfolgsorientiert», stelle ich fest.

«Ja, das auch.» Jayden dreht seinen anderen Arm um und streckt ihn mir hin. «Das hier hab ich nur für mich machen lassen.»

Er zeigt mir eine weitere Tätowierung. Ein kleiner Schriftzug auf der Innenseite des linken Oberarmes.

Wir können den Wind nicht ändern, aber die Segel anders setzen.

«Nicht jeder Mensch hat die gleichen Möglichkeiten», erklärt er mir. «Aber jeder hat es selbst in der Hand, wenigstens das Beste daraus zu machen.»

«So viel Weisheit in diesen Worten», stelle ich fest. «Sich nicht wie eine Fahne im Wind hängen lassen, sondern die unabänderlichen äußeren Bedingungen akzeptieren und trotzdem die Richtung bestimmen.»

«Genau. Man kann die Segel sogar kreuzen und in die Gegenrichtung fahren.» Jayden rutscht dichter zu mir heran und beginnt erneut, mich zu küssen. Dabei öffnet er den Reißverschluss meiner Joggingjacke, zieht sie mir aus und lässt sie ebenfalls auf den Boden fallen. Unwillkürlich zupfe ich mein verrutschtes Top am Dekolleté ein Stück nach oben, um mich zu bedecken. Jayden lächelt kurz und bringt das Top in seine vorherige Position zurück. Dann zieht er mein Haargummi heraus, löst mit den Fingern meinen Pferdeschwanz und fächert meine Haare über meine Schulter. Eine Weile sieht er mich einfach an, und ich schaue zurück in seine türkisfarbenen Augen. Erneut habe ich das Gefühl, bis auf den Grund seiner Seele schauen zu können, aber dieses Mal kann ich es zulassen und genießen.

Er rutscht noch näher zu mir, beugt sich über mich und küsst meine Stirn, meine Wangen und schließlich meine Lippen.

«Du bist wunderschön», flüstert er. «An deiner Figur ist nichts auszusetzen, und deine Haarfarbe ist etwas ganz Besonderes. Erdbeerblond. Das gibt es nicht oft.»

Erdbeerblond ...

So hat das noch nie jemand genannt. Alle möglichen Bezeichnungen habe ich bereits gehört, aber diese klingt, als wäre meine Haarfarbe etwas Tolles.

Langsam sinkt Jayden zurück in das Kissen und zieht mich mit sich. Seine Finger greifen mein Top, und in einem Ruck zieht er es mir über den Kopf. Er merkt offenbar sofort, dass ich mich unwohl fühle, und dimmt das Licht. Dann hebt er die Bettdecke an, und wir schlüpfen beide drunter. Haut an Haut liegen wir im beinahe stockdunklen Zimmer. Jayden küsst mich, und erneut gleiten seine Finger über meine Hüfte und auch über meinen Bauch. Ich zucke unwillkürlich zusammen.

«Lass mich machen», bittet er. «Du hast keinen Grund, etwas zu verstecken.»

Ich lasse ihn und konzentriere mich auf meine eigenen Hände, die über Jaydens warme Haut gleiten, und auf seine angespannten Muskeln, die unter meinen Berührungen zucken. In diesem Moment bemerke ich, dass auch er nervös ist. Bestimmt ist es das erste Mal seit langer Zeit, dass er ein komplett unerfahrenes und unberührtes Mädchen im Bett hat.

Gerne hätte ich etwas zu ihm gesagt, aber ich finde keine Worte. Stattdessen beschränke ich mich darauf, mit Gesten zu kommunizieren. Entschlossen ziehe ich meine Jogginghose aus und werfe sie demonstrativ aus dem Bett. Er zieht eine Augenbraue hoch und schaut mich zweifelnd an.

«Es muss nicht heute sein», flüstert er. «Wirklich nicht. Wir nehmen uns die Zeit, die du brauchst. Die *wir* brauchen.»

«Wir brauchen keine Zeit.» Ich hoffe, es klingt entschlossener, als ich mich fühle.

«Marie, du hast gestern etwas gesagt, das mich sehr nachdenklich gestimmt hat.»

«Was denn?» Sofort macht sich ein ungutes Gefühl in mir breit.

«*Das ist meine Schuld*», wiederholt er meine Worte. Jayden richtet sich auf, und sein Blick scheint mich zu röntgen. «Ich will, dass du eines weißt: Du bist an gar nichts schuld. Du darfst alles sagen und alles machen, und es hat immer seine Berechtigung.»

Der Krampf, der gerade in meinem Bauch entstehen wollte, löst sich wieder auf und verwandelt sich in ein wunderbar warmes Gefühl, das sich in meinem gesamten Körper ausbreitet. Automatisch rutsche ich dichter an ihn heran, um ihn zu berühren.

Jayden legt seine Hand auf meinen Oberschenkel, und wir liegen eine Weile einfach nur da, unter der Bettdecke eng aneinandergekuschelt, und küssen uns. Nach einer Weile wandern seine Finger über meinen Hintern, streicheln meinen Rücken und meinen Nacken, bevor er mich wieder dicht an sich zieht. Er küsst die kleine Kuhle über meinem Schlüsselbein, und ein leises Seufzen kommt über meine Lippen.

Erst Minuten später lässt er mich los, zieht erst seine Shorts und dann mir vorsichtig meinen Slip aus. Kurz streifen seine Finger zwischen meine Beine, dann nimmt er seine Hand wieder weg. Mir ist klar, dass er mich so wenig wie möglich anfasst, um mich nicht zu verschrecken.

Er greift hinter sich und zieht die Schublade seines Nachttisches auf. Es dauert einen Moment, bis er gefunden hat, was er sucht. Dann streift er das Kondom über.

Vorsichtig legt er sich auf mich, stützt sich mit den Unterarmen auf dem Bett auf, um nicht sein gesamtes Gewicht auf mich zu bringen. Seine Nasenspitze berührt die meine, und seine Haare kitzeln meine Stirn, so nah kommt er mir.

«Wenn was ist, dann sag es einfach», flüstert er mir ins Ohr. «Es ist okay.»

Meine Hände schließen sich um seine Arme, und ich küsse ihn. Das erste Mal, dass es von mir ausgeht. Jayden erwidert meinen Kuss nur flüchtig. Zu konzentriert ist er darauf, mir nicht weh zu tun. Alles passiert in Zeitlupe. Jayden hält immer wieder inne, als er vorsichtig in mich eindringt. Dennoch spüre ich einen leichten Schmerz in meinem Unterleib. Erschrocken bohren sich meine Fingernägel in sein Fleisch. Sofort verharrt er reglos und schaut mich fragend an. Ich gebe ihm mit einem kurzen Nicken zu verstehen, dass alles in Ordnung ist. Trotzdem hält er still und wartet. Für einige Augenblicke legt er einfach seine Wange auf meine und gibt mir Zeit, mich auf die veränderte Situation einzustellen.

Ich weiß nicht, ob er spürt, dass es mir unangenehm ist, so nackt unter ihm zu liegen. Jedenfalls zieht er die Bettdecke ein Stück weiter über uns, und plötzlich wird mir bewusst, dass Jayden normalerweise nicht so unschuldigen Sex hat und dass er das einzig und allein für mich tut.

Erst jetzt beginnt er wieder, sich langsam zu bewegen, und ich schiebe alle Gedanken fort und konzentriere mich auf den Rhythmus, den Jayden vorgibt, und auf das leichte Schaukeln des Schiffes. Ich schließe die Augen und atme seinen vertrauten Geruch ein. Schlagartig wird mir bewusst, wie nah ich Jayden in diesem Moment bin und wie sehr ich mir genau das gewünscht habe. Zufrieden lasse ich mich fallen. In seine Arme und in die Geborgenheit, die mich umgibt.

Jayden liegt hinter mir und hat mich dicht an seinen Körper gezogen. Ich bin mir nicht sicher, ob er eingeschlafen ist, aber ich möchte mir zumindest mein Top und meine Unterhose anziehen, bevor ich ebenfalls versuche zu schlafen. Vorsichtig taste ich nach dem Lichtschalter und drücke darauf, in dem Glauben, die kleine Nachttischlampe einzuschalten. Stattdessen leuchtet das Deckenlicht auf. Erschrocken setzt Jayden sich auf und blinzelt mich verwundert an.

«Entschuldigung», murmele ich. «Ich wollte mich nur anziehen.»

Verschlafen tastet er den Boden ab und drückt mir mein Top in die Hand. Ich ziehe es an und beuge mich vor, um das Licht wieder zu löschen, als mein Blick auf das Kopfstück des Bettes fällt. Ungläubig starre ich das Holz an und fahre mit den Fingern über die Vertiefungen, um mich zu vergewissern, dass sie tatsächlich da sind.

Schnell zähle ich die Kerben durch. Es sind siebzehn.

Und sobald ich das Schiff verlassen habe, werden es achtzehn sein ...

Jayden bemerkt, was ich sehe. «Es ist nicht so, wie du denkst.»

«Nein? Wie ist es dann?»

«Das ist uralt», sagt er leise. «Früher hab ich das mal gemacht. Ich habe damit aufgehört, als ich zwanzig war.»

Seine Worte sind für mich wie ein Schlag ins Gesicht, und ich wünschte mir, seine Antwort wäre eine andere gewesen. Höchstwahrscheinlich sind hier sogar nur die Mädchen aufgelistet, die mit aufs Schiff durften. Alle andern waren in der Zählung nicht einmal berücksichtigt. «Das bedeutet, es waren mehr als *siebzehn*?»

Jayden bemerkt seinen Fehler und beißt sich auf die Lippe. «Ja», gibt er zu. «Es waren mehr.»

«Und denen war das egal?», frage ich ungläubig und zeige auf das Bettgestell. «Dass du hier eine Liste führst?»

~ 207 ~

Er zuckt die Schulter. «Keine Ahnung, was sie darüber dachten, und es ist mir auch vollkommen schnurz. Normalerweise stehe ich niemandem Rede und Antwort. Wem es nicht passt, der kann ja gehen.»

«Wie viele waren es?», will ich wissen.

«Warum ist das denn so wichtig? Das spielt doch überhaupt keine Rolle.»

Ich kann selbst nicht sagen, warum es für mich so wichtig ist, das zu erfahren. Gerne hätte ich noch mal nachgehakt, aber ich schweige.

«Ich weiß es wirklich nicht, Marie.» Er greift nach meiner Hand. «Ich hab irgendwann nicht mehr mitgezählt, weil es völlig unwichtig ist.»

Es war mir immer klar gewesen, dass ich auch irgendwann zu denen zählen würde, die *völlig unwichtig* sind.

«Verstehe», sage ich und löse meine Finger aus seinen.

«Nein, das tust du leider nicht. Und das Traurige ist, ich weiß nicht, wie ich das ändern soll.» Jayden zieht seine Bettdecke über sich und legt sich hin. «Du bist mir unglaublich wichtig, Marie. Es wäre schön, wenn du mir einfach glauben würdest.»

Ich sehe zu, wie er sich von mir wegdreht. Vor meinem geistigen Auge entstehen eine Reihe Bilder, die wie in einem Film im Zeitraffer ablaufen: Jayden, wie er mir die Autotür aufhält und mich zum Campus fährt. Wie er sich vor mich stellt und dafür einen Plastikbecher an den Kopf geworfen bekommt. Jayden, der sich für mich mit seinem Freund prügelt, und nicht zuletzt uns beide, wie wir in einem Schwarm aus Orcas und Delfinen stehen und wie kleine Kinder vor Freude jauchzen.

Deswegen lege ich mich zu ihm, lösche das Licht und

~ 208 ~

kuschele mich im Schutz der Dunkelheit dicht an seinen Rücken.

«Ich glaube dir», flüstere ich ihm ins Ohr.

Jayden greift nach hinten, nimmt meine Hand und verschränkt seine Finger mit meinen.

«Gut», gibt er zurück. «Denn es ist die Wahrheit.»

«Ich weiß.» Auch bei mir ist es die Wahrheit. Meine Zweifel sind verflogen. Nie würde Jayden das alles tun, wenn ich ihm egal wäre. Ich habe beschlossen, bei ihm zu bleiben, solange er mich lässt.

Gerne hätte ich ihm gesagt, dass er mir ebenfalls unheimlich viel bedeutet, aber die Worte kommen nicht über meine Lippen. Deswegen beuge ich mich zu ihm und gebe ihm einen Kuss auf die Wange, in der Hoffnung, dass er die Botschaft verstehen wird.

19

Liebe lässt uns an Dinge glauben,
denen wir sonst mit höchstem Misstrauen begegnen würden

Es ist mir schwergefallen, mich auf meine Vorlesungen zu konzentrieren. Den ganzen Tag konnte ich an nichts anderes denken als an Jayden. Dass ich ihn den gesamten Vormittag und auch beim Mittagessen nicht gesehen habe, macht die Sache für mich nicht einfacher. Ich weiß, dass er mir nicht absichtlich aus dem Weg geht, aber ich kann den Abend nicht mehr erwarten, weil wir gemeinsam zum Fotogeschäft fahren und die Bilder ausdrucken wollen.

Nach meiner letzten Vorlesung beschließe ich, zum Sportplatz hinüberzugehen. Bestimmt hat Jayden noch Training, und wenn nicht, habe ich immer noch die Möglichkeit, ihn später am Hafen zu suchen. Ironischerweise sind wir das ganze Wochenende nicht auf die Idee gekommen, Telefonnummern auszutauschen. Ich nehme mir vor, ihn später wenigstens zu fragen, wo sein Zimmer ist. Mittlerweile bin ich mir sicher, dass Tiffany nicht bei Jayden untergekommen ist. Sollte das jemals der Fall gewesen sein, so ist das garantiert nicht mehr aktuell.

Es ist bereits später Nachmittag, als ich mich am oberen Rande des Sportplatzes niederlasse. Jayden ist mit Ben und seiner Mannschaft in einem Trainingsspiel, und er bemerkt mich nicht. Ich erkenne seine Anwesenheit in erster Linie an der Ansammlung von Mädchen, die am Geländer stehen und versuchen, sich die beste Position zu sichern. Immer wenn Bens und Jaydens Team spielt, ist eine Horde Groupies dabei, wie ich sie mittlerweile heimlich nenne.

Ich bin froh, als das Spiel endlich vorbei ist und sich der Sportplatz allmählich leert.

«Jay», ruft ein dunkelhaariges Mädchen über das Spielfeld. «Gehst du mit mir was essen?»

«Ich kann nicht», gibt er zurück. «Bin schon verabredet.»

Eine Woge des Glücks durchströmt mich. Er hat es nicht vergessen.

Zwei Spieler aus der gegnerischen Mannschaft kommen auf Jayden zu und klopfen ihm auf die Schulter.

«Gut gespielt, Mann», sagt der eine. «Bock, mit uns unten am Strand bisschen abzuhängen?»

«Ich kann nicht», wiederholt Jayden, während er ihnen die Hand reicht. «Ich hab schon was vor.»

«Richtig», ruft Nathan, der plötzlich aus der Menge der Zuschauer auftaucht und seinen Arm um Jaydens Schulter legt. «Nämlich mit mir was trinken gehen.»

«So sieht's aus», gibt Jayden zurück, erwidert die kameradschaftliche Umarmung und lässt sich von Nathan vom Spielfeld führen. Ich traue meinen Augen kaum. Nichts deutet darauf hin, dass sie jemals einen handgreiflichen Streit miteinander hatten.

Und nichts deutet darauf hin, dass Jayden sich an unsere Verabredung heute Abend erinnert.

Jayden schultert seine große Sporttasche, die auf der Tribüne gestanden hat, und macht sich zusammen mit Nathan auf den Weg zum Ausgang.

Ich beschließe, zu ihm hinzugehen und ihn direkt zu fragen, ob er mich vergessen hat. Doch noch bevor ich mich in Bewegung setzen kann, hat er mich entdeckt und hebt zwei Finger.

«Marie» ruft er, löst sich von Nathan und joggt auf mich zu. Dicht vor mir hält er an, lässt seine Tasche wieder auf den Boden fallen und drückt mir einen Kuss auf die Lippen. «Ich hab dich gar nicht gesehen. Wartest du schon lange?»

«Nein, bin erst vor ein paar Minuten gekommen», schwindele ich. Er muss ja nicht wissen, dass ich schon seit einer Ewigkeit hier sitze. Mein Blick geht über Jaydens Schulter hinweg zu Nathan, der herankommt und hinter ihm stehen bleibt.

«Hallo», grüßt dieser mich knapp, und es wirkt sehr gezwungen. Sein sonst gutmütiges Gesicht ist verschlossen, und trotzdem spricht es Bände.

Ich zwinge mich, Nathan anzusehen, um herauszufinden, was hinter seiner Stirn vorgeht. Ganz offensichtlich hat er ein schlechtes Gewissen, weil er weiß, dass er sich falsch verhalten hat. Aber ein Instinkt sagt mir, dass das nichts mit mir, sondern nur mit Jayden etwas zu tun hat. Zu deutlich ist seine Abneigung mir gegenüber und die alte Verbundenheit zu seinem Freund. Unwillkürlich frage ich mich, ob das nun gut oder eher schlecht für mich ist.

Freund oder Feind?

Schnell schlage ich die Augen nieder, ohne mir ein Urteil gebildet zu haben. Es steht mir nicht zu, Nathan in eine Schublade zu stecken, aber es steht mir zu, ihm nicht zu vertrauen und ihn nicht zu mögen. Immerhin hat er Jayden geschlagen, und das ist für mich Grund genug.

«Ich geh heute Abend mit Nate weg. Wir haben was zu

klären. Außerdem», Jayden zuckt entschuldigend die Schultern, «ist der Samstag eigentlich immer für meine Jungs reserviert, aber letzten Samstag hatte ich ja keine Zeit für sie, und den nächsten bin ich auch nicht da.»

«Wo bist du denn?», frage ich, bemüht, mir meine Enttäuschung nicht anmerken zu lassen.

«Na, wo werde ich wohl sein?» Er grinst mich an, beugt sich hinab zu seiner Tasche, zieht einen braunen Briefumschlag heraus und drückt ihn mir in die Finger. «Rate doch mal.»

Nathan tritt ungeduldig von einem Bein auf das andere, verdreht theatralisch die Augen und macht damit alles nur noch schlimmer.

«Keine Ahnung», sage ich lahm und nehme das Kuvert entgegen. Angst macht sich in mir breit. Jayden wird weg sein. Eine Tatsache, die mich bei weitem nicht so aus der Bahn werfen dürfte, wie sie es in diesem Moment tut.

«Ich bin in Manteca. Mit dir.» Er gibt mir einen weiteren Kuss auf den Mund und tippt dabei auf den Briefumschlag. «Wir müssen doch die Fotos abgeben. Außerdem hab ich Collin einen Freund versprochen.»

Wir fahren am Wochenende zu meiner Familie!

Es ist wieder da, dieses Glück in meinem Bauch, das mich fast zum Platzen bringt.

Wie kommt es nur, dass sich plötzlich alles zum Positiven wendet? Kann es wahr sein, dass alles in meinem Umfeld gleich ist und doch alles anders, nur weil ein einziger Mensch in mein Leben getreten ist?

Wenn das Meer leuchtet, gibt es Hoffnung. Wenn das Meer leuchtet, wird sich alles ändern ...

«Wir sehen uns», ruft Jayden und trabt davon. Sprachlos

starre ich ihm und Nathan hinterher. Trotz ihrer kameradschaftlichen Umarmung vorhin auf dem Sportplatz erkenne ich nun die Spannung zwischen ihnen. Jayden hält eine gewisse Distanz zu dem deutlich größeren Nathan, als würde er ihm nicht ganz über den Weg trauen. Ich frage mich, ob ich an der Kluft zwischen den beiden schuld bin. Dann setze ich mich auf den Boden und schaue in den Umschlag. Mein Herz klopft mir bis zum Hals, als ich erkenne, wie gestochen scharf die Bilder sind. Aufgeregt blättere ich sie durch. Jeder einzelne Wassertropfen ist im Detail zu erkennen. Selig presse ich mein Geschenk für Collin an die Brust. Jene Fotos, die ich eben von Jayden geschenkt bekommen habe. Von dem Menschen, der mein Leben so entscheidend verändert hat und das meinem Gefühl nach noch in einem weit größeren Ausmaß tun wird.

«Wir sind da.» Ich deute auf den freien Platz, wo Jayden seinen Rover abstellen kann. Er zieht die Handbremse und schaut zu unserem kleinen, baufälligen Häuschen hinüber.

«Schön habt ihr es hier», stellt er fest. Gerne wüsste ich, was er wirklich denkt, aber schon fliegt die Haustüre auf, und Eloy und Collin stürmen auf uns zu. Ich springe aus dem Auto und gehe mit ausgebreiteten Armen meinem Bruder entgegen, und er rennt ungebremst hinein, während Jayden sich geduldig von Eloy beschnuppern lässt.

«Hallo, Collin», sagt Jayden und streckt ihm seine Hand hin. «Ich bin Jay. Hab schon viel von dir gehört.»

«Schön für dich», gibt Collin schnippisch zurück. «Von dir hat Marie nie was erzählt.» Er lässt Jayden einfach stehen, nimmt Eloy am Halsband und geht mit ihm ins Haus.

«Na dann», sagt Jayden gedehnt und lässt seinen Arm sinken.

In diesem Moment wird mir klar, wie viel Schaden das jahrelange Mobbing in Collin schon angerichtet hat und wie schwer er es mit dieser abweisenden Art haben wird, neue Bekanntschaften zu machen.

«Tut mir leid», murmele ich.

«Macht nichts. Das wird schon noch. Wir sind ja bis Montag da.» Jayden öffnet den Kofferraum und lädt unser Gepäck aus. Noch bevor wir den Hauseingang erreichen, kommen uns meine Eltern entgegen. Mir schießt die Röte in die Wangen. So eine Situation habe ich noch nie gehabt. Am Telefon habe ich zu meinen Eltern lediglich gesagt, dass ich mit einem befreundeten Studenten komme und wir übers Wochenende bleiben werden.

«Mrs. und Mr. Grave?», fragt Jayden und schüttelt erst meiner Mutter und dann meinem Vater die Hand. «Ich bin Jayden Summers, Maries Freund.»

Freund ...

Ich bin mir in diesem Augenblick nicht sicher, ob ich ihn für diese Aussage umarmen oder doch lieber töten möchte.

«Kommt rein», sagt meine Mutter. Sie versucht, sich nichts anmerken zu lassen, aber ich sehe, wie sie ein Lächeln verbirgt und Jaydens Kommentar mit einer einladenden Handbewegung überspielt. «Ich hab frischen Kaffee gemacht und Kuchen gebacken. Wollt ihr was davon? Ich muss nur schnell den Tisch decken.»

«Sehr gerne.» Jayden zieht seine Sneakers aus, stellt sie

ordentlich neben sein Gepäck in den Flur und folgt meinen Eltern. «Was kann ich helfen?»

Falls Jayden nur ansatzweise so nervös ist wie ich, dann lässt er sich nichts anmerken. Er weiß um seine Wirkung und wie er sich verhalten muss, um bei anderen Menschen anzukommen. Alles, was er tut, hat eine abgeklärte Routine, und unweigerlich frage ich mich, wie oft er sich am Wochenende irgendwelchen Schwiegermüttern in spe als der Freund der Tochter vorgestellt hat.

Ich atme tief durch, um mich zu sammeln, und plötzlich ist Collin neben mir und nimmt wortlos meine Hand. Wie immer, wenn ich aufgeregt oder emotional bin, ist er da und leistet mir stummen Beistand. Ich beuge mich zu ihm hinunter, drücke ihm einen Kuss auf das kupferfarbene Haar und flüstere ihm ins Ohr: «Jay ist mir wichtig. Sehr sogar.»

«Okay», flüstert er zurück. Damit ist alles gesagt. Mehr Worte sind zwischen uns nicht nötig. Gemeinsam gehen wir in die Küche.

Während Jayden mit einem großen Messer den Schokoladenkuchen teilt, unterhält sich mein Vater angeregt mit ihm über Basketball.

«Ich spiele bei den ‹Otters›», erklärt er. «Das ist die Mannschaft auf der CSUMB.»

«Als Point Guard, sagtest du? Das heißt, du bist quasi der Playmaker des Teams? Zuständig für die Spielzüge und dafür, den Aufbau des Gegners zu stören?» Mein Vater stellt mehrere leere Teller auf die Anrichte.

«Im modernen Basketball gibt es auch noch den Shootfirst Point Guard, der selbst den Abschluss sucht und in der Regel viele Punkte macht.» Jayden verteilt die Kuchenstücke auf die Teller und gibt sie meinem Vater zurück. «Das ist meine Position.»

«Ach so? Ich wusste gar nicht, dass man als Point Guard auch Körbe wirft. Das ist ja interessant.»

Ich schmunzle über die Verwunderung meines Vaters. Sie deckt sich genau mit den Gedanken, die ich am Anfang hatte und die mich vor Tiffany so blöd haben dastehen lassen. Jayden hingegen lächelt nur und erklärt meinem Vater präzise genau die Unterschiede.

«Setzt euch, und lasst uns essen», bestimmt meine Mutter und deutet auf den Tisch. «Ihr könnt nebenbei weiterdiskutieren.» Sie wirft mir ein warmes Lächeln zu, das mir gleichzeitig verrät, wie viele Fragen ihr auf der Seele brennen.

Jayden hat zwei Stück Kuchen verdrückt, sich mit meinem Vater über Basketball unterhalten und meiner Mutter beim Abräumen geholfen. Dabei hat er mindestens drei Mal erwähnt, wie froh er ist, mich kennengelernt zu haben. Bei jedem anderen hätte ich mich verspottet gefühlt, aber Jaydens Worten glaube ich.

Gerade als er den Esstisch abgewischt hat und meiner Mutter den Spüllappen zurückgibt, tritt Collin neben ihn und zupft vorsichtig an seinem Shirt.

«Jay?», fragt er. «Soll ich dir das Haus zeigen?»

Ein warmer Strahl Liebe durchströmt mich, denn ich weiß, dass Collin das nur für mich tut.

«Eine gute Idee», stimmt mein Vater zu. «Ich komm mit rauf, dann kann ich Jayden das Gästezimmer zeigen.»

Gästezimmer ...

Fast muss ich lachen. Wenn meine Eltern wüssten, dass wir uns auf Jaydens Segelyacht bereits ein Bett geteilt haben, dann würden sie sich diese Mühe wohl nicht mehr machen.

«Es ist so schön, dass du einen Freund gefunden hast», sagt meine Mutter, kaum dass die drei mitsamt Eloy aus dem Raum verschwunden sind, und setzt sich zu mir auf die Eckbank. «Er ist wirklich sehr nett.»

«Ja, das ist er.» Vorsichtig werfe ich meiner Mutter einen Blick zu. Das ist sicher nicht alles, was sie sagen will. «Aber?»

«Er ist viel reifer als du. Viel erwachsener. Ein Mann, der Erfahrung mit Frauen hat und weiß, was er will. Du bist so unerfahren und zart, und er ist genau das Gegenteil.»

«Ist das schlecht?»

«Nein, nicht unbedingt schlecht.» Sie steht auf, schließt leise die Küchentür und setzt sich dann wieder neben mich. «Aber vielleicht nicht unbedingt das Richtige für dich. Für mich sieht er aus wie jemand, der rigoros seinen Weg geht. Notfalls auch ohne Rücksicht auf Verluste.»

«Vielleicht finde ich das gerade gut? Ich würde gerne so sein wie er.»

«Marie, ich weiß nicht, wie ich das nun sagen soll, ohne dich zu verletzen.» Fast hilflos greift sie meine Hand «Jayden ist ein erfolgreicher Basketballspieler mit einem Stipendium. Er hat eine große Karriere im Sport vor sich.»

«Das hab ich bereits mitbekommen», bestätige ich. In meinem Bauch krampft sich etwas zusammen, und ich habe plötzlich das Gefühl, Jayden verteidigen zu müssen. Fragend schaue ich meine Mutter an. «Was hat das mit mir zu tun?»

«Marie.» Meine Mutter seufzt und wird dann sehr deutlich. «Glaubst du wirklich, in seinem Leben ist Platz für eine feste Partnerin? Auf mich wirkt Jayden wie ein Mann, der auf Erfolg aus ist und der Frauen nur als Schmuckstücke möchte.» Sie verstummt und schlägt die Augen nieder. In ihrem Kopf arbeitet es, die kleinen Falten um ihre Augen sind wieder da, und ich erkenne, dass sie wirklich besorgt um mich ist.

«So ist Jay nicht», widerspreche ich und denke an die vielen Kerben an seinem Bettrahmen. «Außerdem bin ich nicht gerade der Typ Frau, der ein Schmuckstück darstellt.»

«Du bist etwas Besonderes», sagt meine Mutter und drückt meine Hand fester. «Du bist anders als die anderen. Und das wird Jayden ebenfalls bemerkt haben. Ich will einfach nicht, dass er dich nur ausnutzt.»

«Ausnutzt ...» Von einer Sekunde auf die andere ist mein gesamtes Verständnis fort. Wütend ziehe ich meine Hand weg und stehe auf. «Das wäre wohl eher andersherum der Fall. Nur dank Jayden konnte ich die Fotos für Collin machen! Und das ist längst nicht alles! Du hast keine Ahnung, was er für mich tut und aufgibt.»

«Das stimmt, das weiß ich nicht. Es ist großartig, dass Collin die Bilder bekommt, wirklich. Es tut mir leid, Marie. Ich mag Jayden ja auch. Ich finde ihn klasse und wünsche euch nur das Beste. Ich will nur einfach nicht, dass er dir weh tut.»

«Wir hatten schon Sex», platze ich heraus. «Und er ist trotzdem noch mit mir hier. »

Meine Mutter steht ebenfalls auf.

«Marie», beginnt sie erneut. «Ich kann es selbst nicht erklären. Ich befürchte, Jayden wird dir das Herz brechen, und ich habe große Angst, dass du damit nicht klarkommen wirst.»

~ 219 ~

«Wird er nicht, Mum», sage ich entschieden und wende mich zum Gehen.

«Ich hoffe es», ruft mir meine Mutter hinterher. «Aber ich hab da ein ganz komisches Gefühl.»

Ich entdecke Jayden und Collin zusammen mit Eloy im Garten. Sie sitzen auf der Wiese und unterhalten sich. Als Jayden mich sieht, springt er auf und kommt mir entgegen.

«Was meinst du?», fragt er. «Sollen wir Collin nun die Bilder geben?»

«Ja», stimme ich zu. «Er wird begeistert sein.»

«Ich hole sie schnell.» Jayden rennt zu seinem Wagen, und ich lasse mich neben Collin auf die Wiese fallen. Dieser starrt mich mit großen Augen durch die dicken Gläser seiner Brille an.

«Er hat gesagt, er ist mein Freund», erzählt er atemlos. «Jayden ist mein *Freund*!»

«Ja», sage ich. Meine Augen füllen sich mit Tränen, als ich meinen Arm um Collins Schultern lege. «Du hast jetzt einen echten Freund.»

Jayden kommt zu uns zurück und setzt sich wieder neben uns. «Deine Schwester hat eine Überraschung für dich.»

Mit zitternden Fingern nehme ich den Umschlag entgegen, öffne ihn und reiche Collin den Stapel Fotos. Er reißt sie mir förmlich aus den Fingern, steht auf und geht ein paar Meter weg. Während er die Fotos durchblättert, steht Collin mit dem Rücken zu uns, und ich kann leider sein Gesicht nicht erkennen. Aber ich sehe, wie seine Schultern beben. Dann kommt er zurück und fällt mir um den Hals. Er drückt seine tränennasse Wange an meine und zieht mich fest in seinen Arm. Den anderen hält er weit von sich gestreckt,

~ 220 ~

damit seine Bilder nicht zerknittern. Es scheint ihm vollkommen gleichgültig zu sein, dass Jayden neben uns steht und alles mit ansieht.

«Danke, Marie», schluchzt er und hält mir das Bild von dem springenden Orca unter die Nase. «Das ist mein Lieblingsbild. Das werde ich mir einrahmen und übers Bett hängen. Wie hast du es nur geschafft, so tolle Bilder aus nächster Nähe zu machen? Sind die Wale wirklich so dicht zu dir gekommen?»

«Ja, das sind sie.» Ich deute mit dem Kinn auf Jayden. «Aber ohne ihn wäre das nicht möglich gewesen. Er hat ein Segelschiff, und wir waren mitten auf dem Meer.»

Collin dreht sich um und streckt Jayden seine Hand entgegen. «Danke.»

«Dafür sind Freunde doch da», erwidert Jayden und klopft Collin auf die Schulter. «In den nächsten Ferien kommst du uns besuchen. Dann machen wir einen Segeltörn zusammen, und du kannst dir die Tiere selbst hautnah anschauen.»

«Du nimmst mich auf den Arm, oder?»

«Niemals. Du hast mein Wort.» Jayden streckt ihm die Faust entgegen, und Collin boxt dagegen. «Aber am Montag bringe ich dich erst mal zur Schule, bevor deine Schwester und ich zum Campus zurückfahren. Gibt's da Mitschüler, die du gar nicht leiden kannst?»

«Ja, die gibt es.»

Jayden legt einen Arm um Collins Schulter, so wie ich es vor wenigen Minuten noch getan habe. «Die zeigst du mir. Vielleicht haben wir Glück, und ich überfahre *versehentlich* einen von ihnen?»

Erneut steigen mir Tränen in die Augen. Ich muss mich abwenden, um zu vermeiden, dass Collin mich weinen sieht.

~ 221 ~

Mit schnellen Schritten gehe ich ins Haus und laufe bereits im Flur geradewegs auf meine Eltern zu.

«Hey», sagt mein Vater. «Da hast du ja einen tollen Kerl kennengelernt. Warum hast du uns nie etwas von ihm erzählt?»

«Ich will nicht über ihn reden.»

«Was ist denn los?», fragt er und schiebt seine Brille ein Stück nach oben. «So kenne ich dich ja gar nicht.»

«Es liegt nicht an dir», versuche ich einzulenken.

«Liegt es an Jayden?» Mein Vater lässt seine Brille ein Stück tiefer rutschen und schaut mich über den Rand hinweg an.

Erst jetzt fällt mir auf, dass er meine Aussage falsch interpretiert hat.

«Es ist wegen mir», gesteht meine Mutter. «Es tut mir leid, ich hätte das nicht sagen sollen.»

Mein Blick fällt durch die geöffnete Haustüre in den Garten, in dem Collin und Jayden dicht beieinanderstehen und lachen.

«Habt ihr die beiden zusammen gesehen?» Ich deute ins Freie. «Habt ihr euch Collin mal angesehen?»

«Ja», sagt meine Mutter. «Und das ist auch alles wundervoll. Jayden ist wundervoll. Natürlich werde ich eure Verbindung akzeptieren. Dein Freund ist hier jederzeit willkommen...»

«Das ist gut.» Ich staune selbst, wie bestimmend und überzeugt meine Worte klingen. «Für alles andere ist es ohnehin zu spät.»

Es ist früh am Montagmorgen, als Jayden und ich uns auf den Weg zurück zum Campus machen. Collin sitzt hinten auf der Rückbank, weil Jayden ihn wie versprochen zuerst in die Schule bringen will.

«Du erinnerst dich dran, was wir besprochen haben, Kurzer?», fragt Jayden nach hinten.

«Ja, klar doch. Wenn mich wieder jemand ärgert, dann sag ich denen, dass mein Freund kommt und ihnen aufs Maul haut.»

Verblüfft schaue ich Collin an, der bis über beide Ohren grinst. Bis eben habe ich nichts von einer derartigen Vereinbarung gewusst, aber ich muss sagen, dass sie mir gefällt.

«Am besten sagst du, deine *Freunde* kommen», korrigiert Jayden. «Mehrzahl. Ich bring dann noch jemanden mit.»

«Wen?», rutscht es mir heraus. «Nathan? Der kann so was ja.»

Jayden wirft mir einen erstaunten Blick zu, lässt sich dann aber nicht weiter aus der Ruhe bringen. «Nate würde mir da auf jeden Fall helfen, ja», sagt er. «Sobald er sich bei dir entschuldigt hat, ist er wieder im Rennen.»

«Bist du ihm gar nicht böse?», will ich wissen. «Wegen dir?»

«Nein. Ich hab ja angefangen und bin auf ihn losgegangen. Dann kam eben eins zum anderen. Wir sind schon sehr lange befreundet, da muss man dem anderen auch mal was verzeihen.»

«Verstehe», sage ich. Im Grunde beeindruckt es mich, dass selbst ein derartiger Streit ihre Freundschaft nicht zerstören konnte. Ich bin mir nur nicht sicher, ob ich Nathan verzeihen kann, selbst wenn er sich entschuldigen würde.

Nicht wegen mir, sondern wegen der Verletzung in Jaydens Gesicht. Zwar sind die Fäden mittlerweile gezogen und bis auf eine dünne Linie ist nichts mehr zu sehen, aber die Tatsache an sich bleibt bestehen. Die Tatsache – und meine Wut darüber. Wenn ich es auch nie geschafft habe, Wut zu empfinden, wenn *mich* jemand verletzt hat, so ist es mir nun fast unmöglich, nicht sauer zu sein.

«Denk dran, Kurzer.» Jayden hat sich wieder Collin zugewendet. «Wenn was ist, du kannst mich *immer* anrufen oder mir schreiben. Und du kannst das den anderen auch sagen. Dass es nur einen Anruf braucht ...»

«Aber es dauert mehrere Stunden, bis du da bist», wirft Collin ein.

«Maximal zwei im Notfall. Und das müssen die ja nicht gleich wissen.»

Vor uns taucht Collins Schule auf, und mein Bruder beginnt, unruhig auf dem Rücksitz herumzurutschen. Jayden hätte einfach vor dem Tor anhalten und ihn rauslassen können, aber das scheint nicht der Plan zu sein, denn er fährt immer wieder um das Gebäude herum.

Plötzlich zeigt Collin aufgeregt mit dem Zeigefinger aus dem Fenster. «Da hinten sind sie. Alle, die da stehen.»

«Das nächste Mal leihe ich mir dazu Bens Pick-up.» Jayden schaltet alle vier Scheinwerfer ein und lässt die Scheiben hinunter. «Da kommt das cooler.»

Noch während er spricht, dreht er das Radio auf, soweit es Bassboxen und Subwoofer zulassen. Anstatt vorne auf dem Parkplatz anzuhalten, fährt Jayden einfach weiter, mitten auf den Schulhof hinein. Die Gruppe Schüler, auf die Collin eben gezeigt hat, bemerkt den Range Rover. Für einen Moment starren sie durch die Windschutzscheibe, bis sie realisieren, dass unser Wagen nicht für sie anhalten wird. Nach allen Seiten stieben sie auseinander.

Jayden fährt ungerührt ein Stück weiter und zieht dann die Handbremse. Der Rover kommt ins Schleudern, macht eine Hundertachtzig-Grad-Drehung und bleibt schließlich still stehen.

Collin steigt erhobenen Hauptes aus und würdigt seine erschrockenen Mitschüler keines Blickes. Er geht erst zu dem sich selbst öffnenden Kofferraum, um seine Schultasche herauszuholen, und dann zurück zu Jayden an die Fahrerseite.

Dieser hat ihm bereits die Faust aus dem Fenster entgegengestreckt, und Collin boxt dagegen. Dann geht er davon, dreht sich aber noch mal um und ruft uns zu: «Bis bald, Jay. Bye, Marie. Wir sehen uns.»

«Mach's gut, Kurzer», gibt Jayden zurück. Er hebt zwei Finger, deutet damit erst auf seine Augen und dann aus dem Fenster hinaus zu Collin. «Ich behalte dich im Blick. Lass dich nicht ärgern.»

Er stellt den Schalthebel auf «R» und will gerade Gas geben, als ich meinem inneren Drang nachgebe und mich abschnalle.

Es dauert nur eine Millisekunde, bis ich bei Jayden bin. Unvermittelt drücke ich meine Lippen auf seinen Mund.

«Oha», macht er, und seine Hand legt sich warm und fest auf meine Taille. Meine Finger greifen in seine Haare, und obwohl ich mich körperlich nicht angestrengt habe, bin ich vollkommen außer Atem.

Es ist mir egal, dass sich unser Auto mitten auf einem Schulhof befindet und alle sehen können, dass wir uns küssen. Vielleicht will ich das sogar.

~ 225 ~

Jayden erwidert meinen Kuss, bis ich wieder ein Stück von ihm abrücke und ihn ansehe. Meine Finger zittern leicht, als ich ihm eine Haarsträhne aus der Stirn streiche.

«Ich hab keine Ahnung, warum du das alles machst», wispere ich ihm zu. «Aber ich flehe dich an, bitte hör niemals wieder damit auf.»

20

Nicht das Leben selbst enttäuscht uns,
sondern die Menschen

Die Fahrt nach Hause verläuft ohne Zwischenfälle. Die Straßen sind frei, und wir kommen wie geplant vor dem Mittag auf dem Campus an.

Während ich gleich zu einer Vorlesung muss, möchte Jayden seine Freistunden dazu nutzen, eine Runde joggen zu gehen. Gemeinsam gehen wir ins Gebäude, damit ich meine Schulsachen holen und er sich zum Sport umziehen kann.

«Wo ist eigentlich dein Zimmer?» Endlich denke ich mal daran, ihn das zu fragen.

«Komm mit, dann zeige ich es dir.»

Ich folge ihm in den hinteren Teil des Gebäudes, die Treppe hinauf.

«Ist Tiffany eigentlich damals bei dir eingezogen?», frage ich schnell, bevor ich es mir anders überlegen kann.

«Nein», sagt er. «Das hätte sie wohl gerne gemacht, aber ich hab sie nicht reingelassen. Sie ist bei einer Freundin untergekommen, bei der noch ein Bett frei war.»

«Okay. Warum hast du sie denn nicht zu dir gelassen?»

Jayden bleibt abrupt stehen und wirft mir einen vielsagenden Blick zu. «Hätte ich das sollen?»

~ 227 ~

«Ich wundere mich nur. Weil ...» Ich komme ins Stocken. «Sie war doch deine Freundin. Hast du sie nicht geliebt?»

«Nein», wiederholt er, geht noch ein paar Meter und bleibt dann erneut stehen. «Hier ist mein Zimmer.»

Er öffnet die Tür und gibt mir mit einer Handbewegung zu verstehen, dass ich mit hineinkommen soll. Zögernd trete ich ein. Das Zimmer ähnelt vom Aufbau sehr dem meinen. Die Tatsache, dass sich keine Vorhänge an den Fenstern befinden und überall Lernsachen und Klamotten auf dem Boden liegen, gibt Aufschluss darüber, dass es sich um ein Männerzimmer handelt.

«Ben, raus aus den Federn», ruft Jayden und zieht seinem Freund die Decke weg. Erst jetzt registriere ich, dass im zweiten Bett jemand liegt. Ben hat offensichtlich noch fest geschlafen, denn er richtet sich nur langsam auf. Er trägt nur Boxershorts, kratzt sich über die unrasierte Wange und starrt mich verwirrt an.

«Guten Morgen», sage ich, obwohl es mittlerweile schon Mittag ist. Am liebsten wäre ich aus dem Zimmer gerannt, so unwohl fühle ich mich.

Jayden beginnt, sich mitten im Zimmer umzuziehen, und lässt seine Klamotten einfach zu den restlichen Sachen auf den Boden fallen. Es fällt mir schwer, ihn dabei nicht zu beobachten. Irgendwie habe ich plötzlich das brennende Bedürfnis, zu ihm zu gehen und ihn zu berühren.

«Hey, Marie», grüßt Ben, der mich plötzlich zu erkennen scheint. Er sitzt immer noch im Bett und streckt sich ausgiebig. Weder ist er überrascht noch genervt davon, mich hier in seinem Zimmer zu haben. «Wie war euer Wochenende?»

«Sehr schön», stammele ich und verstumme sofort wieder. Es gelingt mir einfach nicht, mich mit dieser Situation anzufreunden.

«Gehst du laufen?», fragt Ben, an Jayden gewandt.

«Ja», antwortet dieser und zieht sich ein Sporttrikot an. «Kommst du mit?»

«Gib mir fünf Minuten.» Ben steht auf, lässt seine Decke zerknüllt auf dem Bett liegen und verschwindet im Bad.

«Ich geh dann mal», sage ich schnell. «Ich muss zu meiner Vorlesung.»

«Alles klar», sagt Jayden und gibt mir im Vorbeigehen einen Kuss auf die Wange. «Hab einen schönen Tag. Bis später.»

Die Vorlesungen dauern ungewöhnlich lange und ich bin froh, als ich am späten Nachmittag endlich aus dem Saal komme. Zügig gehe ich die Treppen hinab und will gerade das Gebäude verlassen, als Tiffany, Paris und Steph plötzlich neben mir sind.

«Hey, Süße», ruft Tiffany und hängt sich an meinem Arm ein. «Wie geht es dir?»

Mein Magen schrumpft zu einem schmerzhaften Klumpen zusammen. Stumm starre ich sie an, traue mich aber nicht, mich ihrer Berührung zu entziehen.

Steph kommt auf meine andere Seite. «Alles klar bei dir?», will sie wissen. «Wie war das Wochenende mit Jayden?»

«Was wollt ihr?», frage ich.

«Warum so zickig?» Tiffany hält mich fest, und gemeinsam gehen wir auf den Hof hinaus. «Jetzt, wo wir Leidensgenossinnen sind, könntest du etwas freundlicher zu uns sein.»

«Leidensgenossinnen?» Verwirrt schaue ich die drei Mäd-

~ 229 ~

chen nacheinander an, dann huscht mein Blick zum Sportplatz hinüber.

«Vergiss es», lacht Steph. «Jay ist nicht da. Er wird nicht
kommen, um dir zu helfen.»

«Warst du mit ihm auf der ‹Imperatrix›?», säuselt Tiffany.
«Lass mich raten: Du hast das Schlafzimmer im Heck bekommen. Stimmt's?»

«Vermutlich aber nicht lange. Irgendwann nachts hat
Jayden dich in sein Zimmer geholt, nicht wahr? Und zack –
hatte er eine Kerbe mehr am Bett.» Steph tritt vor mich, und
ihre Augen glühen vor Zorn. «Dachtest du wirklich, du bist
etwas *Besonderes*?»

«Was wollt ihr?», wiederhole ich und drücke meine
Schultasche wie einen Schutzschild fest an meine Brust.

«Wir wollen dir nur was zeigen», sagt Paris sanft. «Du
weißt ja sicher, dass Nathan mein Freund ist. Zufälligerweise
hab ich neulich was auf seinem Handy gefunden. Über Jayden. Das solltest du dir anschauen.»

«Ich will es nicht sehen.» Wieder versuche ich, mich aus
Tiffanys Griff zu lösen. Aber sie zieht mich einfach weiter.
Ich vermute, dass sie mit mir an den Strand wollen. «Spart
euch die Mühe. Ihr könnt keinen Keil zwischen uns treiben.»

Steph und Tiffany lachen auf. Nicht auf die Art, wie Menschen lachen, wenn sie etwas Lustiges gehört haben. Sondern so, als wäre ich nicht ganz bei Verstand und meine
Aussage nichts als sinnentleertes Gebrabbel.

«Marie!» Tiffany wischt sich mit ihrer freien Hand imagi-
näre Tränen aus den Augen. «Ihr habt *keine* Verbindung. Da
ist *nichts* zwischen euch, gar nichts. Er hat dich benutzt, wie
uns alle.»

«Nein.» Mehr kann ich nicht sagen. Ich weiß, dass sie lügen, und glaube ihnen kein Wort, dennoch zittert meine Stimme. Wir gehen am Sportplatz vorbei, und insgeheim hoffe ich, dass wir wenigstens auf Ben treffen. Ich bin mir plötzlich sicher, er würde nicht gut finden, was hier geschieht.

«Sei nachsichtig mit ihr», sagt Steph. «Bestimmt hat Jay ihr gesagt, dass er sich verliebt hat. Und sie glaubt es.»

Tiffany lässt mich los, tritt vor mich und legt sich theatralisch ihre Hand auf die Brust. Die Geste hat nichts mit Jaydens Gestik mir gegenüber gemeinsam, trotzdem weiß ich, wen sie darstellen will.

«Ich habe mich in dich verliebt, Marie», äfft sie ihn nach. «Du musst mir das glauben.»

«Du bist die Einzige für mich», ergänzt Steph. «Noch nie in meinem Leben habe ich mich verliebt, außer in dich.»

Diese Worte hat Jayden nie zu mir gesagt, aber ich höre bereits nicht mehr richtig zu. Mir ist plötzlich schwindlig, und meine Welt kommt bedrohlich ins Schwanken. Ich will stehen bleiben, aber Tiffany hakt sich erneut bei mir ein. Paris kommt auf meine andere Seite.

«Wir wollen dir nichts Böses», sagt Paris sanft. «Aber du sollst die Wahrheit kennen. Ich möchte dir ein Video zeigen, das Nathan von Jayden gemacht hat.»

«Warum sollte er das tun?» Ich bin selbst erstaunt, wie scharf mein Verstand noch funktioniert. «Nathan ist Jaydens Freund. Er würde ihm nicht schaden.»

«Dummerchen.» Paris lächelt. Wie eine Großmutter ihren Enkel anlächelt, der ihr gerade eine völlig falsche Weltanschauung offenbart hat. «Natürlich sind sie Freunde. Das Video ist in gegenseitigem Einverständnis entstanden.»

«Warum bist du dann mit ihm zusammen?»

~ 231 ~

Paris zuckt die Schulter und kratzt sich mit ihren langen Fingernägeln durch das pinke Haar. «Warum nicht? Er ist beliebt, und er nützt mir. Frau muss doch schauen, wo sie bleibt.»

Denk nach, Marie. Lass dich nicht einlullen!

«Nathan würde euch sicher kein Video geben, das sie gemeinsam gemacht haben.» Ich bin mir nicht sicher, ob er das tatsächlich nicht tun würde. Oft genug ist mir aufgefallen, wie sehr er Paris anhimmelt. Vermutlich würde er alles tun, um ihre Gunst zu erhalten. Zumal er ja auch keine Scheu hatte, Jayden ins Gesicht zu schlagen.

«Dummerchen», wiederholt Paris. «Nate muss mir nichts *geben*. Er ist gutmütig genug, mir blind zu vertrauen. Ich habe Zugang zu allen seinen Sachen und kann mir nehmen, was immer ich möchte.»

«Sobald sie das Video gesehen hat, wird sie es verstehen.» Steph nickt zuversichtlich.

Obwohl ich mich nur im Schneckentempo von ihnen mitziehen lasse, haben wir den Strand fast erreicht.

«Wie weit wollt ihr noch gehen? Können wir es nicht einfach hinter uns bringen?» Ganz egal, welche Informationen das Video über Jayden enthält, ich möchte sie nicht erfahren. Ich will ihn so kennen, wie er sich mir zeigt, und nicht, wie andere ihn darstellen. Aber ich weiß, dass die drei keine Ruhe geben werden, bis ich es gesehen habe.

«Setz dich», fordert Tiffany mich auf und deutet auf eine Bank an der Strandpromenade.

Ich folge ihrer Anweisung und lasse mich nieder. Innerlich wappne ich mich für alles, was gleich kommen mag.

Egal, was du siehst, sei stark. Lächle, und lass dich nicht aus der Ruhe bringen.

In meinem Kopf sehe ich bereits Bilder, wie Jayden auf Tiffany liegt und sie seinen Namen stöhnt.

Zeig ihnen nicht, dass es dir was ausmacht. Es ist nichts, was du nicht wusstest ...

Steph hat ihr Handy herausgezogen und wischt hektisch darauf herum.

Plötzlich stelle ich mir *sie* vor, wie sie vor Jayden auf dem Boden kniet, während er seine Finger in ihren langen Haaren vergräbt.

Unsinn! Warum sollte Nathan das filmen?

«Bereit?», fragt mich Tiffany, die das Handy nun an sich genommen hat und sich zu mir setzt. Sie hält mir das Display unter die Nase und drückt auf «Play». «Es geht los.»

Ich schließe die Augen und nehme mir vor, nicht hinzusehen.

Es ist Bens Stimme, die ich als Erstes vernehme: «Nate ist ja raus, wegen Paris. Also bleiben nur wir beide.»

«Ich finde es nach wie vor unfair.» Jayden klingt trotzig wie ein kleines Kind. «Steph hat doch ohnehin schon ein Auge auf dich geworfen.»

«Aber nur, weil du mit Tiffany zusammen bist. Sobald das gelaufen ist, bist du wieder interessant. Komm schon, Jay», drängelt Ben. «Bei Tiffany war's doch auch unfair.»

«Von mir aus.»

Ich öffne die Augen und sehe, wie Jayden seine Hand ausstreckt. Sie sind in ihrem Zimmer, und Nathan muss das Ganze vom Flur aus gefilmt haben.

«Top, die Wette gilt!», ruft Ben. Er schlägt in Jaydens ausgestreckte Hand ein und schüttelt sie kurz. «Wer Steph zuerst ins Bett kriegt, hat gewonnen!»

«Die Wette gilt.»

In dieser Sekunde wird das Video gestoppt und das Handy aus meinem Blickfeld genommen. Mein Herz rast, und dennoch spüre ich einen Anflug von Erleichterung. Irgendwie hatte ich mir etwas weit Schlimmeres vorgestellt.

«Und?», fragt Steph. «Wie fühlt sich das an?»

«Nach nichts», gebe ich zurück. «Das wusste ich bereits.»

«Was wusstest du?»

«Dass es diese Wette gab. Jay hat es mir erzählt.» Ich habe noch nie gerne gelogen, aber in diesem Augenblick mache ich es aus Überzeugung. Es ist wichtig, dass ich jetzt zu Jayden halte, auch wenn alles gegen ihn spricht.

«Einen Scheiß wusstest du», fährt Tiffany mich an. «Sonst wärst du nicht mit ihm mitgegangen. Du bist doch auch nur eine Wette.»

Es liegt nicht an meinem Selbstwertgefühl, dass ich das für utopisch halte, im Gegenteil. Ich fände es eher weit hergeholt, dass jemand über eine so unbedeutende Person wie mich eine Wette abschließt und dann noch so einen Aufwand betreibt, um zu gewinnen. Zumal Ben nie irgendeinen Versuch in diese Richtung gestartet hat.

Trotz diesen logischen Erklärungen frisst sich der Zweifel weiter in jede Faser meines Körpers, und mir gelingt es nicht, den Mädchen zu widersprechen.

Stumm sitze ich einfach nur da und warte, bis sie mit mir fertig sind und mich in die Freiheit entlassen.

«Jetzt weint sie gleich», sagt Steph mit gespieltem Mitleid.

«Ich glaube euch nicht.» Ich stottere die Worte nur, dennoch kommen sie über meine Lippen. Dass es ein Fehler war, das zu sagen, merke ich sofort.

«Zeig ihr den Rest», ordnet Steph an. Tiffany klickt das Video ein Stück zurück, bis sie an der gewünschten Stelle ist, und drückt erneut auf «Play». Wieder hält sie mir das Handy hin.

Abermals schütteln sich die beiden Männer die Hände.

«Die Wette gilt», sagt Jayden erneut.

«Der Verlierer muss dann das hässlichste Mädchen auf dem Campus daten», ruft Nathan aus dem Off.

Plötzlich wird mir schlecht. Brennende Magensäure kriecht mir die Kehle hinauf.

«Seit wann gibt es Wetteinsätze?», will Jayden wissen. «So was machen wir doch nie.»

«Aber echt», schimpft Ben. «Überhaupt, wer legt das fest, wer das hässlichste Mädchen ist?»

«Wer soll das schon sein?» Wieder die Stimme von Nathan. «Das ist doch offensichtlich. Marie Grave.»

Im selben Moment, in dem Tiffany das Handy wieder wegzieht, tut sich der Boden unter meinen Füßen auf und zieht mich hinein in einen Abgrund, in nie geahnte Tiefen. Ihre Stimme dringt wie aus meilenweiter Entfernung zu mir nach unten: «Hast recht, Marie. Du bist keine Wette. Nicht mal dafür hat es gereicht. Du bist die *Strafe* für den Verlierer.»

«Tja, tut mir leid für dich.» Steph steht auf und klopft mir auf die Schulter. «Ich muss dir nicht sagen, wer der Gewinner war, richtig? Denn du weißt ja, dass ich zuerst mit Ben zusammen war.»

In meinem Kopf ist kein Platz mehr für Wissen. Hier ist nichts mehr, außer einer nicht endenden Leere. Dafür ist mein Körper voll mit Schmerz und Gefühlen, die ich nicht in mir haben will. Ich will mich auf den Boden fallen lassen, schreien, weinen und um mich schlagen. Ich will die Zeichensachen aus meiner Tasche holen und mich so tief schneiden, dass aller Schmerz aus mir herausfließen kann.

«Kleiner Extratipp», sagt Tiffany. Ich nehme nur am Rande wahr, dass sie ebenfalls aufsteht und sich zum Gehen wendet. «Wenn Ben gewonnen hat, bedeutet das, Jayden ist der Verlierer. Falls du das überhört haben solltest.»

Jayden hat verloren ... Ich bin seine Strafe.

Er musste das hässlichste Mädchen auf dem Campus daten. Möglicherweise ihr sogar das Gefühl geben, es sei Liebe im Spiel. Ein Wetteinsatz. Ein Opfer. Nichts anderes bin ich für ihn.

Allein bleibe ich auf der Bank zurück, in meinem Abgrund, aus dem ich nie wieder herauskommen werde.

Wie eine Leiche, balsamiert und aufbereitet, lebendig aussehend, aber innerlich tot.

Ich sehe zu, wie die Mädchen sich kichernd entfernen, ohne mich zu rühren. Jede Bewegung hätte mir verdeutlicht, dass ich lebe und wach bin und dass alles um mich herum tatsächlich passiert. Deswegen bleibe ich starr und unbeweglich, wie festgegossen in Zement. Ich will nicht fühlen, will nicht wach sein und will auch nicht leben.

Das Einzige, was ich will, ist mich schneiden. So oft und so tief, bis aller Schmerz vergangen ist. Auch wenn das bedeutet, dass mit ihm der letzte Funke Leben herausfließen und für immer verschwinden wird.

21

Was ist diese Welt noch wert,
wenn der Mensch, den du liebst, dir das Herz bricht?

Die Nacht ist längst hereingebrochen, und ich sitze immer noch da. Mittlerweile wieder reglos wie ein Stein. Nicht wie der berüchtigte Fels in der Brandung, den nichts erschüttern und nichts aus dem Gleichgewicht bringen kann. Sondern wie ein Findling, der durch die Gewalt eines Gletschers durch die Eiszeit transportiert und dann im Nirgendwo abgelegt wurde.

Vor mir auf dem Boden liegt meine Zeichnung, wenn man es als solche deklarieren kann. Es ist mein blutiger Handabdruck, in schmerzerfüllter Verzweiflung aufs Papier gepresst und nach unten gezogen. Meine rechte Hand ist rostrot verschmiert und klebt, während die Wunden an den Fußknöcheln und dem Oberschenkel noch immer bluten. Noch nie habe ich mich so heftig und unkontrolliert geschnitten wie heute. Und noch nie ist es mir so vollkommen egal gewesen. Genauso wie es mir egal ist, dass eine Gruppe Jugendlicher tuschelnd an mir vorbeigeht und mit den Fingern auf mich zeigt. Es ist mir auch egal, dass Sand und Schmutz in meine Wunde kommen.

Wie in Trance ziehe ich mein Handy aus meiner Hose, um es als Taschenlampe zu benutzen. Aber der Akku ist längst

~ 237 ~

leer. Am liebsten hätte ich es ins Meer geworfen. Alles, was mich an Jayden erinnert, will ich loswerden. Abschütteln wie Regentropfen, die nach einem heftigen Unwetter immer noch an der Kleidung haften. Stattdessen lasse ich das Telefon in meine Schultasche gleiten, stecke die noch feuchte Zeichnung ebenfalls ein und stehe langsam auf. Ein kleiner Tropfen Blut fällt auf den Boden und versickert im Sand. Mit zusammengebissenen Zähnen stapfe ich den stockdunklen Strand hinunter. Für einen Augenblick flammt der Wunsch in mir auf, meine Eltern anzurufen und mich von meinem Vater abholen zu lassen. Sofort ist der Gedanke wieder verflogen. Ich will nicht zugeben, dass meine Mutter recht hatte und ihr diffuses Gefühl der Wahrheit entsprach. Auch das Bedürfnis, mit Collin zu sprechen, wird mit jedem Meter, den ich gehe, kleiner und immer kleiner. So wie meine ausgetretenen Schuhe mit jedem Schritt im Sand versinken, so versinke ich in mir selbst.

Die Dunkelheit um mich herum ist nichts mehr, was ich aktiv wahrnehme. Sie ist ein Teil von mir geworden, der mich begleitet auf meinem Weg, von dem ich selbst nicht weiß, wohin er mich führt.

Nachdem ich gefühlte Stunden gegangen bin, drehe ich um und gehe in die andere Richtung, ohne einen Sinn in dieser Handlung zu erkennen. Unbemerkt bin ich so dicht an das Meer gekommen, dass die eiskalten Wellen meine Füße umspülen und meine Schuhe mit Wasser tränken. Ich bemerke es lediglich an dem Brennen des Salzwassers in den offenen Wunden an meinen Knöcheln.

In völliger geistiger Abwesenheit gehe ich am Strand entlang und bemühe mich, die Gedanken, die zu mir kommen, einfach nur anzuschauen, ohne sie zu fühlen. Die Erinnerungen an Jayden und all seine verlogenen und heuchlerischen Worte, denen ich so vertrauensvoll Glauben geschenkt habe. Die innigen und intimen Berührungen, die ich noch nie mit einem Menschen außer ihm geteilt habe, und die allem Anschein nach nur mir etwas bedeutet haben.

Ich fliege, Jay. Ich fliege ...

Aus dem wundervollen Flug ist ein freier Fall geworden, der mich ohne Sicherheitsnetz ungebremst auf den Boden geschmettert hat. Mit dem Spott und der Häme der anderen hätte ich leben können. Auch mit dem Wissen, auf dem College nur noch die Lachnummer zu sein. Ich hätte es bestimmt sogar geschafft, meinen Eltern und Collin gegenüberzutreten und zuzugeben, dass ich nur verarscht wurde. Dass ich nicht einmal das erwähnte Schmuckstück sein durfte, sondern dass ich die Bestrafung war, die dem Verlierer zuteilwurde, weil er es nicht geschafft hat, sich mehr ins Zeug zu legen.

Ich bin der Kelch, von dem sich jeder wünscht, er möge vorübergehen. Auch damit wäre ich klargekommen.

Womit ich allerdings nicht leben kann, ist der Gedanke, dass der Mensch, den ich so sehr liebe und dem ich alles anvertraut habe, mich wissentlich verletzt hat. Nicht weil er selbst nicht anders konnte oder keinen Ausweg gesehen hat, sondern wegen einer Wette. Um seine Ehre zu wahren, hat er mir das Herz gebrochen.

So wenig bin ich ihm wert ...

Damit kann ich nicht leben, und deswegen entsteht irgendwo in meinem leeren Hirn ein Gedanke, der sich zu einer Idee formt und schließlich zu einem Entschluss wird.

✳

Ich habe jedes Zeitgefühl verloren, als ich mitten in der finsteren Nacht mein altes Ruderboot wiederfinde, das Jayden an den sicheren Platz im Gestrüpp gezogen hat. Erschöpft lasse ich mich daneben in den Sand fallen, verstaue meine Schultasche in einem der Büsche und frage mich im gleichen Atemzug, warum ich das mache. Vielleicht, weil alle meine Zeichnungen darin sind und ich gerne möchte, dass jemand sie findet und Collin meine Bilder bekommt.

Mein Herz tut weh, als ich an ihn denke. Gerne hätte ich ihm etwas hinterlassen, und sei es nur ein Brief, ein paar liebe Worte. Ich denke lange darüber nach, einen Text für ihn zu verfassen. Ich habe in meiner Schultasche alles dabei, was ich dafür benötige. Doch ich entscheide mich dagegen. Völlig egal, was ich meinem Bruder geschrieben hätte, die Botschaft wäre für ihn immer die gleiche: *Wenn dich jemand zerstört hat und du nicht weiterweißt, dann bring dich einfach um!*

Diese Message will ich ihm auf keinen Fall übermitteln. Lieber will ich schweigend aus dieser Welt gehen und die Hoffnung hinterlassen, dass es sich um einen Unfall gehandelt haben könnte. Diese Möglichkeit wird meinen Bruder davon abhalten, ebenfalls etwas Dummes zu machen. Niemals wird er sich etwas antun, wenn unsere Eltern schon die Tochter verloren haben ...

Sie werden denken, ich wollte noch mal aufs Meer, um Wale zu fotografieren.

Beflügelt von meiner Idee, mein eigenes egoistisches Handeln zu rechtfertigen, raffe ich mich auf und beginne, das Boot zentimeterweise Richtung Wasser zu schieben. Es ist mühsam und ich komme kaum voran, aber ich habe es schon einmal geschafft, und deswegen weiß ich, dass ich es auch ein zweites Mal schaffen werde. Schweiß tritt mir auf die Stirn, und ich bin froh über den Wind, der plötzlich auffrischt.

Ich habe ungefähr die halbe Strecke zurückgelegt, als ein Lichtkegel über die Stelle huscht, an der bis vor einer Weile noch mein Boot gelegen hat. Ein zweites Licht gesellt sich dazu.

Es sucht mich jemand.

Die Panik davor, entdeckt zu werden, verbindet sich mit der wilden Freude, dass es tatsächlich Menschen gibt, die mich vermissen und suchen.

Bestimmt haben Tiffany, Steph und Paris ein schlechtes Gewissen bekommen.

Schnell klettere ich in mein Boot und drücke mich ganz fest an den Holzboden. Ich lasse meinen Atem vom Wind verwehen und harre eine gefühlte Ewigkeit reglos in meiner zusammengekauerten Position aus. Zeit spielt keine Rolle mehr. Nichts spielt mehr eine Rolle außer dem Gedanken in meinem Kopf, der sich festgesetzt hat und wächst wie ein unaufhaltsames Krebsgeschwür.

Als ich es wage, wieder herauszukommen, sind die Lichter der Taschenlampen verschwunden, und es ist spürbar kälter geworden. Vom Horizont her weht ein kräftiger Wind heran und bäumt die Wellen auf. Donnernd rollen sie an den Strand, und ich erkenne, dass mein Vorhaben kein leichtes sein wird.

In mühsamer Kleinarbeit setze ich meinen Weg fort. Dann endlich umspült die erste Welle meine Schuhe. Der Pazifik ist deutlich kälter als das letzte Mal. Auch das ist mir egal. Unbeirrt gehe ich weiter.

Selbst als die Wellen an meinen Hüften brechen, verziehe ich keine Miene. Die Schmerzen in meinem Inneren sind zu groß, um solchen Banalitäten noch viel Bedeutung beizumessen. Viel schlimmer trifft mich die Erkenntnis, dass es klug gewesen wäre, einen Stein und ein Seil mitzunehmen. Damit hätte ich mir einiges erleichtern können. Nun muss ich trotz der starken Wellen weit genug hinausrudern, um ein Ertrinken auch ohne Hilfsmittel zu ermöglichen.

Ganz weit am Horizont lässt sich die Morgendämmerung erahnen, als ich mein Boot mit beiden Händen festhalte und mich hineinhieve. Es gelingt mir auf Anhieb, aber wieder bleibe ich am scharfkantigen Lack hängen und reiße mir die Haut auf. Trotzdem rudere ich in die Wellen. Meine Augen fixieren sich auf den kleinen silbernen Streifen, der dort anfängt, wo das Meer aufhört. Kontinuierlich steuere ich darauf zu. Das Brennen in meinen Armen wird überlagert von dem Brennen meines gebrochenen Herzens und kann mich nicht davon abhalten, immer weiter mit den Paddeln in das aufgewühlte Meer zu schlagen. Plötzlich fröstelt es mich, ich umschlinge meine Knie fest mit meinen Armen und schließe die Augen. Ich verharre und lausche auf das Rauschen des Wassers. Es spielt fast das gleiche Lied wie vor wenigen Tagen, als ich zusammen mit Jayden auf dem Deck der «Imperatrix» saß und seinen Worten Glauben schenkte. Nur dieses Mal ist es lauter, intensiver und dynamischer. Nicht mehr piano, sondern ein Mezzoforte, das sich stetig steigert, um irgendwann im Fortissimo zu enden.

Ich möchte noch ein paar Augenblicke hier sitzen, der heuchlerischen Melodie lauschen und mich von dem Leben verabschieden, das so viele Enttäuschungen für mich bereitgehalten hat.

Als ich meine Augen schließlich öffne, sehe ich wieder den Lichtschein einer Taschenlampe.

Bin ich wirklich noch so nah am Strand?

In meiner Wahrnehmung bin ich meilenweit gerudert. Wild entschlossen stoße ich die Paddel ins Meer, um die Distanz zum Strand zu vergrößern.

Mein Blut rauscht durch meine Adern. Ich atme mehrmals tief in den Bauch, zwinge mich zur Ruhe und versuche, die Entfernung abzuschätzen. Jetzt bin ich zu weit weg, als dass mich jemand sehen oder erreichen könnte.

Und doch – das Licht huscht in meine Richtung, trifft auf das Wasser, wandert weiter und verharrt für eine Sekunde auf meinem Körper.

Ich erstarre. Mein Herz setzt einen Schlag aus und beginnt dann, wild zu hämmern.

In meiner Panik öffne ich meine Hände, höre das Platschen, als die Ruder ins Wasser fallen, und sehe ihnen zu, wie sie im schwarzen Meer verschwinden.

Ohne nachzudenken springe ich auf und stürze mich ins Meer.

Es ist, als wäre ich in einen Eimer mit Eiswürfeln gesprungen. Wie tausend Nadeln bohrt sich der Schmerz der Kälte in meine Knochen und lähmt mich. Die Wellen sind deutlich höher und kraftvoller, als es vom Boot aus ausgesehen hat. Trotzdem beginne ich, auf das offene Meer hinauszuschwimmen. Ich lasse mich von der Strömung mitreißen, steuere immer auf den Horizont zu, ohne nachzudenken und ohne innezuhalten.

Ich bekomme kaum genug Luft, fange jetzt schon an zu japsen und kämpfe gegen das drohende Schwindelgefühl an. Die Kälte scheint meine Lungen zu vereisen, und die

Wellen machen es mir fast unmöglich, mich über Wasser zu halten.

Wieder denke ich an Jayden, der noch vor einer guten Woche ebenfalls mitten in der Nacht geschwommen ist. Damals ist das Meer spiegelglatt gewesen, und trotzdem ist Jayden schnell wieder aus dem Wasser gekommen.

Diese Möglichkeit habe ich längst nicht mehr.

Ich werde sterben ...

Mein Herz hämmert noch wilder und droht, in meiner Brust zu zerspringen.

Ruckartig drehe ich mich um, bekomme eine Welle ins Gesicht und schnappe heftig nach Luft. Ich versuche, das brennende Salz aus meinen Augen zu reiben, und mache damit alles nur noch schlimmer. Nur verschwommen nehme ich wahr, wie weit mein Boot bereits von mir abgedriftet ist und von dem Sog ins Meer gezogen wird. Unmöglich, es jemals wieder zu erreichen. Hektisch schaue ich mich um, unentschlossen, in welche Richtung ich schwimmen soll.

Plötzlich lässt meine Panik nach. Mit einer ernüchternden Erkenntnis wird mir klar, dass ich das sichere Land niemals wieder erreichen werde.

Deswegen schwimme ich weiter auf den Silberstreif am Horizont zu. Nichts mehr denken, nichts mehr fühlen. Mein ganzes Dasein wird darauf beschränkt, einen Schwimmzug nach dem anderen zu machen. Arme bewegen, Beine bewegen, den Kopf stur über die Wellen halten und atmen. Der nächste Zug, der übernächste ...

Mir wird schwarz vor Augen. Da taucht Collin vor mir auf. Er streckt mir seine Hand entgegen. Ich ergreife sie, und Tränen laufen mir die Wangen hinunter. Sie schmecken wie das Wasser des Meeres, vermischen sich mit der spritzenden Gischt, bis ich beides nicht mehr voneinander unterscheiden kann. Alles, was ich noch deutlich erkenne, ist der geliebte Mensch vor mir.

Collin, der stumm meine Hand hält und mir Beistand leistet, während ich hinabsinke in die Tiefe des Ozeans.

22

Kein Feind der Welt kann dir so weh tun
wie der Mensch, den du liebst

Die Wellen schlagen über mir zusammen. Kurz komme ich wieder zu Bewusstsein. Trotz des schmerzenden Brennens reiße ich die Augen auf und schaue mich um. Überall ist schwarzes Wasser. Unmöglich zu erkennen, wo oben und wo unten ist. Ich sehe eine schwache Helligkeit über mir und beginne hektisch, dorthin zu schwimmen. Eine Unterwasserströmung erwischt mich, wirbelt mich herum und katapultiert mich zurück in die Orientierungslosigkeit. Diesmal entscheide ich mich willkürlich für eine Richtung, strample panisch und komme dennoch nicht an die Oberfläche. Reflexartig schnappe ich nach Luft. Meine Lungen glühen wie Feuer, krampfen sich zusammen und zwingen mich zu husten. Immer mehr Wasser läuft in meinen Mund, in meine Nase. Ich schreie und schreie, und doch kommt kein Ton über meine Lippen.

Warum soll ich kämpfen?

Ich lasse mich zurücksinken in das gnädige Schwarz, will die Augen schließen und zur Ruhe kommen.

Dann werde ich am Arm gepackt. Irgendetwas greift mich an, zieht mich endlos durchs Wasser.

Das ist der Tod. Er ist gekommen, um dich zu erlösen.

~ 246 ~

Dankbar lasse ich mich fallen, in schützende Arme, die eine ungeahnte Geborgenheit ausstrahlen. Ich lasse mich mitziehen, bereit, zu sterben und das anzunehmen, was auch immer nun kommen mag.

Plötzlich ist mein Kopf über Wasser.

Atmen. Endlich wieder atmen!

Hektisch schnappe ich nach Luft und schlage in Todesangst um mich.

«Marie, hör auf», schreit jemand dicht neben mir. Es klingt wie Jayden, und fast hätte ich hysterisch losgelacht über diese weitere Halluzination, die mir in der Stunde meines Todes zuteilwird.

Immer heftiger wehre ich mich, ohne zu wissen, wogegen eigentlich.

Ich werde herumgewirbelt, in eine andere Position gebracht, um zu vermeiden, dass die heranrollende Welle mich frontal trifft. Sie erwischt mich seitlich, hebt mich an und lässt mich vergleichsweise sanft zurück ins Meer gleiten.

«Marie, ich hol dich hier raus, aber du musst ruhig bleiben.» Der Satz ist nur ein Keuchen.

Ich bin nicht allein, jemand ist bei mir. Ein warmer Körper, der Sicherheit ausstrahlt. Eine bekannte Stimme, ein vertrauter Geruch. Mein betäubter Verstand nimmt Jayden wahr, der sich als reale Person neben mir befindet.

Er ist keine Einbildung!

Augenblicklich höre ich auf zu strampeln, kralle mich an seinem Shirt fest und schlinge die Beine um seinen Körper, der mindestens genauso kalt ist wie mein eigener. Ich spüre, wie Jayden darum kämpft, an der Oberfläche zu bleiben. Er sackt kurz unter Wasser, und ich bekomme einen heftigen Tritt gegen mein Schienbein.

Irgendwie sorgt Jayden dafür, dass ich nicht mit untergehe, und taucht dann selbst wieder auf. Er spuckt das Wasser, das er in den Mund bekommen hat, ins Meer zurück und schüttelt sich seine nassen Haare aus dem Gesicht. Unter Wasser packt er mein Handgelenk, zieht mich zu sich und versucht, mich auf den Rücken zu drehen. Mein Blick geht in den Himmel, der genauso schwarz ist wie das Meer. Mein Körper versteift sich. Dann erwischt uns die nächste Welle. Jayden japst nach Luft, seine Hand rutscht von meinem Arm, und er beginnt wieder zu schwimmen. Es ist keinerlei Energie mehr in seinen Bewegungen.

Wir werden beide hier sterben …

Eine Erkenntnis, die mich wachrüttelt und mir hilft, eine Entscheidung zu treffen.

Rette wenigstens dich, rufe ich ihm in Gedanken zu.

Ich habe nicht die Kraft, die Worte zu sprechen, aber ich versuche, sie ihm telepathisch zu übermitteln.

Abrupt lasse ich ihn los. Die Strömung treibt mich sofort ab.

Jayden reißt die Augen weit auf. In seinem Blick liegt Entsetzen. Er greift nach mir und erwischt meinen Oberarm.

«Hör auf!», schreit er mich an. Wieder versucht er, mich auf den Rücken zu drehen, legt dann aber stattdessen seinen Arm eng um meine Hüfte und zieht mich dicht neben sich. So hält er mich über Wasser, während er mit dem anderen Arm und den Beinen versucht, selbst nicht unterzugehen. Zwar gelingt ihm das, aber er schafft es nicht, vorwärtszukommen.

Wir werden sterben …

Mein schriller Schrei tönt durch die Nacht.

«Bleib ruhig», zischt er mir zu. Diese knappen zwei Worte reichen, ihn aus dem Gleichgewicht zu bringen. Erneut taucht er kurz unter, schafft es wieder an die Oberfläche und paddelt weiter. Eine große Welle rollt auf uns zu, Jayden zieht mich schützend vor sich, bekommt die ganze Wucht des Wassers ins Genick und japst nach Luft, bevor ihn die nächste Welle trifft.

Jayden wird sterben ...

Der Gedanke ist nicht mehr aus meinem Kopf zu bekommen. Es war *mein* Wunsch, mein Leben zu lassen. Jayden hat das für sich nicht gewollt. Er hat mich verarscht, mich benutzt und mir so sehr weh getan wie nie ein anderer Mensch zuvor. Dennoch ist er nun hier bei mir, und er hat es nicht verdient, wegen mir sein Leben lassen zu müssen.

Ich sammele alles an Kraft, was ich noch irgendwo mobilisieren kann, und beginne mit den Beinen zu strampeln. Meinen freien Arm strecke ich aus und lege ihn flach auf die Oberfläche des Meeres. Länger als ein paar Minuten werde ich das nicht durchhalten. Die Muskeln an meinen Beinen verkrampfen bereits und verwandeln sich in pulsierende Schmerzen.

Jayden blickt sich um, lässt mich aber nicht los. Meine Hoffnung sinkt. Sollte er ebenfalls die Orientierung verloren haben, besteht für ihn keine Chance, an Land zu kommen.

«Hier», ruft er unvermittelt und hebt die Hand in die Luft. «Ben!»

Es dauert eine Weile, bis ich Ben ebenfalls sehe. Neben ihm schwimmt eine weitere Gestalt, die ich in der Nacht kaum ausmachen kann.

Jayden schafft es endlich, mich umzudrehen, sodass ich mit dem Rücken auf dem Wasser liege, und schiebt mich den beiden entgegen.

«Eric?», fragt Ben, und dieser nickt.

Eric schwimmt auf mich zu, wechselt in die Rückenlage und zieht mich auf seine Brust. Seine Hand umfasst mein Kinn und hält meinen Kopf über Wasser, während er sich rückwärts in die Richtung bewegt, aus der die beiden gekommen sind. Durch meine salzverklebten Wimpern erkenne ich, wie Ben Jayden am Oberarm packt und ihn mit sich zieht. Schweigend kämpfen sie gegen die Wellen an, die uns immer weiter hinaus aufs Meer treiben wollen. Wir kommen nur langsam vorwärts, aber immerhin kommen wir voran. Während ich mich ziehen lasse, kann ich zusehen, wie die Morgenröte die Dunkelheit verjagt.

«Ben. Wechsel.» Auch Erics Stimme ist nur ein Keuchen. Ben nickt, lässt Jayden los und schwimmt hinter mich. Sie beschränken ihre Kommunikation auf das Wesentliche und wechseln stumm ihre Position. Es muss wahnsinnig anstrengend sein, mich so eine weite Strecke in Rückenlage durch die Fluten zu ziehen. Aber ich bin nicht mehr in der Lage, mich umzudrehen und mitzuhelfen. Wenigstens Jayden scheint sich etwas erholt zu haben, denn er schwimmt nun wieder selbst neben Eric her. Meine Augenlider flattern, und ich muss mich zwingen, wach zu bleiben.

Unvermittelt merke ich, wie die Rückströmung aufhört und wir leichter vorankommen.

«Wir haben es», ruft Ben. «Brandung.»

Spürbare Erleichterung breitet sich auf Erics und Jaydens Gesichtern aus, deswegen erlaube ich mir, in die Bewusstlosigkeit zu sinken.

Meine Fersen schrammen über den rauen Sand. Jemand zieht mich aus dem eisigen Wasser. Ich öffne meine brennenden Augen und zwinge meinen steifen Nacken, sich zu drehen. Ben hat seine Arme unter meine Schultern gehakt und schleift mich an Land. Der Himmel über mir ist in ein freundliches Rot getaucht. Der Morgen bricht gerade an, und es verspricht, ein sonniger Tag zu werden. Ich blinzle mehrfach, um meinen Blick zu klären, und schaue mich um.

Eric und Jayden folgen uns in einigem Abstand.

Während Eric nur Boxershorts trägt, ist Jayden fast vollkommen bekleidet. Sogar seine Socken trägt er noch. Er muss es sehr eilig gehabt haben, ins Wasser zu rennen. Ben zieht mich auf eine Decke, die am Strand liegt, und wickelt mich in eine weitere ein. Aus dem Augenwinkel erkenne ich, wie Jayden sich vornüberbeugt und sich erbricht. Bestimmt hat er genau wie ich viel zu viel Wasser geschluckt. Ich nehme wie ein externer Beobachter wahr, wie er schwankt und sich völlig entkräftet in den Sand fallen lässt. Eric rennt hin und kniet sich neben ihn. Mehr kann ich nicht erkennen, da Ben mich in die stabile Seitenlage bringt und beginnt, mich abzureiben, um Wärme zu erzeugen.

Meine Wimpern sind noch immer nass und verklebt durch das Salz, sodass ich nur schemenhaft zwei Personen ausmachen kann, die von der Strandpromenade auf uns zugerannt kommen. Sie tragen ein weißes Poloshirt mit dem Wappen der CSUMB und haben einen Erste-Hilfe-Koffer in der Hand. Einer der Sanitäter lässt sich neben mich auf die Decke sinken und greift nach meinem Handgelenk. Der andere verschwindet aus meinem Blickfeld, und ich hoffe, er kümmert sich um Jayden.

Unvermittelt schießt Flüssigkeit meine Speiseröhre hoch.

Ich setze mich auf, würge ein paarmal und muss dann heftig husten. Schwallartig kommt das ganze Wasser aus meinem Körper heraus, hinterlässt ein säureartiges Brennen in meiner Kehle und eine angenehme Leere in meinem Körper.

Ben sitzt neben mir und stützt mich ab. Er hält mir die nassen Haare aus dem Gesicht und zieht immer wieder die Decke über meine Schultern, während der Sanitäter meinen Puls überwacht. Anschließend leuchtet mir der Mann mit einer Taschenlampe ins Gesicht und untersucht meine Pupillen und meine Reflexe.

Plötzlich spüre ich etwas an meinem Rücken. Jayden ist zu mir unter die Decke gekommen, legt seine eiskalten Arme um meine Hüften und zieht mich dicht an sich heran. Ich spüre das Zittern, das an seinen Händen beginnt und durch seinen gesamten Körper läuft. Alle Enttäuschung über ihn ist fort, verlorengegangen in den Fluten, in denen wir gemeinsam ums Überleben gekämpft haben. Reflexartig ziehe ich ihn dichter an mich heran, versuche zu fühlen, ob er weint oder vor Erschöpfung zittert.

«Marie.» Er ist zu sehr außer Atem, um mehr sagen zu können. Er schluchzt.

Der zweite Sanitäter setzt sich zu uns und drückt mir eine Wasserflasche in die Hand.

«Ihr müsst trinken», fordert er mich auf. Ich zwinge zwei Schlucke in meine schmerzende Kehle und gebe die Flasche weiter an Jayden. Dafür nehme ich ein Stück Traubenzucker entgegen und beobachte, wo Eric und Ben hingehen.

Sie müssen ihre Sachen hier am Strand zurückgelassen haben, denn die beiden ziehen sich trockene Klamotten an und kommen dann wieder zu Jayden und mir.

«Muss sie ins Krankenhaus?», will Ben von dem Sanitäter

wissen, der mir eine Manschette über den Arm schiebt und meinen Blutdruck misst.

«Es gibt keine Anzeichen für sekundäres Ertrinken, aber ...»

«Das heißt, es ist alles in Ordnung?», fragt Jayden. Er trinkt etwas Wasser und gibt mir dann die Flasche zurück. Es ist nur ein kleines Stück, das er dabei von mir abrückt, dennoch spüre ich sofort den Wind um meinen Körper pfeifen und beginne zu frieren.

«Der Kreislauf ist stabil», sagt der Sanitäter. «Aber sie muss sich dringend aufwärmen.»

«Okay», stimmt Jayden zu, steht auf und greift nach seinen Schuhen, die jemand säuberlich neben unsere Decke gestellt hat. «Bringen wir sie heim.»

«Lieber in ein Krankenhaus», bestimmt der Sanitäter.

«Das ist nicht nötig», sagt Jayden schnell. «Ich hab das im Griff. Ich achte auf die Alarmzeichen.»

«Jay», sagt der zweite Sanitäter in warnendem Tonfall. «Bei allem Vertrauen, das ich in dich habe: Sie wäre fast ertrunken, und wir sollten sie sicherheitshalber zur Überwachung ins Krankenhaus bringen.»

«Ich passe auf sie auf und lasse sie nicht aus den Augen. Eddy, du kennst mich und weißt, ich habe auch eine Erste-Hilfe-Ausbildung. Ich werde ihren Zustand überwachen.» Jayden streckt dem Mann die Hand hin und schaut ihn eindringlich an. «Bitte! Das, was Marie jetzt wirklich braucht, wird sie nicht im Krankenhaus bekommen.»

Ein weiterer Kälteschauer erfasst mich.

Bitte nicht ins Krankenhaus!

Damit würde dieser Vorfall ganz sicher an die große Glocke gehängt werden. Sofort beschleunigt sich mein Puls.

Eddy wirft seinem Kollegen einen fragenden Blick zu.

In diesem Moment mischt sich Ben ein.

«Danke, Eddy. Danke, Mason. Auch dafür, dass ihr so schnell da wart.» Er schüttelt den beiden Sanitätern ebenfalls die Hand. «Ein Krankenwagen hätte länger gebraucht, und ich hätte nicht gewusst, wie ich jemandem, der sich hier nicht auskennt, diese Stelle beschreiben soll.»

«Gern geschehen», brummt Mason und kratzt sich seinen Bart. «Wir müssen diesen Vorfall aber der Universität melden.»

«Lass uns später drüber sprechen. Erst muss Jayden Marie ins Warme bringen. Ihre Lippen sind ganz blau.» Ben wirft einen prüfenden Blick auf Jayden. «Und du musst dich auch umziehen.»

«Eddy?», fragt Jayden.

Eddy runzelt die Stirn und nickt dann.

«Ich hab deinen Pullover am Strand gefunden», ruft Eric und drückt ihn Jayden in die Finger. «Dein Handy ist noch drin.»

«Danke.» Jayden nimmt den Pullover entgegen. Er steckt das Handy in seine Hosentasche und zieht mir dann mein nasses Sweatshirt aus.

Ben und Eric helfen mir in Jaydens Pullover, stellen mich dann auf die Beine und legen sich meine Arme um ihre Schultern. Jayden hebt die Decke auf, die von meinen Schultern heruntergerutscht ist, und wickelt sie um mich, obwohl er selbst bestimmt genauso sehr friert.

Meine Beine sind nicht fähig, mein Gewicht zu tragen, so weich und kraftlos sind meine Muskeln. Deswegen lasse ich mich halb tragen. So schwanken wir gemeinsam zur Strandpromenade hinauf.

Drei weitere Leute kommen durch die Morgendämmerung auf mich zu. Nathan, Paris und Oliver, ein Student von unserem Campus. Sie halten Taschenlampen in den Händen, eine Wasserflasche und eine Decke.

Sie haben mich alle gesucht ...

«Wir haben sie», ruft Ben ihnen entgegen. «Es geht ihr gut.»

«Gott sei Dank.» Nathan klingt unheimlich erleichtert. Er nimmt Oliver die Decke aus der Hand und hängt sie dem klatschnassen Jayden um die Schultern. Dann sieht er die beiden Sanitäter. «Was zur Hölle ist passiert?»

«Ihr Boot ist gekentert», lügt Jayden. «Sie muss bewusstlos geworden sein.»

«Wie hast du sie nur gefunden?»

«Ich war mir sicher, ihr Ruderboot auf dem Meer zu erkennen.» Jayden klingt viel hektischer als sonst. «Dann bin ich so lange getaucht, bis ich sie gefunden habe. Zum Glück haben die beiden uns gesehen.» Er deutet mit dem Kinn auf Ben und Eric. «Allein hätte ich sie nie rausbekommen.»

«Ich hab die Sanis angerufen, dass sie herkommen sollen, als ich Jayden und Marie im Wasser gesehen habe. Ich wusste nicht, wie lange Marie schon ums Überleben kämpft», ergänzt Ben.

«Wir bringen sie jetzt zu Jays Wagen», sagt Eric drängend. «Könnt ihr unsere Sachen mitbringen, die noch am Strand liegen?»

«Machen wir», verspricht Oliver. «Treffen wir uns gleich an den Autos?»

«Ja.»

Wir setzen uns wieder in Bewegung, gehen weiter hinauf zur Strandpromenade. Jayden klettert als Erster auf die Mauer. Ben und Eric heben mich einfach hinauf, dann sehe ich schon den Range Rover. Direkt daneben stehen Bens Pick-up und der Einsatzwagen der Sanitäter.

Jayden entriegelt sein Auto und öffnet mir die Tür. Ich werde in den Wagen bugsiert und lasse mich erschöpft auf den Beifahrersitz fallen. Zitternd ziehe ich mir die Decke unter das Kinn und schließe die Augen. Sofort ist Jayden ebenfalls im Wagen, startet den Motor und dreht die Heizung auf.

«Jay», flüstere ich erschöpft. «Ich will nicht zurück auf den Campus. Bitte. Ich kann das jetzt nicht.»

«Wo willst du denn hin?»

Bis wir am College ankämen, wäre es helllichter Tag. Jeder würde mich über den Hof kriechen sehen. Wieder einmal nass und schmutzig, heruntergekommen und am Ende. Sie würden lachen und Fragen stellen. «Egal. Nur nicht zurück. Bitte.»

«Okay.» Er steigt wieder aus, und ich höre, was er Ben über das Autodach zuruft. «Sie braucht Zeit. Wir tauchen drei Tage unter.»

«Was soll ich den Professoren sagen? Sie werden auf jeden Fall von dem Einsatz der Sanitäter erfahren.»

«Sag ihnen, Marie hatte einen Unfall und nimmt sich deswegen eine kleine Auszeit. Entschuldige mich mit. Wir sind am Freitag zurück.»

«Jay?» Bens Stimme klingt unsicher. «Soll ich wirklich *Unfall* sagen?»

«Ja!», erwidert er und steigt wieder ein. In dem Moment wird mir klar, dass sowohl Ben als auch Jayden wissen, dass mein Boot nicht gekentert ist.

Der Rover setzt sich in Bewegung. Ben steht noch immer

wie erstarrt auf der gleichen Stelle und wartet auf seine Freunde.

«Du wusstest, wo du mich findest», stelle ich knapp fest und schiele zu Jayden.

Deswegen hat er hier geparkt und die anderen rund um mein Ruderboot suchen lassen.

«Ja.»

«Woher wusstest du, was ich vorhabe?»

«Instinkt.» Jayden lenkt seinen Wagen auf den Highway. «Paris hat Nathan verraten, was sie gemacht haben. Und er hat es mir gesagt.»

«Warum?»

«Sie hatte ein schlechtes Gewissen Nathan gegenüber und Angst, dass du dir was antust.»

«Hm», mache ich. Ich bin zu müde, um darüber nachzudenken, ob ich das wirklich glauben kann.

«Marie», beginnt Jayden. «Wegen des Videos. Ich bring dich irgendwohin, und wir reden in Ruhe darüber.»

«Nein.»

«Wir müssen reden. Aber nicht jetzt und nicht hier. Erst müssen wir trocknen und schlafen. Später, in Ruhe.»

«Nein», wiederhole ich.

Es gibt nichts zu reden. Ich verdanke dir mein Leben. Mehr muss ich nicht wissen. Wenn du mich bei dir bleiben lässt, bleibe ich. Wenn du meiner überdrüssig bist, dann gehe ich. Ohne Groll und ohne Schmerz. Egal, wie sehr du mich verletzt hast. Du hast mein Leben gerettet, und dafür werde ich dich immer lieben.

Ich weiß gar nicht, ob ich die Worte ausspreche oder ob sie in meinen Gedanken bleiben. Mein Kopf sinkt auf meine Brust, und ich kann endlich schlafen.

23

Ein alter Glaube hat mehr Freunde
als eine neue Wahrheit

Ich wache erst auf, als Jayden mich eine kleine Treppe hinaufträgt. Im ersten Augenblick denke ich, dass wir doch auf dem Campus sind, aber Jayden hätte das nie gegen meinen Willen getan.

Wie ein Baby liege ich in seinen Armen und sehe ihn zum ersten Mal in dieser Nacht wirklich an. Er hat rote, blutunterlaufene Augen, seine feuchten Haare sind wirr und verknotet, und seine nassen Klamotten kleben an seinem Körper. Zwischen seinen Zähnen steckt eine kleine Karte.

Trotz seiner Erschöpfung trägt er mich scheinbar mühelos einen langen Flur entlang, bis wir vor einer Zimmertür mit der Zahl 12 stehen.

Wir sind in einem Hotel.

Jayden nimmt die Zimmerkarte aus dem Mund und hält sie an den Sensor. Die Tür schwingt auf, er trägt mich hinein und legt mich auf dem Bett ab. Die Karte wirft er auf das Kopfkissen, dann zieht er mir die nassen Schuhe und Socken aus. Wahllos lässt er alles auf den Boden fallen und macht sich daran, mir Pullover, Hose und Unterwäsche auszuziehen. Ich bin zu schläfrig und zu erschöpft, um zu widersprechen, und lasse ihn machen. Dann schlüpft er zügig aus seinen eigenen Klamotten. Für einen kurzen Moment befürchte ich, dass es auf Sex hinausläuft. Aber er nimmt mich wieder hoch und trägt mich ins Bad, direkt in die Dusche.

«Kannst du stehen?», fragt er mich.

«Denke schon.»

Er stellt mich vorsichtig ab, ohne seinen stützenden Griff um meine Hüften zu lockern. Mit der freien Hand dreht er das Wasser auf. Es ist nicht mal lauwarm. Ich schrecke zusammen und verkrampfe mich.

«Tut mir leid. Wir dürfen nicht gleich heiß duschen», erklärt er mir. «Das öffnet die Poren der Haut, und dann friert man hinterher noch viel mehr.»

Während das Wasser läuft, stellt er es wärmer und dann wieder kälter. Erst nach mehrmaligem Wechseln duschen wir so warm, dass es angenehm für mich ist. Der Strahl ist breit genug für uns beide, und dennoch stehe ich zentral in der Wanne und er nur am Rand. Ich ziehe Jayden an mich, schmiege mich an seinen Körper. Er hat wieder seine gewohnte Wärme, und sofort ist das Gefühl von Geborgenheit da. Viel zu schnell dreht Jayden die Dusche ab, wickelt mich in ein großes, weißes Frotteehandtuch und trägt mich zurück ins Bett. Mit der dicken Federdecke deckt er mich bis zum Kinn zu, stellt mir noch ein Wasser auf den Nachttisch und schließt die Jalousien. Nackt legt er sich zu mir ins Bett, kommt unter meine Decke und kuschelt sich an mich.

Ich strample das Handtuch von mir weg und kicke es aus dem Bett. Dann drehe ich mich zu ihm um. Er nimmt mich in den Arm, drückt seine nackte Brust gegen meine, und ich lege mein Bein über seine Hüfte. Mein Kopf ruht auf seiner

Schulter, und ich atme den Duft seiner noch feuchten Haut ein, bis ich in einen tiefen und erholsamen Schlaf gleite.

✳

Das Sonnenlicht, das durch die Schlitze der Vorhänge ins Zimmer fällt, weckt mich auf. Ein paar Atemzüge lang bleibe ich einfach dicht an Jayden gekuschelt liegen und spüre in mich hinein. Mein Kopf dröhnt etwas, und mir ist leicht schwindelig, aber ansonsten scheint alles in Ordnung zu sein. Jayden schläft fest, und ich schiebe ihn ein Stück zur Seite, um mich aufzurichten. Vorsichtig gebe ich ihm einen Kuss auf die Wange. Seine Haut schmeckt noch immer leicht salzig. Er rührt sich nicht, als ich seine Haare entwirre und meine Finger dann über den Schriftzug auf seinem Oberarm gleiten lasse.

Er passt so gut zu ihm, und ich muss zugeben, dass er mir mittlerweile gefällt. Auf das andere Tattoo trifft das nicht zu, aber es spielt keine Rolle. Nichts, was Jayden tut, spielt mehr eine Rolle. Ich würde ihn auch lieben, wenn er sich von oben bis unten mit bunten Schmetterlingen tätowieren lassen und täglich ins Bordell gehen würde.

Er hat mein Leben gerettet und dafür sein eigenes riskiert.

Noch nie hat mir ein Mensch so sehr das Gefühl gegeben, dass ich etwas wert bin.

Außerdem habe ich mittlerweile verstanden und akzeptiert, dass Jayden mir niemals gehören wird. Ich bin nicht seine Freundin und schon gar nicht seine Partnerin, sondern jemand, der ihn aus welchen Gründen auch immer ein Stück seines Lebens begleiten darf, bis er seine Aufmerksamkeit auf etwas anderes fokussiert. Ich bin fest entschlossen, bis dahin jeden Moment mit ihm auszukosten und mitzunehmen. Langsam beuge ich mich über ihn, küsse seine Lippen, die Vertiefung über seinem Schlüsselbein, und lasse meinen Mund dann tiefer wandern, über seine glatte Brust bis hinunter zum Bauch. Die Muskeln liegen unter der Bauchdecke, äußerlich nicht zu sehen, aber deutlich zu fühlen. Kurz frage ich mich, ob Jayden überhaupt möchte, was ich hier tue, und dennoch höre ich nicht damit auf. Mit der Zunge streiche ich seitlich über seine Leisten und taste mich dann zur Mitte vor. Jayden gibt ein leises Seufzen von sich, rekelt sich und verschränkt dann die Arme hinter dem Kopf. Diese Geste beinhaltet eine Unmenge an Routine und Abgeklärtheit, aber es kann mich nicht mehr schocken. Selbst wenn er Hunderte Mädchen im Bett hatte und noch weitere Tausende folgen, so habe ich von ihm weit mehr bekommen als alle anderen zusammen.

«Marie», sagt Jayden überrascht. Ich hebe den Kopf, und er blinzelt mich an, offenbar erst jetzt richtig wach. Er stöhnt kurz auf, zieht mich dann aber dennoch zwischen seinen Beinen hervor und schaut mich verwundert an. Seine Augen sind nicht mehr rot unterlaufen, sondern haben nur die Farbe einer tiefen Lagune an einem Sommertag. Ich küsse wieder seine Lippen, stütze mich an seinen Schultern ab und setze mich auf ihn. Es ist ein heißes, brennendes Gefühl, als ich ihn in mir spüre.

Jayden legt seine Hände auf meine Taille. Es stört mich nicht, dass sich seine Finger in meinen Hüftspeck krallen. Mir ist auch gleichgültig, ob ihm der starke Kontrast zwischen seinem gebräunten Bauch und meinen käseweißen Oberschenkeln auffällt, denn ich weiß bereits, dass er mich ohnehin niemals lieben wird.

Ich versuche, mich seinen Bewegungen anzupassen, und lasse mich führen von seinen Händen. Dann setzt Jayden sich plötzlich auf, um mich küssen zu können. Dabei zieht er mich noch enger an seinen Schoß und an seine Brust heran. Seine Zunge ist in meinem Mund, seine Hände scheinen überall gleichzeitig auf meinem Körper zu sein, bis sie sich auf meine Wangen legen und meinen Mund von seinem lösen. Lange schaut er mich einfach an. Seine Augen leuchten, und ich ertrinke in seinem Blick.

«Marie», keucht er. «Ich liebe dich.»

Für einen Augenblick ist es mir genug, mich fest an Jayden zu schmiegen, meine Nase an seinem Hals zu vergraben und seinen Geruch einzuatmen.

«Jay», flüstere ich ihm ins Ohr. «Ich war noch nie wirklich verliebt und noch nie auf diese Weise mit jemandem zusammen. Niemals war mir ein Mensch so wichtig wie du.»

Meine Worte scheinen ihn zu befeuern, Jaydens Lippen sind an meiner Kehle, auf meiner Brust und dann wieder auf meinem Mund. Sein Atem kommt stürmisch.

Eine Explosion schießt heiß in meine Mitte, fährt durch meinen Bauch in meinen Kopf und löscht alle Gedanken aus.

Dann ist Ruhe, wir halten beide ganz still, um dem Gefühl nachzuspüren, das langsam verebbt.

Schwer atmend steige ich von ihm runter und wickele mich in die Decke. Jayden kuschelt sich so dicht an mich, dass sich sein Schweiß mit meinem vermischt.

«Wie konntest du gestern Nacht rechtzeitig bei mir sein?», frage ich ihn. «Das Licht der Taschenlampe, das über das Meer geleuchtet hat, das war von dir, oder?»

«Nein», sagt er. Seine Augen sind geschlossen. Die feinen

Bartstoppeln an seinem Kinn kitzeln meine Schulter. «Das war von Ben oder Eric. Zu dem Zeitpunkt war ich längst im Meer und auf dem Weg zu dir, sonst wäre ich nie rechtzeitig da gewesen. Ich hab sogar gesehen, wie du vom Boot gesprungen bist.»

«Wie war es möglich, mich unter Wasser zu finden?»

«Ich bin getaucht, immer und immer wieder, bis ich dich endlich hatte. Zum Glück wussten Ben und Eric, wo auf dem Meer sie uns suchen müssen. Sonst wäre es böse ausgegangen.» Seufzend öffnet er die Augen. Er rutscht ein kleines Stück weg und schaut mich von unten nach oben an. «Können wir über den Grund reden, aus dem du das gemacht hast?»

Ich ignoriere seine Frage.

«Du hast dein Leben riskiert», stelle ich stattdessen die Tatsache fest, die ich längst erkannt habe und trotzdem noch mehr verinnerlichen will. «Danke.»

«Jederzeit!» Er hebt seine Hand, wie um sich zu melden. «Stets zu Diensten.»

Ich muss lächeln. «Wie viele Leute hast du gestern losgeschickt, um mich zu suchen?»

«Zehn. Wir haben uns aufgeteilt. Ben, Eric, Oliver und ich haben bei deinem Ruderboot gesucht. Nathan und Paris waren beim Tretbootverleih. Lysann und Stan, Cedric und Matt, alles Jungs aus meiner Mannschaft, haben in der anderen Richtung gesucht.»

«Lysann war dabei?», frage ich ungläubig.

«Ja. Sie war gerade bei Stan und wollte mitkommen. Eric hat übrigens deine Tasche gefunden. Sie ist bei Ben im Wagen.»

Meine Zeichnungen sind in Sicherheit.

Insgeheim bin ich froh, dass Collin sie nie in die Finger bekommen wird. Irgendwann hätte er bestimmt herausgefunden, woraus sie bestehen, und vermutlich wäre er darüber sehr verstört gewesen. Das habe ich gestern Nacht in meinem emotionalen Aufruhr nicht bedacht.

«Danke», sage ich wieder.

«Können wir jetzt über das Video reden?», fragt Jayden. «Bitte.»

Ich lege meine Finger auf seine Lippen, um ihn zum Schweigen zu bringen. «Es ist alles in Ordnung zwischen uns. Du brauchst mir nichts erklären.»

Ruckartig steht er auf und zieht die Vorhänge auseinander. Ich nutze die Gelegenheit dazu, das Wasser auf meinem Nachttisch zu trinken. Daneben liegt eine Broschüre mit der Aufschrift «Motel Travelodge by Wyndham Monterey Bay».

Jayden wirft mir seinen Pullover zu, den ich bereits am Vortag getragen habe, und schlüpft in sein zerknittertes, graues T-Shirt, das er vom Boden aufhebt. Dann setzt er sich im Schneidersitz zu mir aufs Bett, legt die Decke über seine nackten Hüften und die Fingerspitzen aneinander.

«Wenn ich dir wirklich so wichtig bin», sagt er in einem Tonfall, der keinen Widerspruch duldet, «dann hörst du mir verdammt noch mal jetzt einfach zu.»

«Einverstanden.» Wenn er sich erklären möchte, dann soll er die Gelegenheit dazu bekommen, auch wenn ich es überhaupt nicht hören will. Ich setze mich ebenfalls auf und ziehe Jaydens Pullover an. «Ich höre zu.»

«Wie soll ich anfangen?» Er biegt seine Finger so weit durch, dass sie knacken. «Das Video, das die Weiber dir gezeigt haben, hat Nathan gemacht. Er wollte nicht, dass du es siehst. Paris hat in seinem Handy spioniert und die Datei an Steph weitergeleitet.»

«Das weiß ich bereits.»

«Oh. Okay. Jedenfalls ...» Er stockt kurz, lässt seine Gelenke erneut knacken und spricht dann weiter. «Nate, Ben, Eric und ich machen das seit der Highschool. Wir schließen Wetten ab um irgendwelche Mädchen. Diese Wetten halten wir schon lange standardmäßig auf Video fest, weil es mal einen bösen Streit darum gab, was denn nun genau vereinbart war.»

«Jay», sage ich. Mein Herz fühlt sich plötzlich an wie eine Mandarine, die im Inneren langsam zu schimmeln beginnt. «Bitte hör auf. Das macht es nicht besser.»

Er hebt die Hand. «Warte. Lass mich ausreden! Ich will nicht leugnen, dass wir wetten. Ich gebe auch zu, dass das vollkommen daneben ist. Aber ich will, dass du eines weißt: Es gab niemals einen Wetteinsatz.»

«Ich hab das Video bis zum Ende gesehen und gehört, was vereinbart wurde.»

«Falsch! Du hast gehört, was Nathan vorgeschlagen hat. Aus Spaß. Wir wetten nie um etwas. Es war nur ein Witz von ihm!»

«Aha.»

«Marie, ich bitte dich. Es ist die Wahrheit. Nathan hat vorgeschlagen, das hässlichste Mädchen zu daten. Wieso sollte ich mich dann mit *dir* verabreden?» Er will nach meiner Hand greifen, überlegt es sich dann aber anders. «Ich finde dich wunderschön.»

«Mein Name wurde genannt in dem Video.» Fast bereue ich es, das gesagt zu haben. Ich hätte Jaydens Erklärung einfach so stehenlassen und hinnehmen sollen.

Verwirrt schaut er mich an und kommt ins Straucheln. «Wirklich?»

«Ja. Wirklich.»

«Das hab ich nicht ernst genommen. Ich habe sofort widersprochen und es als Blödsinn abgetan.» Jayden holt tief Luft. Sofort hat er sich wieder gefangen. «Ich hab dich auf mein Schiff eingeladen, weil ich dich mag. Weil du anders bist als all die anderen Mädchen, die ich sonst um mich habe und die mir nicht das geben können, was ich brauche.»

«Was brauchst du denn?»

«Ehrlichkeit und Zuverlässigkeit. Eine Frau, auf die ich mich verlassen kann und die nicht jede Gelegenheit nutzt, mir eins auszuwischen, um selbst gut dazustehen. Eine Partnerin, bei der ich so sein kann, wie ich wirklich bin.» Er schaut aus dem Fenster und schweigt kurz. Dann fügt er hinzu: «Und Liebe. Liebe brauche ich auch.»

Seine Worte sind wunderschön, klingen so ehrlich, und dennoch weiß ich es besser. «Steph hat mir bereits erzählt, dass du sie geliebt hast. Liebe hättest du bei ihr sicher bekommen können.»

«Eben nicht», widerspricht er. «Ich habe ihr lediglich gesagt, dass ich mich in sie *verliebt* habe. Das sage ich den Mädchen ständig. Verliebt. Das ist ein Unterschied zu echter Liebe. Ich vergucke mich oft. Oberflächlich. Aber es geht nie darüber hinaus, hält nie an und kommt auch nie zurück.»

«Weil du nie lange genug bei der gleichen Person bleibst.»

«Glaubst du wirklich, ich will so eine Freundin? Von der ich genau weiß, dass sie sich einen Scheiß für meinen Charakter, meine Bedürfnisse oder mein Wesen interessiert? Sondern die mich nur als Sprungbrett benutzt, um ihr eige-

~ 266 ~

nes Ansehen zu steigern? Denkst du, ich bin dumm und kenne nicht die wirklichen Absichten?»

«Aber fürs Bett waren sie euch gut genug?» Ich sage extra *euch*, weil ich ihn nicht alleine an den Pranger stellen will.

«Ja. Dafür waren sie ausreichend. Und nur dafür. Sie haben sich verzweifelt angepriesen wie ein Marktschreier abgelaufene Ware, und dieses Angebot haben wir angenommen. Du kannst mich dafür verurteilen und mich hassen, aber du musst wissen, dass *du* damit nichts zu tun hast. Zu dir bin ich gekommen, weil ich es wollte.»

«Ich verurteile dich für gar nichts. Wie gesagt, es ist alles in Ordnung zwischen uns.» Ein Teil von mir glaubt ihm. Zu ehrlich und aufrichtig wirkt das, was er sagt, als dass es komplett erfunden sein könnte.

«Weißt du», beginnt er wieder, «es ist ein bisschen wie heimkommen. Bisher war ich irgendwie immer auf der Suche, und nun hab ich einen Platz gefunden, an dem ich mein Zelt aufschlagen und meine Füße auf den improvisierten Tisch legen kann.»

Wieder treffen seine Worte eine Stelle in meinem Herzen, von der ich nicht einmal wusste, dass es sie gibt.

«Du gehst campen?» Ich bin einfach noch nicht so weit, mich ihm emotional hinzugeben.

«Nein. Und ich lege auch meine Füße nicht auf den Tisch. Aber du weißt, was ich damit sagen will.»

«Ja.»

«Schade, dass du mir nicht mehr glaubst.»

«Tut mir leid.» Diesmal bin ich diejenige, die nach seiner Hand greift. «Es ist mir auch gar nicht mehr so wichtig. Weil ...»

«Aber *mir* ist es wichtig! Komm, zieh dich an. Wir gehen irgendwo was frühstücken. Ich bin am Verhungern.» Er steht auf und beginnt, unsere Klamotten einzusammeln. «Und morgen früh lass ich dich hier mal eine Stunde allein. Ich hab noch was zu erledigen.»

«Darf ich fragen, was?»

«Natürlich darfst du fragen. Ich werde dir meine Liebe beweisen.»

24

Traurige Menschen lachen am schönsten,
weil sie Glück zu schätzen wissen

Jayden ist seit einer Stunde weg und müsste demnächst zurückkommen. Wie vereinbart stehe ich nun an der Einfahrt des Motels und warte, bis er mich abholt. Wir haben gestern Nachmittag einen Walmart in der Nähe gefunden, uns dort mit den nötigsten Hygieneartikeln eingedeckt und beschlossen, bis Donnerstag hier zu übernachten. Ben hat wie besprochen an der Uni Bescheid gesagt, dass ich mit meinem Boot verunglückt bin, mich aus persönlichen Gründen drei Tage zurückziehen werde und dass Jayden bei mir ist. Die Sanitäter haben die Sache öffentlich gemeldet, und nun weiß der gesamte Campus von dem Unfall.

Die Studenten machen leider eine viel größere Sache daraus als nötig. Sie tun so, als wäre es ein Wunder, dass Jayden überlebt hat. Ein Wunder, das gefeiert werden muss ...

Vermutlich wäre es besser gewesen, ich wäre allein weggegangen. Jaydens Abwesenheit fällt sofort auf und hinterlässt bei den anderen eine quälende Sorge, die sie nun mit Planungen zu überbrücken versuchen.

Ben und Eric haben uns verraten, dass die Kommilitonen mit Einverständnis der Professoren am Donnerstagabend eine kleine Willkommensparty für uns – *für Jayden* – planen.

Mir graust es, wenn ich nur daran denke, und wenn ich eine Wahl gehabt hätte, würde ich für immer hierbleiben. Aber länger als drei Tage Abwesenheit kann ich mir nicht erlauben. Ich darf nicht riskieren, dass meine Noten abfallen, und meine Eltern dürfen auf keinen Fall etwas von alldem erfahren.

Der rote Range Rover hält direkt vor meinen Füßen und verhindert, dass ich mich zu sehr in meine Angst hineinsteigere. Aktuell will ich noch nicht an übermorgen denken, sondern die Zeit mit Jayden genießen.

«Wohin fahren wir?», frage ich, als ich mich auf den Beifahrersitz fallen lasse und zurücklehne. Kaum zu glauben, dass ich noch vor kurzem in diesem Auto fast vor Panik aus dem Fenster gesprungen wäre.

«Zum Schiff», gibt er zurück.

«Wieso das denn? Du wolltest doch extra nicht hin, weil die anderen dich dort als Erstes suchen werden.»

«Deswegen gehen wir gleich am Vormittag und auch nicht sehr lange. Aber ich muss da was machen.»

«Um mir deine Liebe zu beweisen?», hake ich nach.

«Richtig.»

Der schwarze Traumfänger mit den weißen Federn baumelt fröhlich am Innenspiegel, und ich versinke wieder in meine Gedanken.

Jayden wirkt sehr entschlossen. Er hat sich offenbar etwas in den Kopf gesetzt, in dem festen Glauben, mich damit restlos überzeugen zu können.

Egal, was er macht, und egal, ob es glaubwürdig ist oder nicht, du wirst ihm das Gefühl geben, dass es ausreicht.

Immer wieder frage ich mich, wieso ihm das überhaupt so wichtig ist. Ob es tatsächlich sein kann, dass er so ein Perfektionist ist, dass er es nicht auf sich sitzenlassen kann, seine Sache nicht hundertprozentig richtig zu machen. Oder ob es doch eine Herzensangelegenheit von ihm sein könnte ...

«Ich werde dir jedenfalls nicht mein Segelschiff schenken», sagt er in die Stille hinein und grinst mich an. «Das wäre zu viel des Guten!»

«Daran hätte ich auch nie gedacht.»

Jayden parkt seinen Wagen, zieht einen großen Briefumschlag aus dem Seitenfach, und wir steigen aus. Er nimmt mich an die Hand, als wir zusammen zu den Stegen hinübergehen.

«Warte hier», sagt er und deutet auf eine Bank, die sich an einem separaten Anlegeplatz befindet. «Ich hole das Schiff her.»

«Wozu denn?», frage ich. «Ist es kaputt?»

Er gibt mir keine Antwort, sondern trabt los. Nachdenklich lasse ich mich auf den mir zugewiesenen Platz fallen und schaue mich um. Das hier ist ganz eindeutig eine Anlegebox, in der man sein Schiff reparieren kann. Die Stege sind so konzipiert, dass man vorwärts hineinfahren und von allen Seiten ans Boot herankommen kann. Langsam werde ich unruhig wegen Jaydens Vorhaben, stehe auf und balanciere auf den schmalen Stegen hin und her, bis Jayden mit der «Imperatrix» in die Box einfährt. Er steigt auf die Reling und springt auf den Steg. In der Hand hält er einen Eimer, den Briefumschlag und die Fangleine. Mit Letzterer zieht er sein Schiff ganz dicht heran und wickelt das Seil um den Poller.

«Kann ich dir irgendwie helfen?», will ich wissen.

«Wenn du magst.» Er setzt sich auf den Steg und klopft neben sich auf den Boden. Ich setze mich neben ihn. Er

~ 271 ~

greift in den Eimer, der gefüllt ist mit Spülmittelwasser, und zieht einen kleinen Plastikspatel heraus, den er mir in die Hand drückt. «Die Aufkleber müssen runter.»

«Welche?» Verwirrt schaue ich erst das Werkzeug in meiner Hand und dann Jayden an. Er fängt an, mit einem großen Schwamm die schwarzen Buchstaben des Schriftzugs «Imperatrix» einzuweichen.

«Na, die hier. Das ist nur aufgeklebt, und das kommt nun weg. Auf beiden Seiten, natürlich.»

«Warum?»

Jayden seufzt. Er nimmt mir den Spatel wieder weg und beginnt, die Aufkleber vom Rumpf des Schiffes zu lösen. Sie gehen erstaunlich gut ab, und er wirft sie zusammengeknüllt in den Eimer. Es dauert nur wenige Minuten, bis der Schriftzug komplett entfernt ist. Mit dem Spülschwamm geht Jayden noch mal über die Klebereste, bevor er die Oberfläche dann mit einem weichen Tuch trocken und sauber reibt.

«So sieht es nicht schön aus», seufze ich. Die weiße Stelle auf dem Schiff springt mir förmlich entgegen und strahlt eine deprimierende Leere aus. So als hätte man einem Auto alle vier Reifen abgeschraubt und die einsame Karosserie am Straßenrand stehen lassen.

«Gleich», tröstet Jayden mich. Er zieht einen Bleistift aus der Hosentasche und zeichnet auf dem Rumpf etwas an. Dann steht er auf, hält seinen Daumen vor den Kiel und legt den Kopf schräg. Wieder macht er Striche, steckt den Stift zwischen die Zähne und nimmt erneut Maß, bis er endlich zufrieden ist. Erst dann lässt er sich wieder auf den Steg fallen und öffnet den Briefumschlag. Die Bleistiftmarkierungen sind so dünn, dass sie kaum zu sehen sind, aber Jayden scheint genau zu wissen, wo sie sich befinden. Zielgerichtet klebt er ein geschwungenes «M» auf die Stelle, an der zuvor der Name seines Schiffes begonnen hat. Mit dem Spatel streicht er die Folie so lange glatt, bis alle Luftblasen verschwunden sind. Dann zieht er den nächsten Buchstaben aus dem Umschlag und macht sich daran, ein kleines «a» aufzukleben.

Das ist der Augenblick, in dem bei mir endlich der Groschen fällt.

«Jay ...», stammle ich.

«Hm?», macht er.

«Das machst du nicht in echt!»

«Sieht das hier aus wie eine Simulation?» Er lässt sich nicht aus der Ruhe bringen und klebt in akkurat gleichem Abstand das «r» auf.

«Jayden!», sage ich. «Was wird aus deiner ‹Imperatrix›?»

«*Imperatrix.* Synonym für ‹emperor›, ‹victor›, ‹imperator›. Ein Eroberungsschiff. Ich brauche sie nicht mehr.»

Wie korrekt ich den Namen damals schon eingeschätzt und gedeutet habe.

«Bist du dir sicher?»

«Absolut sicher.» Das «i» klebt bereits, und Jayden macht sich an den letzten Buchstaben. «Ich habe dir gesagt, dass meine einzige Liebe immer dieses Schiff war. Es ist nur logisch, dass sie nun deinen Namen trägt, wo du diesen Platz übernommen hast.»

«Alle werden es sehen», sage ich. «Und dann werden alle Bescheid wissen.»

«Wunderbar! Das erspart uns viele Erklärungen.» Jayden geht auf die andere Seite seiner Segelyacht und wiederholt den Vorgang. «Wir müssen nachher noch kurz rausfahren, und du musst die ‹Marie› neu taufen. Das ist eine alte Tradition, um das Schiff resistent gegen unberechenbare Winde und Ungeheuer zu machen.»

Die «Marie» ...

Er sagt diesen Namen mit so einer Selbstverständlichkeit, dass mein Atem stockt.

«Okay», stammele ich.

«Du bist dann die Taufpatin. Eine Schiffstaufe ist wichtig, um den Menschen, die damit fahren, Glück und Wohlergehen zu sichern», erzählt er. Konzentriert kneift er ein Auge zusammen und prüft immer wieder, ob die Buchstaben auf beiden Seiten auf gleicher Höhe sind. «Früher hat man geglaubt, das würde die Götter besänftigen, und das Versäumnis einer Taufe galt als böses Omen ...»

Ich höre ihm nur halb zu und beobachte, wie sich die «Imperatrix» vor meinen Augen in die «Marie» verwandelt. Niemals hätte ich damit gerechnet, dass so etwas kommt und dass Jayden es wieder einmal schafft, mich komplett zu überwältigen.

Er merkt nichts von meiner geistigen Abwesenheit und redet einfach weiter: «Wusstest du, dass die ‹Titanic› nicht getauft war? Bestimmt ist sie deswegen gesunken und gar nicht wegen des Eisbergs, den ...»

«Ich liebe dich», sage ich mitten in diesen Satz hinein.

«Was?» Er hält inne und schaut mich verblüfft an. Er muss das Strahlen in meinem Gesicht bemerken, denn er beginnt ebenfalls zu lächeln.

«Ich liebe dich, hab ich gesagt. Kannst du dich nun beeilen? Ich will auf das Schiff. Ich kann es nicht mehr erwarten, damit zu fahren, und ich will sie endlich taufen!»

Das Schiff, das meinen Namen trägt, fährt gerade aus der Anlegebox, als Ben und Eric plötzlich auf dem Steg auftauchen.

«Hey», ruft Ben uns zu. Ohne anzuhalten, springt er auf das Deck. «Wolltet ihr die Taufe etwa ohne uns machen?»

Jayden drosselt das Gas und wartet, bis auch Eric an Bord gesprungen ist.

«Ich wusste nicht, ob ihr noch kommt», sagt er.

Eric streckt mir seine Hand hin, und ich schüttele sie kurz, dann geht er zu Jayden ins Cockpit.

«Das lassen wir uns doch nicht entgehen.» Ben zieht seine Schuhe aus, schleudert sie in eine Ecke und kommt auf mich zu. Er klopft mir zur Begrüßung auf die Schulter und schiebt mich dann zur Kajüte. «Hey, Marie. Los, holen wir den Champagner! Wir müssen feiern.»

Vollkommen überrumpelt lasse ich mich nach unten in die Küche drängen und beobachte, wie Ben die Minibar durchsucht. «Hier ist sogar Champagner an Bord?»

«Wenn du wüsstest. Hier gibt es nichts, was es nicht gibt.»

«Ja, das ist mir auch schon aufgefallen.»

«Tadaaa. Erstklassiges Zeug.» Ben grinst mich an und holt die Flasche Champagner hervor. «Genau das Richtige, um es am Bug eines Schiffes kaputt zu hauen.» Er begutachtet sie wehmütig. «Ich hoffe, für uns bleibt auch noch was.»

Ich will ihm gerade zurück auf Deck folgen, als er plötzlich abrupt stehen bleibt und sich zu mir umdreht.

«Marie», sagt er und schaut mich aus seinen dunklen Augen an. «Tut mir sehr leid, dass wir so einen schlechten Start hatten. Können wir noch mal neu anfangen?»

«Denke schon.» Mir ist klar, dass er das nicht für mich, sondern für Jayden macht, und trotzdem freue ich mich darüber.

Das Schiff hat den Hafen bereits verlassen, als Ben und ich wieder an Deck kommen. Jayden und Eric setzen gerade die Segel. Eine weitere Yacht taucht hinter uns auf. Sie ist deutlich größer als die «Marie», fährt mit vier Segeln und holt uns mühelos ein. Ein lautes Hupen ertönt, bevor das Schiff unter Jubel der Besatzung an uns vorbeizieht.

«Freunde von mir», erklärt Jayden an mich gewandt. «Sie kommen zur Taufe.»

«Die auch?» Mit dem Finger deute ich auf ein Motorboot, das ebenfalls hupend an uns vorbeifährt.

«Ähm, ja, die auch.»

«Du hast echt deinen Freunden Bescheid gesagt? Und die verzichten nun auf ihre Vorlesungen, um die Schiffstaufe zu sehen?»

«Warum überrascht dich das so?», fragt Eric, der plötzlich neben uns im Cockpit steht. «Ich würde die Kurse sogar schwänzen, um auf die Beerdigung irgendeiner Tante zwölften Grades zu gehen, die ich nie gesehen habe.»

«Guter Vergleich, Eric», Jayden klopft ihm auf den Arm. «Hier, übernimm mal das Steuer. Dann kann ich mit Marie nach vorn.»

«Jawohl, Kapitän.» Eric salutiert übertrieben. «Zur vorderen Sandbank?»

«Ja, genau. Die andern wissen Bescheid.»

Zusammen gehen Jayden und ich auf den Bug, wo Ben steht. Er ruft den Leuten auf dem Segelboot vor uns mit erhobener Champagnerflasche in der Hand etwas zu und nimmt dann einen Schluck.

«Ben.» Jayden schnalzt mit der Zunge und verdreht die Augen.

«Was denn? Ich verwalte doch nur den Champagner.» Er

hält Jayden die Flasche hin. Dieser nimmt ebenfalls einen Schluck.

«Du kriegst nichts», sagt Ben zu mir. «Du musst ja zurückfahren.»

«Ich?», frage ich überrascht. «Wieso denn ich?»

«Hat Jay gesagt.» Achselzuckend nimmt Ben die Flasche wieder an sich und geht zu Eric ins Cockpit. Fragend schaue ich Jayden an.

«Weil du die Taufpatin bist und es die Jungfernfahrt ist», erklärt er mir. «Außerdem hab ich doch gesagt, du wirst lernen, dieses Schiff zu steuern. Ausgleich und so.»

Ich drehe mich von ihm weg, damit ich unbemerkt dieses idiotische Grinsen aus meinem Gesicht bekomme, das von selbst gar nicht wieder aufhören will.

25

Freundschaft kann nicht die ganze Welt retten,
aber eine zerstörte Seele heilen

Jayden zieht die Handbremse, stellt den Motor ab und sieht mich abwartend an. Ich rühre mich keinen Millimeter, sondern schaue aus dem Fenster. Ein paar kleinere Zweige werden über den asphaltierten Weg geweht. Der Wind hat deutlich zugenommen und kündigt den bevorstehenden Herbst an.

«Wir müssen», sagt er zu mir und pikst mir auffordernd mit dem Autoschlüssel in den Oberschenkel. «Komm schon, ich bin ja da.»

«Wird mir nichts anderes übrig bleiben.» Seufzend greife ich nach dem Türgriff.

«Marie?» Jaydens Stimme hält mich von meinem Vorhaben ab, und ich lasse mich zurück auf meinen Sitz sinken.

«Hm?»

«Du schaffst das. Niemand weiß, was Montagnacht passiert ist, und von uns wird es auch niemand erfahren.» Er hebt zwei Finger wie zum Schwur. «Und am Samstag fahren wir zusammen nach Portola Valley. Sei um elf bei meinem Wagen, dann können wir gleich los. Dort wirst du endlich meine Eltern kennenlernen. Am Abend sind wir dann zurück.»

«Erzähl mir von deinem Zuhause.» Es ist nicht so, dass ich Zeit schinden will. Jaydens Familie interessiert mich wirklich, und irgendwie sprechen wir viel öfter über mich als über ihn.

«Da gibt es nicht so viel Spannendes zu sagen.» Schulterzuckend macht er die Zündung wieder an und aktiviert den Scheibenwischer, um einen kleinen Zweig von der Scheibe zu befördern. Jayden beobachtet, wie er zu Boden fällt, und wirkt, als müsse er tatsächlich überlegen. «Ich hab dir ja schon erzählt, ich bin ein Einzelkind, und meine Eltern sind sehr erfolgsorientiert. Sie sind beide Akademiker, arbeiten als Astrophysiker und sind die ganze Woche unterwegs. Damit verdienen sie zwar Geld ohne Ende, haben aber nicht wirklich die Zeit, es auszugeben.»

«Deswegen hat es dann irgendwann für eine Segelyacht gereicht», schlussfolgere ich.

«Genau. Sie haben auch Geld für mein College zur Seite gelegt, aber ich habe es nicht gebraucht, weil ich ein Stipendium bekommen habe. Dafür gab's dann ebendieses Auto. Auch nicht schlecht.» Er tätschelt das Lenkrad.

«Was ich nicht verstehe», beginne ich. «Warum die CSUMB? Du hättest garantiert auch woanders ein Stipendium bekommen, und selbst wenn nicht, so wäre doch bestimmt genug Geld für ein großes College da gewesen. Warum bist du gerade hierher gegangen?»

«Wegen des Schiffs. Mein Vater hat es mir zwar geschenkt, aber er wollte es nicht ganz aus der Hand geben. Er hätte mir nie erlaubt, es irgendwohin zu verfrachten, wo er nicht mal schnell mit dem Auto hinfahren kann.»

«Aber er kommt doch eh nie, oder?»

«Meistens segeln wir im Sommer zwei oder drei Wochen

zusammen. In meinem ersten Collegejahr allerdings ist er jeden Sonntag gekommen, und ich musste ihn übers Meer chauffieren.» Er schaut mich an und verdreht die Augen nach oben.

«War das so schlimm?»

«Na ja, schlimm nicht, aber es hat mich genervt. Ich wollte die Wochenenden mit meinen Freunden verbringen, deswegen sind seine Besuche dann irgendwann seltener geworden.»

«War dein Vater nicht wütend, dass du den Namen seines Schiffes in ‹Imperatrix› geändert hast?»

«Nein, er war nicht wütend. Er hat es mir ja geschenkt.» Jayden grinst mich an. «Und er wusste, ich würde es nicht fahren, wenn es so heißt wie meine Mutter. Das wäre irgendwie peinlich.»

«Okay, ja, Das ist natürlich ganz klar. Dann hättest du den Mädchen ja ständig was erklären müssen.» Ich kann nicht anders, als ihn damit zu sticheln.

«Eben», gibt er zurück und schneidet eine Grimasse. «Schlimm genug, dass ich das jetzt tun muss.»

«Klingt, als hättest du ein gutes Verhältnis zu deinen Eltern.» Das klarzustellen, ist wichtig für mich, vielleicht weil ich selbst in so behüteten Verhältnissen aufgewachsen bin.

«Ja, das auf jeden Fall. Klar, wir hatten unsere Differenzen, aber alles in allem passt es.» Jayden pikt mich erneut mit dem Schlüssel. «Raus jetzt. Umso schneller haben wir es hinter uns. Du kommst ohnehin nicht drum herum.»

Hand in Hand gehen wir in das Gebäude. Die Vorlesungen sind bereits vorbei und die Gänge dementsprechend leer. Über dem Eingang der Gemeinschaftshalle hängt ein großes Banner, auf dem steht: «Welcome».

~ 280 ~

«Dass die immer so übertreiben müssen», schimpft Jayden. «Als hätten wir drei *Jahre* im Koma gelegen. Eine einfache Grußkarte oder ein Foto auf Snapchat wäre doch ausreichend gewesen.»

«Ich will da nicht rein», jammere ich und drücke seine Hand automatisch fester. «Die hassen mich doch. Das sind alles deine Freunde.»

«Wir arbeiten daran», verspricht er mir und gibt mir einen Kuss auf die Stirn. «Die werden gleich sehen, dass sie nicht weit kommen, wenn sie nur mich mögen, und ihr Verhalten zukünftig korrigieren.»

«Was hast du denn nun wieder vor?»

Er gibt mir keine Antwort, sondern stößt schwungvoll die beiden Flügeltüren auf und betritt mit mir im Schlepptau den Saal. Vorsichtig sehe ich mich um. Der Raum ist geschmückt mit Papiergirlanden, Luftschlangen und ein paar aufgeblasenen Ballons. An der Wand gegenüber sind weitere Buchstaben angebracht, die ebenfalls das Wort «Welcome» bilden.

Skeptisch beobachte ich die Menschenmenge genauer. Es ist unmöglich für mich, einzuschätzen, wie viele Personen es sind. Ich weiß nur, dass der Saal gestopft voll ist und ich am liebsten wieder rausrennen würde. Das halbe College scheint gekommen zu sein, inklusive unserer Professoren, die in einer kleinen Gruppe zusammenstehen. Sitzmöglichkeiten wurden erst gar nicht aufgestellt, vermutlich weil sie ohnehin nicht für alle gereicht hätten.

«Alter», stöhnt Jayden wieder. «Man könnte meinen, denen ist hier chronisch langweilig.»

«Die mögen dich halt», stelle ich resigniert fest.

«Die lassen nur keine Gelegenheit aus, um eine Party zu feiern, das ist der wahre Grund.»

Ben und Eric kommen sofort auf uns zu, schütteln uns die Hände und gesellen sich zu uns. Kurz darauf haben uns auch Nathan und Paris erreicht. Schweigend stellen sie sich zu unserer kleinen Gruppe. Zwar sagen sie kein Wort, aber sie sind ganz eindeutig an unserer Seite. Diese stumme Verbundenheit ist es, die mir Mut macht und Kraft gibt.

Ich schaue zu den beiden Tischen, die in der Mitte des Raumes aufgebaut sind. Auf dem einen stapeln sich viele in buntes Papier gewickelte Geschenke, auf dem anderen steht eine einsame, leicht welke Rose in einer gläsernen Vase. Zwei vereinzelte Päckchen liegen daneben.

Automatisch ziehe ich an Jaydens Hand und deute unauffällig mit dem Finger in diese Richtung.

«Schon gesehen», zischt er mir zu. Sein Blick fällt auf die kleine Bühne am Rande des Aufenthaltsraumes. An die zehn Studenten stehen darauf, ausgerüstet mit Gitarren, Schlagzeug und mehreren Mikrophonen. Kaum dass wir sie bemerkt haben, beginnen sie auch schon, ihr Stück zu spielen.

Ich erkenne das Lied sofort: Es ist «Welcome» von Phil Collins.

Für einen Moment bleibe ich stehen, halte inne und lausche dem Text, den die Kommilitonen ganz eindeutig für Jayden singen:

«Welcome to our family time,
welcome to our happy to be time,
this is our festival,
you know the best of all.»

Jayden tritt hinter mich, legt wie selbstverständlich seine Arme um meine Schultern und sein Kinn auf meinen Kopf und wartet, bis die Darbietung endet. Er klatscht mehrfach in die Hände, und weil die anderen seinem Beispiel folgen und ich nicht weiß, was ich sonst tun soll, applaudiere ich ebenfalls.

«Sehr gut», ruft Jayden. Dann setzt er sich plötzlich in Bewegung, klettert auf die Bühne und wechselt ein paar Worte mit einem der Sänger, bevor er dessen Mikrophon übernimmt. Er räuspert sich kurz, kratzt sich mit dem Mikrophon in der Hand an der Nase und beginnt schließlich zu sprechen.

«Ich danke euch allen», sagt er. Es gibt eine quietschende Rückkopplung, und Jayden vergrößert den Abstand zum Mikrophon ein wenig, bevor er weiterspricht. «Es freut mich sehr zu sehen, wie viele Leute hier zusammengekommen sind, um meine und die Rückkehr meiner Freundin Marie zu feiern. Dabei waren wir gar nicht lange weg. Es wundert mich, dass es euch überhaupt aufgefallen ist. Ihr erstaunt mich echt immer wieder.» Jayden wartet kurz, bis das leise Gelächter der Menschen im Saal verstummt, und deutet dann in die hintere Reihe, wo die Professoren stehen. «Danke auch an die Profs, die diesen netten Empfang für Marie und mich hier möglich gemacht haben. Das ist nicht selbstverständlich, und das wissen wir sehr zu schätzen. Ein weiterer Grund, warum wir alle dieses College lieben und so gerne hier sind.» Er macht eine erneute Pause, um den Zuhörern die Möglichkeit zu geben, für die Professoren zu klatschen. Ben nutzt die Gelegenheit, neben mich zu treten und mir ins Ohr zu flüstern: «Ist dir aufgefallen, dass Jay gerade allen hier verdeutlicht, dass ihr in Zukunft zusammengehört?»

Ich nicke. Natürlich ist es mir aufgefallen. Mir ist auch

klar, was er damit erreichen will: dass die anderen mich in Zukunft genauso akzeptieren wie ihn. Allerdings bin ich mir sicher, dass es niemals funktionieren wird.

«Bin mal gespannt, wie oft er noch sagt, dass du seine *Freundin* bist.» Ben lacht leise vor sich hin. «Komm, lass uns eine Strichliste führen.»

Der Applaus ebbt ab, und Jayden redet weiter.

«Nur meine engsten Freunde haben den Grund für meine Abwesenheit mitbekommen, und deswegen möchte ich auch den Rest von euch kurz darüber informieren, was vorgefallen ist. Marie ...» Jayden tritt an den Bühnenrand und zeigt mit der Hand auf mich. Augenblicklich beginnt mein Herz zu rasen. «Marie hatte einen Bootsunfall und hat sich anschließend aus persönlichen Gründen ein paar Tage zurückgezogen. Es war keine leichte Zeit für sie, und es ist eine große Ehre für mich gewesen, sie begleiten und unterstützen zu dürfen. Nun hoffe ich sehr, dass auch ihr meiner Freundin mit einer gewissen Rücksicht begegnet, sodass sie sich schnell von diesem Ereignis erholen kann.»

Verwundert schaue ich Ben und Eric an.

«Dick aufgetragen. Aber wenn es hilft ...» Ben zuckt die Schultern und schüttelt den Kopf. «Er hat es übrigens wieder gesagt. Du kannst einen Strich machen.»

«Ganz besonders freut es mich», fährt Jayden fort. «dass ihr nicht nur für mich, sondern auch für Marie reichlich Geschenke mitgebracht habt.»

Jayden zeigt auf die beiden Gabentische. Seine Stimme nimmt einen leicht ironischen Tonfall an, der bestimmt nur seinen Freunden auffallen wird. «Freunde, ich muss mich bei euch entschuldigen. Ich muss ehrlicherweise zugeben, dass ich wirklich Sorge hatte, dass ihr meine Freundin irgendwie vergessen könntet.» Fast theatralisch legt er sich eine Hand auf die Brust und schüttelt ungläubig den Kopf.

«Strich», zischt Ben mir zu und macht mit seinem Zeigefinger die entsprechende Bewegung auf seiner Handfläche.

«Ich hab befürchtet, ihr könntet nur an mich denken. Jetzt, da ich die vielen Geschenke für *Marie und mich* sehe, weiß ich, dass ich euch falsch eingeschätzt habe. Dafür bin ich euch sehr dankbar. Ihr seid die Besten.»

«Ich glaube, Jay ist sauer», sagt Eric an mich gewandt. Er verstummt, als Jayden weiterredet.

«Was ich damit eigentlich sagen wollte, ist: Danke euch allen!»

Er drückt das Mikrophon wieder dem Studenten in die Hand, dem er es vorhin entwendet hat, und will gerade von der Bühne springen, als der andere Student das Mikrophon zum Mund führt.

«Danke für die emotionale Ansprache, Jayden», sagt er und wirkt etwas unsicher. «Ich hoffe, wir konnten dir eine Freude machen.»

«Ja natürlich», erwidert Jayden sarkastisch. «Es ist wundervoll, so aufrichtige Freunde zu haben, die jeden hier mit dem Respekt behandeln, den er verdient.»

«Heuchler», ruft plötzlich einer der Kommilitonen aus den hinteren Reihen. «Redet von Aufrichtigkeit, aber belügt uns hier alle.»

Jayden hält inne und nimmt das Mikrophon wieder an sich. «Ich lüge? Das ist aber eine dreiste Behauptung.»

«Aber es stimmt.» Der Student setzt sich in Bewegung und geht ein paar Schritte nach vorne. Er ist groß und schlaksig und hat ein Nasenpiercing. «Wir würden gerne wissen, was in dieser Nacht wirklich geschehen ist.»

«Das habe ich eben erzählt. Es gab einen Unfall», erklärt Jayden knapp. «Das wisst ihr doch.»

«Blödsinn!» Ein weiterer Student erhebt sich und tritt vor. «Gib es doch zu, es war ein Selbstmordversuch.»

Ein kurzes Gemurmel wird laut, bevor ein junges Mädchen mit dem Finger auf Jayden zeigt. «Lügner», ruft sie. «Warum bist *du* nicht aufrichtig zu deinen Freunden?»

Mit Entsetzen bemerke ich die Wendung, die das Ganze zu nehmen droht. Auch Ben ist von einer Sekunde auf die andere völlig angespannt.

«Mist», zischt Nathan, der bis eben schweigend neben uns gestanden hatte. «Die nehmen ihn gleich auseinander.»

«Sag uns doch die Wahrheit!»

«So, das reicht.» Ben setzt sich in Bewegung. «Ich geh da jetzt rauf.»

«Warte!» Ich kann nicht sagen, was in diesem Moment in mich gefahren ist. Ich sehe, dass Jayden meinetwegen im Kreuzfeuer steht, und habe das brennende Verlangen, endlich selbst aktiv zu werden, statt mich immer nur treiben zu lassen. «Ich mach das.»

«Was?» Verwirrt schaut Ben mich an, ist aber zu perplex, um mich aufzuhalten. Ohne darüber nachzudenken, was ich eigentlich klarstellen möchte, klettere ich ebenfalls auf die Bühne. Jayden starrt mich mit großen Augen an, als ich ihm das Mikrophon aus der Hand nehme. Er will etwas sagen, als er sieht, wie sehr meine Finger zittern, aber ich lasse ihn nicht zu Wort kommen. Ich gehe einen Schritt nach vorne und fange an zu sprechen.

«Ihr habt recht», sage ich leise. Schon beim ersten Satz merke ich, dass meine Stimme wegzubrechen droht. «Ihr habt recht», wiederhole ich. Dieses Mal um einiges lauter und fester als zuvor. «Es war kein Unfall. Ich habe versucht, mich umzubringen.»

Wieder geht ein Raunen durch die Reihen. Lauter und aufgewühlter als zuvor. Insgeheim warte ich darauf, dass jemand «Schade, dass es nicht geklappt hat» oder «Versuch's noch mal» ruft, aber nichts dergleichen geschieht. Das Gemurmel wird leiser. Vermutlich schauen alle erwartungsvoll zur Bühne. Ich ignoriere Jayden, der permanent an meinem Ärmel zupft, und rede weiter: «Ich möchte mich bei allen entschuldigen, denen ich Umstände bereitet habe. Tausend Dank an alle, die mir geholfen und mich gerettet haben.» Für eine Sekunde hebe ich den Blick und schaue in fragende und erstaunte Gesichter. Schnell schlage ich die Augen nieder und beschließe, einfach ehrlich zu sein. «Es war dumm von mir, das zu tun, denn ich will nicht sterben. Ich hab es nur einfach nicht mehr ausgehalten.»

Ich verstumme. Wenn ich weitersprechen würde, müsste ich zu viel über Jayden verraten, oder es könnte der Eindruck entstehen, ich würde meinen Mitstudenten die Schuld an meinem Handeln geben. Beides will ich nicht riskieren. Deswegen lasse ich das Mikrophon sinken und schaue hilflos zu Jayden. Er nimmt es mir hastig aus der Hand.

«Nun wisst ihr alle Bescheid», sagt er fast schnippisch und deutet in einem weiten Bogen in die Runde: «Ihr alle solltet mal darüber nachdenken, wie die Sache hätte ausgehen können und ob ihr mit dieser Schuld hättet leben können.»

Diesmal gibt Jayden das Mikrophon nicht zurück, sondern legt es einfach auf den Boden. Dann nimmt er mich an die Hand und hilft mir von der Bühne.

Während noch alle Augen auf uns gerichtet sind, geht er zu den Tischen mit den Geschenken.

«Dann können wir ja jetzt die Geschenke aufteilen», ruft er betont fröhlich.

Zuerst greift er nach den beiden kleinen Päckchen, die auf meinem Tisch liegen.

«Die sind für dich, von Ben und Eric», sagt er und widmet sich dann dem großen Geschenkehaufen. «Das hier ist für mich, das hier für dich, das ist auch für dich ...»

Wahllos beginnt Jayden, die Pakete in meine Arme zu stapeln. Seine Bewegungen sind hektisch und wütend.

Ben seufzt erneut, nimmt die Pakete, die Jayden mir auflädt, und legt sie zurück auf den Tisch.

Nathan tippt mir auf die Schulter und streckt mir seine Hand hin. «Marie, ich wollte mich bei dir entschuldigen ...»

«Musst du nicht», sage ich.

«Doch. Ich habe mich bereits bei Jay entschuldigt, und es ist alles cool zwischen uns, und ich möchte, dass auch wir beide normal miteinander umgehen können.»

«Einverstanden», willige ich ein, auch wenn es mir schwerfällt. Zu tief sitzt die Erinnerung an die Prügelei mit Jayden. Ich muss mir einen Ruck geben, seine Hand zu ergreifen. Nathan drückt meine kurz, bevor er mich wieder loslässt, und wirft Paris einen auffordernden Blick zu. Sie presst die Lippen zu einem dünnen Strich zusammen, und es scheint sie noch mehr Überwindung zu kosten als mich eben, sich einen Ruck zu geben. Dann streckt sie mir ebenfalls die Hand hin.

«Mir tut das mit dem Video leid!», presst sie hervor. Mir entgeht die Einschränkung in ihrer Entschuldigung nicht, und ich kann mir denken, dass sie von Nathan dazu genötigt wurde. «Es war nicht für dich bestimmt, und es war nicht okay, Nates private Sachen zu durchstöbern und es dir zu

zeigen. Er hat mir verziehen. Wäre schön, du tätest es auch.»
Ruckartig zieht sie ihre Hand zurück und schaut sich prüfend um, als hätte sie Angst, jemand könnte ihr Verhalten
bemerkt haben.

«Okay», stammle ich.

Paris' Angst ist begründet, denn unweit von uns stehen
Tiffany, Lysann und Steph und starren zu uns herüber. Wenn
Blicke einen versengen könnten, würden Paris und ich und
vermutlich auch Jayden, Eric, Ben und Nathan zu einem
Häufchen Staub zerfallen.

Die Mädchen sehen, dass ich sie bemerkt habe, und drehen sich weg. Dann löst sich Tiffany von ihren Freundinnen
und geht auf die Professoren zu, die sich am Ausgang ver-
sammelt haben. Sorge macht sich in mir breit, als ich sehe,
wie Tiffany einen von ihnen anspricht. Sie reden eine Weile,
Tiffany deutet zu mir herüber, und der Professor folgt ihrer
Geste mit dem Blick. Sie gehen zu Steph und verlassen gemeinsam den Saal.

Es ist, als hätte mir jemand Eiswasser injiziert. Als würde
ich von einer riesigen kalten Welle erfasst und davongespült.

26

Und die Wellen spülen fort,
was das Leben dir geschenkt hat

In dem Moment, als der Studiendekan mich am Freitagnachmittag aus der Vorlesung holen lässt, weiß ich, dass meine Zeit hier am College vorbei ist. Mit hängenden Schultern und klopfendem Herzen schleiche ich durch die Gänge in sein Büro, in dem ich bisher noch nie war.

Ich drücke meine Schultasche an meine Brust und klopfe an die hölzerne Tür.

«Treten Sie ein.»

Das tue ich. An einem großen, rechteckigen Tisch sitzen zwei meiner Professoren und der Studiendekan. Gegenüber, am Kopfende, ist noch ein einziger Platz frei. Der Opferstuhl. Schweigend setze ich mich darauf und starre auf die teure Tischplatte unter meinen Händen.

«Miss Grave», beginnt Professor Belle. Er ist einer meiner liebsten Professoren. Sein Gesicht ist rund und freundlich und immer glatt rasiert. Irgendwem ist mal aufgefallen, dass er sich sogar die Augenbrauen zupft. Deswegen wird er von den Kommilitonen hinter vorgehaltener Hand oft «Bella» genannt, was niemand wirklich böse meint. Alle mögen ihn. Auch sein Kollege neben ihm, Professor Zillinski, ist bei den Studenten beliebt. Den Studiendekan kenne ich nicht. Er

~ 290 ~

schreitet nur ein, wenn die Dinge drohen, aus dem Ruder zu laufen.

«Miss Grave», wiederholt Professor Belle eine Spur forscher, und ich hebe ruckartig den Kopf.

«Ja. Entschuldigung.»

«Die Namen Tiffany Smith, Stephanie Lewis, Jayden Summers und Ben Thompson sind Ihnen geläufig, nehme ich an?» Er schielt über den Rand seiner Brille, und ich spüre seinen anklagenden Blick. Das hier wird kein freundliches Gespräch. Ich bin nicht als das arme Mobbingopfer hier, wie ich noch bis eben befürchtet habe.

«Ja, die sind mir geläufig.»

«Können Sie mich bitte über das Verhältnis aufklären, in dem Sie zu den genannten Personen stehen?»

Mein Herz rast, und mein Verstand dreht sich in halsbrecherischer Geschwindigkeit um sich selbst. Jayden und Ben werden mich nicht in diese ausweglose Situation gebracht haben. Bleibt die Frage, ob es besser ist, mich offiziell mit ihnen zu verbünden oder sie aus der Sache herauszuhalten ...

Eine eisige Stimme durchschneidet die Luft. «Beantworten Sie bitte die Frage, Miss Grave.» Der Studiendekan hat gesprochen. Er ist ein großer Mann mit mausgrauen Haaren und strengen Gesichtszügen. Sein Jackett spannt über seinem dicken Bauch.

Meine Finger zittern fast so sehr wie meine Stimme: «Tiffany war meine Zimmergenossin, als ich auf den Campus kam. Steph ist ihre Freundin. Sie waren oder sind mit den Jungs zusammen. Mehr weiß ich nicht.»

«Wie ist Ihre eigene Beziehung zu Jayden Summers?» Professor Zillinski beugt sich vor.

«Wir haben keine», sage ich. «Wir sind nur ein Mal miteinander ausgegangen.»

«Obwohl Sie wissen, dass er mit Tiffany Smith zusammen ist?» Sein Blick wird noch kälter. «Und wieso betonte Mr. Summers auf Ihrer Willkommensparty dann mehrfach, dass Sie seine Freundin sind?»

Zu sehr habe ich mich bereits in Lügen verstrickt. Egal, was ich nun sage, es wird mir niemand mehr glauben. Ich stelle mir vor, wie Jayden reagieren würde, wenn er in meiner Situation wäre, und spreche wortwörtlich das aus, was ich von ihm erwarten würde.

«Worauf wollen Sie hinaus?», frage ich. «Kommen Sie zum Punkt, statt mir ins Blaue hinein irgendwelche Sachen zu unterstellen.»

«Mir ist zu Ohren gekommen», beginnt der Studiendekan, während sein Blick mich röntgt, «dass Sie vor einiger Zeit aus Eifersucht Tiffany Smith mit einem Messer angegriffen haben?»

Entschieden schüttele ich den Kopf und realisiere allmählich, dass es deutlich besser für mich wäre, wenn ich als Mobbingopfer erkannt würde.

«Wieso ist Miss Smith dann nicht mehr in dem Zimmer, in dem sie ursprünglich einquartiert war?»

«Sie ist gegangen, weil ...» Meine Stimme bricht plötzlich weg.

«Weil?» Der Studiendekan bleibt unerbittlich.

«Wir hatten einen Streit.»

«Einen Streit mit einem Messer, den Jayden Summers zu schlichten versucht hat?»

Ja ... Nein ... Ja ... Nein ... Bei welcher Aussage kommt Jayden besser weg?

Ich presse meine flachen Hände gegen meine Schläfen, um meine Gedanken wenigstens für einen Moment zum Stillstand zu bringen. Mehrfach atme ich tief in den Bauch, um mich zu sammeln.

«So war es nicht!» Fest entschlossen begegnet mein Blick dem des Studiendekans und hält ihm stand. «Jayden war nicht dabei.»

«Interessant. Woher stammt dann die Verletzung in seinem Gesicht? Miss Smith und Miss Lewis haben angegeben, dass er bei den Handgreiflichkeiten von Ihnen mit dem Messer verletzt wurde und genäht werden musste. Die Sanitäter haben uns das bestätigt.»

«Nein!» Ich muss mich zusammenreißen, nicht mit den Fingernägeln über die Tischplatte zu kratzen. Meine Augen füllen sich mit Tränen, aber es ist keine Verzweiflung, die aus mir herausmöchte, sondern Wut. «Die Verletzung war nicht von dem Skalpell, das war auf dem Hof, als…» Augenblicklich verstumme ich, aber es ist zu spät.

«Sie sind also mit einem *Skalpell* auf Miss Smith los? Nun kommen wir der Sache näher.»

Fragen Sie doch Jayden und Ben!

Ich schweige.

«Wissen Sie eigentlich, Miss Grave», sagt der Studiendekan, «dass Ben Thompson und Jayden Summers die besten Basketballspieler hier auf dem College sind? Dass wir sowohl unsere Hoffnung als auch unsere finanziellen Mittel in die beiden investieren?»

«Ja.»

«Dann wissen Sie sicher auch …» Er steht auf und schlägt mit der Faust heftig auf den Tisch. «… dass derartige Videos und Fotos, wie Sie sie in Umlauf bringen, sowohl die Karriere der beiden als auch unser Investment zerstören könnten?»

«Ich habe keine Fotos in Umlauf gebracht. Ich habe sie für mich behalten!» Meine Verteidigung ist erbärmlich, und beschämt über mich selbst, schlage ich die Augen nieder. Ich kann nicht vermeiden, dass die aufgestauten Tränen meine Wangen hinunterkullern und wie ein Schuldeingeständnis wirken.

«Miss Lewis und Miss Smith haben gesagt, dass wir die entsprechenden Fotos und Videos auf Ihrem Handy finden werden.» Professor Belle hat das Wort ergriffen. Er senkt seinen Kopf, versucht, meinem Blick zu begegnen, und setzt ein warmes Lächeln auf. «Sie sind natürlich nicht verpflichtet, uns Ihr Handy zu geben. Aber wenn Sie sich entlasten wollen, dürfen Sie das gerne tun.»

«Es gibt keine Bilder auf meinem Handy. Ich hab zwischenzeitlich ohnehin ein neues. Das alte ist nass geworden und funktioniert nicht mehr.»

«Nass geworden? Bei Ihrem Selbstmordversuch im Meer?» Die Stimme des Studiendekans ist wie ein Peitschenhieb ins Gesicht. «Bei dem sich mehrere unserer Studenten Ihretwegen in höchste Gefahr gebracht haben. Ihretwegen wäre unser College fast um zwei Nachwuchstalente ärmer geworden.»

Sie wissen alles ganz genau.

«Das Handy ist schon vorher kaputtgegangen.» Ich ziehe ein Papiertuch aus meiner Tasche und putze mir die Nase. «Ins Meer bin ich erst Montagnacht gesprungen.»

«Ich spare mir nun die Frage nach dem Warum.» Der Studiendekan dreht eine Runde durchs Zimmer und setzt sich wieder hin. «Darum soll sich ein guter Psychiater kümmern.

~ 294 ~

Verraten Sie mir lieber, ob die anderen Studenten freiwillig ins Wasser sind oder ob sie von Ihnen angestiftet wurden? Haben Sie diese Situation provoziert? Einen Bootsunfall herbeigeführt? Was ist geschehen?»

«Sie haben mich gerettet.» Das erste Mal, dass ich bedenkenlos die Wahrheit sagen kann, seit ich in diesem verfluchten Zimmer bin. «Eric, Ben und Jayden haben mich aus dem Wasser gezogen. Sonst wäre ich ertrunken.»

Mir fällt auf, dass ich nicht einmal Erics Nachnamen kenne. Ein seltsamer Moment, dies zu bemerken.

«Warum, Miss Grave?» Professor Belle klingt verzweifelt.

«Die Jungs haben mich gesucht und wollten mir helfen ... Bitte!» Hastig wische ich mit dem Handrücken meine Tränen weg. «Es ist nicht richtig, wenn sie Ärger bekommen. Sie haben alle nichts damit zu tun, sie wollten mir nur helfen. Ich wäre tot, wenn sie ...»

«Warum Sie ins Meer gesprungen sind, wollte ich wissen. *Mich* interessiert nämlich diese Frage am meisten!»

«Mobbing.» Jetzt ist es raus. Eine Lüge, die doch die Wahrheit ist. «Seit ich auf diesem College bin. Ich hab es einfach nicht mehr ausgehalten.»

«Von unseren Studenten?»

«Ja. Tiffany. Steph. Lysann. Paris. Von Anfang an.»

«Ist es da wirklich der richtige Weg, ein Messer hervorzuziehen und jemanden zu bedrohen? Sich das Leben nehmen zu wollen, statt sich Hilfe zu holen?» Es sind Anklagen, verpackt in geschickte Fragen, die Professor Zillinski äußert.

«Es entschuldigt auch nichts von Miss Graves Verhalten.» Der Studiendekan hat sich wieder von seinem Platz erhoben. Seine Stimme bebt vor Zorn. «Ihre Mitstudenten mit einem

~ 295 ~

Skalpell zu bedrohen. Dann noch ein Selbstmordversuch, bei dem sie andere dazu auffordert, es ihr gleichzutun.»

«Das ist nicht wahr», widerspreche ich.

«Möglicherweise ist dieses Verhalten lediglich eine Konsequenz des Mobbings», wirft Professor Belle ein.

«Es ist müßig, die Frage klären zu wollen, ob zuerst das Huhn oder das Ei da war. Es ist auch irrelevant, ob die Berichte alle so stimmen», sagt der Studiendekan und klingt noch entschlossener als zuvor. «Fakt ist, dass Miss Grave versucht hat, sich das Leben zu nehmen, und dass deswegen mehrere Studenten in Gefahr waren. Auch Mobbing können wir hier nicht dulden. Mein College genießt einen einwandfreien Ruf, und so soll es bleiben! Meine Sportstudenten sind mir um einiges wichtiger als eine Einzelperson, die unser Ansehen gefährdet.»

«Sie wollen mich also loswerden», stelle ich fest.

Ich muss mich bemühen, ruhig zu bleiben, als ich die Wahrheit erkenne. Sie interessieren sich weder für mich noch dafür, was die anderen mir antun. Ihnen geht es nur um den Erfolg, ihr Prestige und um ihr investiertes Geld.

«Mit Loswerdenwollen hat das wenig zu tun.» Der Studiendekan lässt sich nicht aus dem Konzept bringen. «Tatsache ist einfach, dass für so eine labile Person wie Sie an unserem College kein Platz ist. Sie sollten sich fachmännische Hilfe holen und irgendwo neu anfangen. Und ja, dazu kommt, dass wir unseren einwandfreien Ruf nicht gefährden wollen. Deswegen bitten wir Sie im Guten, uns spätestens Ende dieses Semesters zu verlassen»

«Wir können am Montag noch mal ganz in Ruhe sprechen, Miss Grave», versuchte Professor Belle, mich zu trösten.

«Die Entscheidung ist gefallen», verkündet der Dekan.

«Wir werden Miss Graves Eltern informieren, dass wir ihre finanzielle Förderung nicht weiter gewähren können.» Er macht eine Pause und fährt dann an mich gewandt fort: «Wir werden Ihren Eltern von Ihrem Selbstmordversuch erzählen und darauf plädieren, dass Sie einen guten Psychiater bekommen und sich ein anderes College suchen.»

Zack.

Das ist sie – die alles zerstörende weiße Wellenwand. Nun hat sie mich erreicht, reißt mich mit sich und wird mich forttragen. Es ist vollkommen egal, wo sie mich wieder absetzt, weil es für mich niemals einen Weg zurückgibt.

Tränen laufen mir über das Gesicht. So fest habe ich mir vorgenommen, erst zu weinen, wenn ich allein auf meinem Zimmer bin, und nun werfe ich alle Vorsätze über den Haufen. Ich wische mit dem Handrücken über meine Wangen, schmecke meine Tränen, die so salzig sind wie das Meer, das mir alles gebracht und alles genommen hat.

Wie versteinert sitze ich da und realisiere die ganze Wahrheit.

Wäre ich nicht in meiner unendlichen Dummheit hineingesprungen, hätte ich hierbleiben können. Bei Jayden. Wir hätten das Meer wieder leuchten sehen können ...

Dann regt sich etwas tief in mir. Ich kann nicht sagen, was es ist, aber in Gedanken stelle ich mir den Löwen vor, den ich vor einiger Zeit gezeichnet habe und von dem Jayden dachte, dass er mich darstellen soll.

So lange hat dieser Löwe friedlich eingerollt geschlafen, aber nun ist er wach. Und ich bin bereit, ihn freizulassen, damit er sich entfalten und mir Kraft geben kann.

«Ich werde meinen Eltern sagen, dass ich hier gar nicht bleiben will. Auf einem College, das sich überhaupt nicht für seine Studenten interessiert.» Langsam stehe ich auf. Irgendetwas ist anders. Ich fühle eine Energie, die es vorher in mir nicht gegeben hat. «Aber bitte, halten Sie die Jungs da raus. Alles, was sie getan haben, ist in guter Absicht geschehen.»

«Wir werden Ihre Eltern selbst umgehend kontaktieren», sagt der Studiendekan barsch.

«Ich werde dennoch mit ihnen sprechen. Danke.» Ich nehme meine Tasche, aber dieses Mal drücke ich sie nicht fest an meine Brust. Ich brauche keinen Schutzschild mehr.

Leise schließe ich die Türe hinter mir. Trotz des Schmerzes in mir verspüre ich nicht das geringste Bedürfnis, mich zu schneiden oder zu zeichnen. Selten war ich so klar in meinen Gedanken. Ich weiß, was jetzt zu tun ist und mit wem ich nun sprechen möchte. Es gibt nur einen Menschen auf der Welt, dem ich meinen Entschluss mitteilen möchte. Mit schnellen Schritten gehe ich zum Sportplatz, in der Hoffnung, ihn dort zu treffen, ohne dabei Jayden zu begegnen.

Noch im Gehen ziehe ich mein Handy aus der Tasche. Hektisch wähle ich die Nummer meiner Eltern und schicke ein Stoßgebet zum Himmel, dass ich sie vor dem Studiendekan erreiche, damit ich zuerst meine Version der Geschichte vorbringen kann.

Der Sportplatz ist fast menschenleer. Es findet kein Training statt, nur einige vereinzelte Studenten werfen spaßeshalber ein paar Körbe. Dennoch umrunde ich mehrmals den Platz, damit ich das Telefonat mit meinem Vater zu Ende führen kann. Meine Mutter hat mich irgendwann an ihn weitergereicht, ich vermute, um zu vermeiden, dass ich sie weinen höre. Das Gespräch dauert länger als erwartet, und es ist schon längst Abend geworden, als ich mich verabschiede und die Verbindung unterbreche.

Fast hätte ich meinen Gedanken wieder verworfen, mit Ben zu sprechen, damit ich gleich meine Sachen packen kann, beschließe dann aber, es wenigstens noch in seinem Zimmer zu versuchen. Aus dem hektischen Gehen ist längst ein Schlurfen geworden. In meinem Kopf wird alles zur schmerzhaften Realität, und ich werde fast wehmütig, als ich an Jaydens und Bens Zimmertüre klopfe.

«Ja?», ruft es von drinnen. Ich erkenne, dass es Ben ist. Wie angewurzelt bleibe ich stehen, aus Sorge, Ben könnte nicht alleine sein.

Ich kann Jayden jetzt nicht begegnen, er würde sofort merken, dass etwas nicht so ist, wie es sein soll. Deswegen trete ich ein paar Schritte zur Seite und warte, wer mir die Tür öffnet.

Nach wenigen Sekunden steht Ben im Türrahmen und blickt sich suchend um. Ich gehe ihm einen Schritt entgegen, und er hebt grüßend die Hand.

«Hey, Marie. Jay ist noch nicht da. Er ist joggen gegangen. Dauert bestimmt noch eine Stunde, bis er zurück ist.»

Erleichtert atme ich auf.

«Kann ich kurz mit dir reden?»

«Mit mir?» Verwundert fährt er sich mit den Fingern durch das dunkle Haar. «Ja, klar. Komm rein.»

«Können wir woandershin?» Nervös trete ich von einem Bein auf das andere. «Falls Jay früher zurück sein sollte...»

«Ich komme raus», sagt er, greift hinter die Tür und schlüpft in ein paar Turnschuhe. «Was gibt es denn?»

Ich gebe ihm keine Antwort, sondern gehe voraus, den

Flur entlang, die Treppe hinunter und über den Hof. Erst als wir fast am Sportplatz angekommen sind, bleibe ich stehen und drehe mich zu ihm um. Mit weit aufgerissenen Augen starre ich ihn an. Trotz, vielleicht auch gerade wegen meiner neugewonnenen Kraft spüre ich, wie viele Tränen sich durch das Gespräch mit meinen Eltern in mir aufgestaut haben. Ich will nicht blinzeln, weil sie sonst meine Wangen hinunterkullern würden. Allerdings kann ich nicht vermeiden, dass meine Unterlippe zu zittern beginnt.

«Marie?», fragt Ben. «Was ist passiert?»

«Ich werde mein Studium hier abbrechen.» Ich kann es nicht anders sagen als geradeheraus.

«Was? Warum?»

Das Zittern meiner Lippe wird zu einem Beben, und ich versuche krampfhaft, die Tränen zurückhalten. Müde setze ich mich auf den Boden, vergrabe mein Gesicht in den Armen und unterdrücke die Krämpfe, die meinen Körper schütteln wollen. Ben setzt sich neben mich ins Gras, legt mir seinen Arm um die Schultern und zieht mich an sich. Er tut nichts, außer mich festzuhalten, und genau deswegen bricht etwas in mir auf. Plötzlich kann ich weinen, ohne dass es mich zerreißt. Ich lasse die Schluchzer zu. Meine Schultern beben, und Ben drückt mich fester an sich, gibt mir den Halt, den ich brauche, und die Tränen fließen ungehindert. Meine Nase läuft, meine Augen tränen, aller Schmerz, der in mir ist, verlässt meinen Körper. Nicht wie früher über mein Blut, sondern über das Weinen. Erstaunt stelle ich fest, dass der Effekt derselbe ist, und ich schluchze noch heftiger, bis ich mich endlich leer fühle. Auf angenehme Weise leer. Wie erleichtert und befreit. Ohne mich selbst zu schneiden und mit meinem Blut zu zeichnen ...

Ben merkt, dass ich mich langsam etwas beruhige, und lockert seine Umarmung, um mich ansehen zu können.

«Besser?», fragt er und streichelt meinen Rücken.

Ich nicke und wische mit dem Unterarm über mein nasses Gesicht.

«Ist etwas bei dir zu Hause vorgefallen?», will Ben wissen.

«Nein.» Langsam schüttele ich den Kopf. «Nicht daheim. Hier am Campus. Ich bin eben beim Studiendekan gewesen.»

«Wie bitte?»

«Sie wissen Bescheid. Über das Mobbing und meinen Selbstmordversuch.» Ich überlege kurz und füge dann hinzu: «Sie sagen, ich habe euch alle in Gefahr gebracht.»

«Ach, so ein Unsinn!», sagt er. Seine Augen werden eine ganze Nuance dunkler und erinnern nun eher an Zartbitterals an Vollmilchschokolade. «Die sollen sich lieber um die Verursacher kümmern.»

«Steph und Tiffany haben ihre ganz eigene Version der Geschichte erzählt.» Ich beiße mir auf die Lippe und schweige, weil ich mir plötzlich wie eine Verräterin vorkomme. «Ich habe versucht, Jay und dich rauszuhalten, aber möglicherweise werden sie euch am Montag auch befragen.»

«Na, hoffentlich. Ansonsten gehen wir selbst hin. Schließlich sollen sie die Wahrheit erfahren.»

«Im Prinzip ist es egal, was die anderen denken. Mein Entschluss ist gefasst. Ich werde morgen das College verlassen.»

«Das kannst du nicht machen!» Seine Entrüstung ist ehrlich und rührt mich.

«Ich muss gehen. Sie streichen mir meine Förderung und werden mich nicht hierbehalten. Die Frage ist nur, *wie* ich gehe.»

«Was meinst du damit?»

«Ich werde nicht warten, bis sie mich rauswerfen. Ich will selbst aktiv werden, mir ein anderes College hier in der Nähe suchen. Eines, das ich selbst bezahlen kann. Niemand wird in Zukunft so mit mir umgehen können!» Die Worte sprudeln aus mir heraus und klingen so entschlossen und selbstbewusst, dass sie gut von jemand anderem hätten sein können.

Erstaunt sieht Ben mich an, und ich frage mich, ob er mich immer noch so sieht wie am Anfang, oder ob er bereits die neue Marie in mir erkennen kann.

«Ich weiß nicht, ob ich das gut finde. Es wirkt alles so unüberlegt und ...»

«Ben?», unterbreche ich ihn. «Würdest du mir einen Gefallen tun?»

«Hm?»

«Bitte, sag Jay nichts von alldem.» Beschämt schaue ich auf meine kurzen Fingernägel. Es fällt mir nicht leicht, hinter Jaydens Rücken über ihn zu sprechen. «Er würde es genauso sehen. Dass das Verhalten dieser Universität völlig daneben ist. Mit Sicherheit wäre er stinksauer auf alle. Auf die Professoren, auf seine Mitstudenten, auf das ganze College. Ich habe Angst, dass er überreagiert und sein Stipendium schmeißt. Das will ich nicht riskieren. Er hat nur noch ein knappes Jahr vor sich, ich will nicht, dass meinetwegen alles anders wird für ihn.»

«Er wird es eh erfahren, wenn wir auch befragt werden.» Bens Miene verfinstert sich.

«Meine Eltern holen mich morgen früh ab. Ich melde mich ab und komme nie wieder. Ich habe die Hoffnung, dass die es einfach auf sich beruhen lassen und gar nicht mit euch sprechen werden, wenn ich weg bin.» Flehend schaue ich ihn an. «Ben, du weißt, wie impulsiv Jay sein kann. Er konnte sich auf der Willkommensfeier schon kaum zusammenreißen. Du willst genauso wenig wie ich, dass er wegen meinem Mist alles hinschmeißt und seine Karriere ruiniert.»

«Das will ich sicher nicht, denn Jay ist mein bester Freund», sagt Ben langsam und schaut mich aus fast schwarzen Augen an. «Aber das bedeutet auch, dass ich ihn ganz sicher nicht anlügen werde.»

«Nein, nein, das sollst du gar nicht.» Hektisch wedele ich mit den Armen. «Sag ihm morgen nur, dass er sich keine Sorgen machen soll. Dass alles in Ordnung ist. Nichts weiter. Doch, sag ihm tausend Dank für alles und dass ich ihn liebe. Und bitte sag auch Eric noch mal danke und …»

«Das klingt mir zu melodramatisch und zu sehr nach Verabschiedung. Du wirst doch mit Jay reden?»

«Ja, das werde ich. Spätestens am Sonntag. Wenn ich jetzt mit ihm rede, wird er die ganze Geschichte erfahren. Ich werde ihm alles erklären, aber ich brauche Zeit, um mir das Ganze zurechtzulegen.» Ich hole tief Luft, bevor ich weiterrede. «Bis dahin soll er sich keine Sorgen machen. Deswegen wollte ich mit dir reden, bevor ich abreise.»

Ben fixiert mich mit seinem Blick, als wolle er mir die Worte nicht nur verbal, sondern auch telepathisch verdeutlichen. «Ihr könnt euch weiter am Wochenende sehen. Das ist dir klar, oder?»

«Ja, das weiß ich natürlich, aber …» Meine Stimme ist ein Flüstern geworden. «Ich hab kein Auto. Für mich ist diese Strecke unüberwindbar.»

Und die Samstage gehören seinen Freunden.

«Jay hat doch einen Wagen. Dann kommt er halt zu dir. Er wird es tun, ob du willst oder nicht.» Ben lächelt zuversichtlich, um mir zu zeigen, dass er darin kein Problem sieht.

«Ich werde mich bemühen, ein College hier in der Nähe zu finden.» Ich stocke kurz und entschließe mich, Ben die Wahrheit zu sagen. «Aber du kennst Jay. Ich kenne ihn auch. Sein Interesse an mir wird nicht lange halten. Aus den Augen, aus dem Sinn. Er wird hier auf dem College ein anderes Mädchen kennenlernen und mich vergessen. Und ich werde daheim sitzen und warten und warten und warten...»

«Ach?» Ben schnalzt mit der Zunge. «Ist es nicht etwas anmaßend von dir, das einfach vorauszusetzen, ohne Jay die Chance zu geben, das Gegenteil zu beweisen?»

«Weißt du», beginne ich und versuche, Ben dabei in die Augen zu sehen. Wieder fällt mir auf, dass er genau der Typ ist, der mir optisch gefällt. Irgendwie erinnert er mich ein wenig an Darius, den Mann, in den ich mich vor vielen Jahren das erste Mal richtig verliebt habe. Vielleicht ist das der Grund, warum ich Ben so schnell mein Vertrauen geschenkt habe.

Ich fokussiere mich wieder auf das Wesentliche. «Ich hab noch nie in meinem Leben einen Menschen so sehr geliebt wie Jayden. Ich will das alles so in Erinnerung behalten. Ich möchte mich nicht auf die Warteposition begeben und irgendwann feststellen, dass er nicht mehr kommt, weil er mich nicht mehr liebt.»

«Das wird nicht passieren.» Ben hält meinem Blick stand. «Ich kenne Jay länger und besser als du. Er meint es ernst, und er wird dich nicht sitzenlassen. Das garantiere ich dir. Du hast mein Wort darauf.»

Nichts wünsche ich mir sehnlicher, als dass es wahr ist,

was Ben sagt. Eine tiefe Erleichterung macht sich unaufhaltsam in mir breit, als ich begreife, dass das Ende meines Studiums auf der Cal State Monterey Bay nicht das Ende meiner Beziehung sein muss.

«Danke, Ben», sage ich und stehe auf. «Ich hoffe, du hast recht.»

«Hab ich. Das wirst du bald sehen.» Ben steht ebenfalls auf. «Pass auf, wir kommen dich einfach nächstes Wochenende besuchen. Nicht gleich morgen, damit du Zeit hast, mit deinen Eltern zu sprechen. Aber das Wochenende drauf werden wir da sein.»

«Versprochen?»

«Versprochen», sagt er. Nur ein Wort, aber es fühlt sich an, als würde mir jemand einen Sack Zement von den Schultern nehmen.

«Danke, Ben. Für alles!», wispere ich und mache mich auf den Weg in mein Zimmer, um meine Sachen zu packen.

27

Es wäre vergebene Mühe,
das Leuchten des Meeres einfangen zu wollen

Lange bevor der Großteil der anderen Studenten sich überhaupt aus den Betten erhebt, stehe ich an diesem Samstagmorgen auf dem Hof und warte auf meinen Vater. Er ist pünktlich, und natürlich sitzt Collin neben ihm. Aber dieses Mal strahlt mein Bruder nicht. Schon durch die Windschutzscheibe erkenne ich seine finstere Miene und den zu einem dünnen Strich zusammengepressten Mund.

Stumm werfe ich mein Gepäck ins Auto. Viel hatte ich nicht dabei, nur zwei große Reisetaschen und mein altes Fahrrad. Ich beeile mich, alles zu verstauen, um einsteigen zu können, bevor mich doch noch jemand sieht.

Aber plötzlich ist mein Vater neben mir und nimmt mich ohne Begrüßung wortlos in die Arme. Er drückt mich so fest an sich, dass ich kaum atmen kann, und ich spüre, wie unglaublich erleichtert und dankbar er ist, mich bei sich haben zu dürfen.

«Es tut mir so leid», flüstere ich und erwidere seine Umarmung. «Ich wollte euch nicht enttäuschen.»

Mein Vater lächelt mich an, versucht, sich nichts von seinen Gefühlen anmerken zu lassen, dennoch ist sein Kummer fast greifbar.

~ 306 ~

«Es ist wohl kaum deine Schuld, wenn auf diesem Campus so mit dir umgegangen wird.» Sein Blick ist voller Schmerz. Er streichelt mein Haar, bevor er mich loslässt. «Über alles andere reden wir später.»

Wenn Collin nicht dabei ist ... Damit er nicht erfährt, was ich mir antun wollte.

«Ja», willige ich ein.

Collin kuschelt sich sofort auf meinen Schoß, klammert sich an mir fest. Es ist mehr als deutlich, wie sehr er mich braucht.

Wie konnte ich nur so was tun? Allein wegen Collin hätte ich niemals auf diesen Gedanken kommen dürfen.

Es dauert eine Weile, bis mein Vater das drückende Schweigen bricht. «Warum hast du uns nie etwas gesagt, Marie?» Er starrt zur Windschutzscheibe hinaus. «Das College hat geworben für seine familiäre Atmosphäre und den engen Zusammenhalt. Wenn wir etwas von dem Mobbing gewusst hätten, dann hätte man da was tun können.»

«Ja», sage ich wieder. Collin greift nach meiner Hand und drückt sie. Von unten nach oben schaut er mich an, als würde er um Verzeihung bitten. In diesem Moment begreife ich, dass er sich unseren Eltern anvertraut hat.

«Ich habe es ihnen erzählt», flüstert er mir zu, was ich längst in seinen Augen gesehen habe. «Seit Jay mich zur Schule gebracht hat, ist es viel besser geworden, aber Mum und Dad wollen mir das nicht glauben. Für sie klingt es wie eine Ausrede, die ich mir habe einfallen lassen.»

Liebevoll streichle ich seine roten Haare, beuge mich zu ihm hinunter und gebe ihm einen Kuss auf die Wange. «Sie werden es bald merken, sobald du Freunde nach Hause bringst und auf Partys eingeladen wirst und ...»

Collin schüttelt den Kopf.

«Diese Gelegenheit wird es niemals geben», flüstert er. «Es steht alles schon fest ...»

«Was steht fest?» Die Frage ist sowohl an ihn als auch an meinen Vater gerichtet. Niemand gibt mir eine Antwort. Mein Herzschlag beschleunigt sich, und mein linkes Augenlid zuckt so heftig, dass ich kurz meine eigenen Wimpern sehen kann.

«Was steht fest?», wiederhole ich energisch.

«Wir reden zu Hause, Marie.» Mein Vater ist noch viel energischer als ich. «Jetzt muss ich mich aufs Autofahren konzentrieren.»

«Collin?» Ich schiebe meinen Bruder von meinem Schoß. «Sag du es mir. Bitte.»

«Dad hat seinen neuen Job verloren», bricht es aus Collin heraus. «Vor Wochen schon.»

«Ist das wahr?» Ich drehe mich zu meinem Vater. «Warum sagt mir das keiner?»

«Weil wir dich nicht unnötig belasten wollten.» Viel zu ruckartig schlägt er das Lenkrad ein, um die Spur zu wechseln. «Was genau richtig war, wie sich herausgestellt hat.»

Ein Seitenhieb von meinem Vater. So was gab es noch nie und zeigt mir, wie verletzt er ist und wie angespannt die ganze Situation zwischen uns ist.

«Du findest einen neuen Job», versuche ich, ihn zu trösten. «Es gibt hier genug, und ...»

«Ich habe es versucht», unterbricht er mich. «Ich habe mich überall beworben, hätte jede Anstellung angenommen, um euch auf euren Schulen zu lassen. Aber ganz offensichtlich fühlt sich hier ja keiner von euch wohl.»

«Das ist so nicht richtig, ich ...»

~ 308 ~

Mein Vater unterbricht mich erneut. Eine Unart, die er bisher noch nie an den Tag gelegt hat. «Du hättest noch das ganze Semester auf dem College verbringen können. Aber du wolltest sofort gehen. Das sagt doch alles.»

«Sie wollen meine Förderung streichen. Dad, bitte! Was hatte ich für eine Wahl? Wir hätten uns das nicht leisten können, und ich hätte so oder so gehen müssen. Da dachte ich, lieber gehe ich gleich erhobenen Hauptes, als mich am Ende vor die Tür setzen zu lassen.» Ich mache eine Pause und versuche verzweifelt, meinem Vater meine Emotionen zu verdeutlichen. «Sie wollten mich dort nicht mehr haben. Für mich wäre es furchtbar gewesen, trotzdem jeden Tag da sein zu müssen...»

«Schon gut.» Die Stimme meines Vaters klingt plötzlich viel weicher als vorher. «Vielleicht ist es ja besser so. Wer weiß, was noch passiert wäre. So können wir auf dich aufpassen.»

Eine weitere Anspielung auf meinen Selbstmordversuch. «Es wird nicht wieder vorkommen. Versprochen.»

«Nein, das wird es nicht.» Die Ampel vor uns springt auf Rot, und unser Wagen kommt zum Stehen. «Du wirst eine gute Unterstützung bekommen. Wir haben eine sehr fähige Psychologin gefunden. Sie wird auch Collin begleiten auf seiner neuen Schule.»

«Neue Schule? Was meinst du?»

Der Wagen macht einen Satz, als mein Vater wieder anfährt. «Vielleicht ist es ganz gut, dass wir in Zukunft nicht mehr am Meer wohnen.»

«Was?» Eine Welle der Übelkeit erfasst mich. «Wovon redest du denn bitte?»

«Wir ziehen zurück nach Alabama. Ich hab gestern gleich

~ 309 ~

mit meinem ehemaligen Chef gesprochen. Trotz der Zeitverschiebung konnte ich ihn noch erreichen. Er ist so freundlich und gibt mir meinen Job zurück. Kalifornien hat uns allen kein Glück gebracht.»

«Mir schon.» Ich unterdrücke den Brechreiz. «Mir hat es alles Glück der Welt gebracht.»

Jayden ...

«Ja, sicher.» Mein Vater glaubt mir kein Wort. «Hat man gemerkt an deinem Verhalten und deinem ... *Versuch*.»

«Dad», sage ich. «Ich halte nichts davon, zurückzugehen. Du wirst auch hier einen Job finden, und Collin war gerade dabei, sich einzuleben und ...»

«Der Entschluss steht fest. Eure Mutter hat sich gleich auf die Suche nach einer passenden psychologischen Unterstützung für euch gemacht, und wir haben eine bezahlbare Frau gefunden. Sie wird ab Oktober in Alabama für euch da sein.» Er holt tief Luft und fährt dann fort. «Ab dem Zeitpunkt fange ich auch wieder in meinem alten Job an und ...»

«Ab Oktober?», schreie ich. «Das ist ja bald. Wie willst du den Umzug so schnell machen?»

«Wir spielen seit meiner Kündigung mit dem Gedanken», gibt er zu. «Wir können zurück in unser altes Haus und das in Kalifornien dem Makler zurückgeben.»

«Ist das alles schon sicher?»

«Ja. Deine Mutter kümmert sich um die Flüge. Wir werden im Laufe der Woche umziehen.»

Allein der Gedanke, dass Jayden mit Ben in einer Woche herkommt und vor einem verlassenen Haus steht, zerreißt mir das Herz.

«Ich werde nicht mitgehen!» Auch meine Entscheidung ist gefallen. «Ich werde in Kalifornien bleiben. Bei Jayden.»

~ 310 ~

«Und wo willst du wohnen? Unter einer Brücke? Wie willst du denn dann auf ein College gehen?»

Ich werde meine Familie nicht umstimmen können. Es ist nicht nur ein Entschluss, sie haben bereits alles organisiert.

«Mir egal. Notfalls kein College. Aber ich bleibe bei ihm und fertig.»

«Das kannst du nachher mit deiner Mutter besprechen.» Es ist offensichtlich, dass mein Vater meine Entscheidung für vollkommen daneben hält. «Wenn du dein Leben für eine Beziehung ruinieren willst, dann musst du das tun.»

«Vielleicht wird es auch eine lebenslange Ehe. Jayden ist erfolgreich, er wird genug Geld verdienen, dass es für uns beide reicht», sage ich trotzig.

«Mach dich ruhig von einem Mann abhängig, den du kaum kennst. Da kannst du dein Leben gleich wegwerfen.»

«Ich kenne ihn!»

«Kläre das mit deiner Mutter.» Der Tonfall meines Vaters macht mir unmissverständlich klar, dass das Gespräch an dieser Stelle beendet ist.

Wütend schaue ich aus dem Seitenfenster. Dabei fällt mein Blick auf Collin. Schweigend ist er in sich zusammengesunken, ein kleines Häufchen Mensch, plötzlich ganz allein in seinem Schmerz und in seinem Kummer. Ich lege meinen Arm um seine Schultern, und er schaut mich nur eine einzige Sekunde an. Dieser Moment reicht, um alles zu erfahren, was ich wissen muss. Es sind nicht seine Tränen, die wortlos sprechen. Es ist seine Seele, die ich durch seine Augen sehe und die mir zu erkennen gibt, was er mir sagen will:

Lass mich nicht allein!

Dann dreht er sich wieder weg. Obwohl er so dicht neben mir ist, ist er unerreichbar für mich.

~ 311 ~

Wie kann man jemanden verlassen, der einen braucht und dessen Herz untrennbar mit dem eigenen verwachsen ist? Für einen Menschen, der einem niemals gehören wird und der so sprunghaft ist wie ein junges Reh?

Genauso wie man den Mond niemals aus dem Wasser fischen kann, ist es nicht möglich, das Leuchten des Meeres festzuhalten.

Meine Entscheidung ist gefallen, ohne dass ich die Chance hatte, wirklich darüber nachzudenken. Ich werde an Collins Seite bleiben. Auch wenn das bedeutet, dass ich Jayden nie wiedersehen werde. Ich habe einfach keine Wahl.

Meine Mutter steht schon auf dem Hof, als wir ankommen. Noch bevor mein Vater den Wagen geparkt hat, fällt mir auf, dass die Falten auf ihrer Stirn seit meinem letzten Besuch deutlich mehr geworden sind. Kaum bin ich ausgestiegen, schließt sie mich in die Arme und drückt mich so fest, dass ich kaum atmen kann. Es liegt unheimlich viel Dankbarkeit in dieser Geste, und erneut überkommt mich das schlechte Gewissen.

«Collin, hilf mir, das Gepäck reinzubringen», sagt mein Vater, obwohl er die beiden Taschen mühelos allein hätte tragen können.

Collin folgt der Aufforderung sofort und lässt meine Mutter und mich auf dem Hof zurück.

«Warum, Marie?», fragt sie mich, und ich höre an ihrer Stimme, dass sie kurz vor dem Weinen ist. «Warum hast du das getan? Du kannst doch immer zu uns kommen und mit uns reden!»

«Ich weiß, Mum», sage ich. «Aber ich hatte überhaupt

keine Zeit zum Nachdenken oder Reden. Es war einfach eine Kurzschlussreaktion. Irgendwie sind mir die Sicherungen durchgebrannt, ich hab das Paddelboot gesehen und bin aufs Meer gerudert. Ohne nachzudenken. Weil es halt so weh tat.»

«War es wegen *ihm*?» Sie schaut mich prüfend an. Natürlich denkt sie sofort an ihre Vorahnung, was Jayden betrifft.

Wieder zuckt mein Augenlid. Meine Handflächen werden feucht, und Adrenalin schießt in mein Blut. Im ersten Moment will ich weglaufen. Weg von den ganzen widersprüchlichen Gedanken und den unangenehmen Fragen, raus auf die Felder, meine Zeichensachen hervorholen und meine Gefühle ausschalten. Oder einfach lügen. Meiner Mutter sagen, dass Jayden damit nichts zu tun hat und dass es einfach eine Dummheit von mir war. Dass nun alles wieder gut ist und sie sich keine Sorgen machen soll, weil ich schon klarkomme. Wie immer eben.

Aber ich entscheide mich dagegen. Es sollen keine Lügen mehr zwischen uns stehen. Wenn man einmal damit anfängt, ist es schwer, da wieder herauszukommen, und das will ich nicht mehr.

Die alte Marie, die es nötig hat, sich hinter Ausreden und Fassaden zu verstecken, gibt es nicht mehr. Ich fühle mich stark genug, aufrecht und ungebrochen durch das Leben zu gehen.

«Ja und nein», sage ich. «Nicht so, wie du jetzt glaubst, auf jeden Fall.»

«Magst du mir erzählen, was passiert ist?» Es liegen weder Mitleid noch Enttäuschung in ihrem Blick. Alles, was ich sehe, ist aufrichtiges Interesse, und plötzlich habe ich das Gefühl, ihr auf Augenhöhe begegnen zu können.

«Die anderen haben versucht, Jayden und mich auseinanderzubringen. Sie wollten mich glauben lassen, dass er nur mit mir gespielt hat.»

«Und du hast ihnen das geglaubt? Oh, Marie.» Meine Mutter schlägt die Hand vor den Mund. «Das ist meine Schuld. Weil ich Zweifel in dir gesät habe.»

«So was darfst du nicht mal denken!» Entsetzt greife ich nach ihrer Hand, nehme sie von ihrem Gesicht und ziehe sie zu mir heran. «Ich war einfach nicht selbstbewusst genug, zu erkennen, dass auch ich es wert bin, geliebt zu werden.»

«Weil ich dir das nie gesagt habe.» Tränen laufen ihr über die Wangen, obwohl sie verzweifelt dagegen ankämpft. «Weder wie sehr wir dich lieben, noch was für ein wertvoller Mensch du bist. Ich bin immer davon ausgegangen, du weißt das, und habe es nicht für nötig gehalten. Stattdessen habe ich dir das Gefühl gegeben, dein Freund wäre zu gut für dich. Es tut mir so leid.»

In all den Jahren habe ich meine Mutter niemals weinen sehen. Immer war sie stark und hat ihre Emotionen vor uns verborgen.

Ich halte ihre Hand. Auch mir laufen Tränen über die Wangen.

«Bitte nicht weinen, Mum», flehe ich. «Ich hätte auf mein Gefühl und nicht auf die Worte anderer Menschen hören sollen.»

«Ab heute reden wir ehrlich miteinander, einverstanden, Marie?»

Ich erwidere ihren Blick, ohne meine Augen zu senken. «Das machen wir.» Entschlossen drücke ich ihre Hand. «Wenn wieder irgendwas ist oder ich Probleme habe, werde ich zu dir und Dad kommen. Und ich werde auch Collin sagen, dass er das machen soll. In Zukunft gibt es keine Geheimnisse mehr!»

«Marie! Egal, was kommen sollte, bitte mach das nie wieder», schluchzt meine Mutter. Sie reißt mich in die Arme, drückt mich an sich und weint. Und ich weine mit. Noch nie habe ich mich so fallen gelassen in ihrer Gegenwart, und es macht sich diese unheimliche Erleichterung in mir breit, als die Tränen und der Schmerz meinen Körper verlassen.

«Es kommt nicht wieder vor, versprochen», sage ich. Es fällt mir schwer, meine Stimme unter Kontrolle zu halten, so aufgewühlt bin ich. All die Jahre habe ich mich immer nach einer Freundin gesehnt und wäre nie auf die Idee gekommen, sie dort zu suchen, wo es am nächsten liegt.

Wer hätte auch ahnen können, dass ich in meiner Mutter genau das finden kann?

«Hat Dad dir schon von dem geplanten Umzug erzählt?», will sie wissen, ohne mich auch nur einen Millimeter von sich abrücken zu lassen.

«Er hat es auf der Autofahrt kurz angesprochen», sage ich. «Noch weiß ich nicht viel darüber, aber ich werde mit euch kommen.»

«Das macht mich so glücklich, Marie. Du kannst dir gar nicht vorstellen, wie sehr.»

«Erzähl mir bitte alles, was ich noch nicht weiß.» Ich zwinge mich zu einem Lächeln und versuche, nicht an die bevorstehende Trennung zu denken, die mir das Herz zerreißen wird.

Nach einer knappen Stunde gehen meine Mutter und ich zurück zum Haus. Mein Kopf schwirrt von den ganzen Informationen, die ich bekommen habe. Sie will noch heute Abend online die Flugtickets für uns alle buchen.

Fast acht Stunden Flug.

Mittwoch soll es nach Alabama gehen, unsere Sachen werden uns gegen Bezahlung vom Makler nachgesendet. Wir können unser altes Haus wieder übernehmen, das meine Eltern noch nicht verkauft, sondern nur vermietet hatten.

Über zweitausend Meilen bis zum College Monterey Bay ...

Aber meine Mutter ist richtig guter Dinge. Am meisten begeistert sie die psychologische Betreuerin, die sie in ihrem Aktionismus für Collin und mich gefunden hat. Angeblich ist sie supernett und bezahlbar und wird ganz neue Menschen aus meinem Bruder und mir machen ...

Für mich ist schon die Entfernung von Manteca nach Monterey unüberwindbar gewesen ...

Irgendwie hat meine Mutter sich in den Kopf gesetzt, dass wir mit dem Umzug alle Probleme hinter uns lassen. Woher soll sie auch wissen, dass es damals in Alabama kein bisschen anders war. Ich erspare ihr diese Information, die nichts mehr ändern würde.

Jayden!

Zuerst glaube ich, meine Wahrnehmung spielt mir einen Streich, und mein Gehirn zeigt mir einfach das, was ich so verzweifelt sehen will. Doch es ist wirklich Jaydens Wagen, der auf unseren Hof fährt.

«Du bekommst Besuch», sagt meine Mutter. Ein Lächeln breitet sich auf ihrem Gesicht aus, das aber unvermittelt erstarrt und erlischt. «Es tut mir so leid für euch beide», fügt sie hinzu und verschwindet im Haus.

Meine Beine fühlen sich an, als würden sie in Treibsand versinken, als ich auf den Range Rover zugehe.

~ 316 ~

Jayden steigt sofort aus. Er schmeißt die Autotür zu, und bevor ich Gelegenheit habe, irgendwas zu sagen, schreit er mich an: «Sag mal, tickst du noch ganz sauber? Was hast du dir dabei gedacht?»

Mein Magen schrumpft zusammen wie ein Ballon, dem alle Luft entweicht. Mein Herz klopft heftig, und Schweiß tritt aus allen Poren. Sofort fühle mich an die ersten Begegnungen mit ihm zurückversetzt und weiß plötzlich wieder, warum ich so viel Angst vor ihm hatte.

«Jay, ich bin ...»

«Ich, ich, ich!», unterbricht er mich. Er tritt gegen einen Reifen seines Wagens. «Soll ich dir sagen, was du alles bist?»

Seine Augen blitzen vor Zorn, und ich mache unwillkürlich einen Schritt zurück. Völlig außer sich schreit er weiter. «Hast du eigentlich auch mal an mich gedacht? Wie *ich* mich fühle, wenn ich morgens aufstehe und du einfach weg bist?»

«Du wolltest zu deinen Eltern, und ich wollte erst einige Dinge klären, bevor ich mit dir spreche.» Meine Entschuldigungen sind so mager, dass ich mich selbst frage, was ich mir dabei gedacht habe. Es hätte mir klar sein müssen, dass er so reagiert.

«Ich wollte wegen *dir* zu meinen Eltern. Aber dann hat Ben gesagt, dass du fort bist. Glaubst du, dann fahre ich fröhlich übers Wochenende weg, mache ein Lagerfeuer und grille Marshmallows?» Er greift sich in die Haare und ringt sichtlich um seine Selbstbeherrschung. «Was denkst du dir nur? Falls du überhaupt denkst ...»

«Was hat Ben dir erzählt?»

«Dass du fortgegangen bist und dass ich dir hinterherfahren soll.» Jayden lässt seine Arme sinken, plötzlich resi-

~ *317* ~

gniert. Sein Zorn ist verraucht, und ich erkenne seine wahren Gefühle hinter der vorgeschobenen Wut. «Mehr hat er nicht gesagt. Warum haust du einfach ab? Was hab ich dir getan, dass du nicht mit mir reden kannst?»

«Oh, Jay! Es war nicht meine Absicht, dich zu verletzen. Es tut mir leid.» Aus einem Impuls heraus gehe ich auf ihn zu und will ihn an mich ziehen, aber er hebt abwehrend die Arme.

«Lass mich! Antworte zuerst auf meine Frage.»

«Wir verlassen Kalifornien», platze ich heraus. «Schon nächste Woche ziehen wir zurück nach Alabama.»

«Was?» Binnen einer Sekunde ist er weiß wie ein Leichentuch. «Das ist ein Scherz.»

«Für mich war es auch ein Schock. Ich weiß einfach nicht, ob eine Beziehung über so weite Distanz möglich ist.» Ich wünsche mir, dass er mich in den Arm nimmt und mir sagt, dass er mich immer lieben wird, ganz egal, wie weit ich weg bin.

«Wohl kaum», sagt er kalt. «In Anbetracht dessen, dass wir keine Handynummern voneinander haben, du keinen Account bei Facebook besitzt und ich bis eben nicht mal wusste, dass du überhaupt weggehst!»

«Ich wollte es dir sagen!»

«Wann? Nächsten Monat? Und wie bitte? Aus Alabama per Brief ans College, oder was?» Seine Stimme überschlägt sich. Mit einem Schlag ist die Wut zurückgekehrt.

«Ich weiß nicht, aber ich wollte mit dir darüber reden!» Lange werde ich meine Tränen nicht mehr zurückhalten können.

«Natürlich. Stattdessen knallst du mir diese Information nun einfach so hin.» Jayden deutet mit einer ausladenden

Handbewegung auf den Hof. «Hier mitten auf der Straße? Im letzten Moment?»

«Ich wusste es doch selbst nicht, wirklich … Jay, bitte … Ich bin auch überfordert. Es ist nicht mein Wunsch wegzugehen …» Ich breche ab, komme ins Stottern und will nur in seine Arme. Dass er mich auf Abstand hält, ist für mich kaum zu ertragen. Meine Stimme wird fast flehend. «Ich würde lieber bei dir bleiben. Du weißt, ich liebe dich.»

«Dann beweise es.» Er verschränkt die Arme vor der Brust. «Wenn du mich liebst, dann bleib da. Lass deine Familie gehen, und bleib bei mir auf dem College.»

Ich bin dort rausgeflogen …

«Jay …» Ich kann ihm nicht länger Teile der Wahrheit vorenthalten, auch nicht, um ihn zu schützen. «Meine Förderung wurde gestrichen. Ich kann nicht auf dem College bleiben. Ich wollte es dir nicht sagen, aus Angst, du könntest sauer werden und dein Stipendium schmeißen.»

«Aber …» Er knabbert an seinem Finger und tritt von einem Fuß auf den anderen. «Dafür muss es doch Lösungen geben.»

«Ja, das dachte ich auch. Ich wollte mir ein neues College in der Nähe suchen und dann mit dir reden und dich damit überraschen, dass ich schon was gefunden habe.» Innerlich sacke ich in mich zusammen, als mir erneut die Ausweglosigkeit der Lage klarwird. «Aber das geht nun nicht, weil …»

«Weil?» Seine Augen sind dunkel vor Zorn, fast blau, und schauen mich herausfordernd an. «Weil dein Bruder dir wichtiger ist als ich?»

«Das hat nichts mit *wichtiger* zu tun», sage ich lahm. «Collin braucht mich.»

«Ich brauche dich auch!» Seine Stimme bricht, und in

dem Augenblick realisiere ich seine Verzweiflung und die Zerrissenheit in ihm. Solche Situationen kennt er nicht, und er weiß nicht, wie er damit umgehen soll.

«Ich will bei dir bleiben», versuche ich, ihn zu beruhigen. «Aber ich muss mit meiner Familie mit. Wegen Collin.»

«Na, dann», sagt Jayden und dreht sich plötzlich um. «Dann ist ja alles geklärt.»

«Jay?» Wenn ich bisher geglaubt habe, ich würde Panik kennen, dann werde ich mir in diesem Augenblick bewusst, was es bedeutet, wirklich Panik zu haben.

Jayden reagiert nicht und greift nach dem Türgriff seines Wagens.

«Jay!» Der Boden unter mir tut sich auf und reißt mich ich die Tiefe, während eine eiskalte Hand in meinen Brustkorb greift und mein Herz zum Stillstand bringt. So muss es sich anfühlen, zu sterben …

Ich stürze zu ihm und packe ihn verzweifelt am Arm. «Bitte bleib!»

Er hält in der Bewegung inne und dreht sich noch mal zu mir um. «Du bist diejenige, die bei mir bleiben muss. Es ist doch ganz allein deine Entscheidung.»

«Ich kann nicht bleiben. Tut mir leid.»

«Wenn du es dir anders überlegst, dann lass es mich wissen», sagt er. «Ich werde auf dich warten.»

«Jay …» Mein Blick verschwimmt, als ich ihn ansehe.

Sein Gesicht ist offen und seine Augen ehrlich. Wie immer in emotionalen Momenten kann ich durch sie bis auf den Grund seiner Seele schauen. Wie eine außenstehende Person nehme ich wahr, dass er sanft meine Finger von dem Ärmel seines Pullovers löst und in seinen Rover steigt. «Ich liebe dich.»

Erneut strecke ich meine Hand nach ihm aus, aber er lässt bereits das Fenster hoch, und meine Fingerspitzen stoßen gegen das Glas.

«Jay ...» Tränen laufen mir die Wangen hinunter, als der Range Rover langsam vom Hof fährt.

Wie eine Skulptur aus Eis stehe ich da, starre in die Ferne, bis meine Augen brennen, und spüre die Leere, die mich umgibt. Meine Hand greift an meine Brust. Es fühlt sich an, als hätte jemand mein Herz herausgerissen und es durch eine faule Kartoffel ersetzt.

Ich habe Jayden verloren, es schmerzt so sehr, dass es mich fast umbringt, und dennoch ist alles anders als das letzte Mal am Strand. Denn in mir bleibt die Gewissheit, dass er mich liebt und dass es sein Herz genauso zerreißt wie mein eigenes. Ich war nicht nur eine Wette für ihn und auch keine Buße, die er tun musste. Alles, was er gemacht hat, war aus Liebe, und wenn es nun einen anderen Weg gegeben hätte, dann wären wir ihn gegangen.

Eine warme Hand umschließt meine Finger. Stillschweigend ist Collin neben mich getreten und hält mich fest. Wärme, die langsam durch meine Haut in mein Inneres dringt und das Eis zumindest in Teilen wieder schmelzen lässt. Ich blicke zu meinem Bruder hinab. Betrachte sein rundliches Gesicht mit der weißen Haut und den unzähligen Sommersprossen. Die Stupsnase, auf der die viel zu große Brille sitzt. Seine hellen Augen, die so viel Schmerz widerspiegeln und doch so viel Liebe ausstrahlen. In Gedanken sehe ich ihn vor mir, abgemagert und von Fieberkrämpfen geschüttelt, dem Tode viel näher als dem Leben. Ich erinnere mich an den Schmerz, der mich damals fast zerrissen hat, als wir alle glaubten, uns von Collin verabschieden zu müssen. Weitere

Tränen rinnen über meine Wangen, aber diese haben einen anderen Ursprung. Dankbar beuge ich mich zu Collin hinab, schließe ihn in meine Arme und vergrabe meine Nase in seinen Haaren.

Das ist der Augenblick, in dem ich weiß, dass ich mich richtig entschieden habe.

«Marie.» An Collins Stimme höre ich, dass er ebenfalls weint. «Bitte sei nicht traurig. Bitte nicht. Ich mache es wieder gut.» Er schmiegt sein Gesicht an meinen Unterarm. «Ich verspreche dir, das ist nicht das Ende. Ich mache es wieder gut.»

Epilog

Wenn dir etwas wirklich wichtig ist,
dann gibt es kein Aber

Dicht an die Wand gedrängt steht sie einfach nur da und wartet zitternd ab. Ihre Hände gleiten an den kalten Steinen entlang, als hoffe sie, dass sich irgendwo ein Loch auftun würde, in das sie schlüpfen und sie vor der beißenden Kälte schützen würde. An den Bäumen hängen noch immer bunte Blätter, und es ist nicht zu erkennen, dass der Winter vor der Tür steht. Nur der eisige Wind verrät, dass der Herbst sich bald verabschieden muss.

«Na, endlich.» Das Mädchen atmet auf, als ihr Bruder und ihr Vater aus dem Haus kommen. «Können wir dann los? Bevor ich hier festfriere?»

Collin wirft ihr einen Blick zu, den man irgendwo zwischen Belustigung und Mitleid ansiedeln könnte. «Du hast doch warme Sachen eingepackt, oder? Ich hab dir gesagt, dass es da, wo wir hingehen, stellenweise auch frisch werden könnte.»

«Was? Du sagtest, um die achtzehn Grad. Das ist warm für mich.» Marie lädt ihr Gepäck in den Kofferraum und setzt sich dann neben ihren Bruder auf den Rücksitz. «Kannst du mir nun bitte endlich sagen, wo wir hinfliegen?»

«Überraschung», sagt Collin wieder. Den ganzen Tag

schon wiederholt er dieses Wort. «Hoffentlich hast du vernünftig gepackt. Wenn du erfrierst, lass ich dich als Eisblock im Meer zurück.»

«Wir fliegen ans Meer?» Marie wirft einen Blick in den Rückspiegel, aber die Miene ihres Vaters ist ebenso ausdruckslos wie die ihres Bruders.

Ans Meer ...

Es ist noch keine zwei Monate her, dass Marie vom Meer weggezogen ist, und seither ist kein Tag vergangen, an dem sie nicht daran zurückgedacht hat. An die Abende, an denen sie in den Dünen auf einem Felsen saß und seinem Rauschen gelauscht hatte. An seine türkise Farbe, an sein wundervolles Leuchten in jener Nacht und vor allem an den geliebten Menschen, den sie an diesem Ort zurücklassen musste.

«Du bist doch derjenige, der bald Geburtstag hat», stellt Marie lächelnd fest und verdrängt ihre Erinnerungen. «Eigentlich müsste ich dich überraschen.»

«Du hast aber noch was gut bei mir.»

Sie versteht sofort, was er meint. Seit sie nach Alabama gezogen sind, plagt Collin das schlechte Gewissen, weil er insgeheim weiß, dass sie nur wegen ihm da ist. Nachdenklich schaut Marie aus dem Fenster, während ihr Vater sie zum Flughafen chauffiert. Obwohl Maries Herz zerrissen ist, hat sie ihre Entscheidung nicht bereut. Collin hat sich wunderbar in seiner neuen Schule eingelebt und zum ersten Mal engeren Kontakt mit seinen Mitschülern geknüpft. Ob das nun an der psychologischen Betreuung liegt oder daran, dass er geistig enorm gereift ist, vermag niemand zu sagen. Er redet oft davon, dass er nun einen besten Freund hat, mit dem er über alles spricht und der ihm viel Selbstvertrauen gibt. Außerdem trägt Collin sein Krafttier als Henna-Tattoo auf seinem rechten Oberarm. Marie hat das Gefühl, dass Collin damit die entscheidende Wandlung vollzogen hat.

Der Orca auf Collins Arm erinnert Marie an Jayden. Jeden Tag denkt Marie an ihn, und obwohl sie seit der heftigen Trennung nie wieder ein Wort mit ihm gesprochen hat, ist sie damit im Reinen. Trotz des Streites weiß Marie, dass nichts Böses zwischen ihnen steht, und das bedeutet ihr viel. Jayden und sie müssen verschiedene Wege gehen, die nie wieder zusammenführen, weil äußere Umstände sie dazu gezwungen haben. Es hat nicht an mangelnder Liebe gelegen, und das ist es, was Marie so starkgemacht hat. Und irgendwann wird auch sie wieder ein geeignetes College finden, auf das sie gehen kann, um ein neues Studium zu beginnen. Als gefestigte Persönlichkeit und nicht als das Opfer, das sie früher einmal war.

«Viel Spaß euch beiden», sagt Maries Vater lächelnd, als er den Wagen parkt. «Bitte passt auf euch auf, und kommt gesund wieder.»

Gemeinsam laden sie das Gepäck aus und verabschieden sich.

«Danke für alles.» Marie ist klar, dass Collin diesen Urlaub nicht allein finanzieren und organisieren konnte. Ein großer Teil des Geldes stammt von den Eltern, und anscheinend hat noch ein Freund mitfinanziert, obwohl Marie das nicht wirklich glauben kann.

«Es wird höchste Zeit, dass du dahin fliegst», sagt der Vater lächelnd und schließt seine Tochter fest in den Arm. «Du warst die ganze Zeit so traurig. Wir konnten es kaum noch mit ansehen und hätten am liebsten alles im Vorfeld verraten.»

«Aber das durften sie nicht.» Collin hebt mahnend den

Zeigefinger. «Sonst wäre ja die Überraschung futsch gewesen.»

«Wie lange fliegen wir denn?», fragt Marie und klemmt sich eine erdbeerblonde Haarsträhne hinter das Ohr, die sich aus ihrem Zopf gelöst hat. Ein letztes Mal winkt sie ihrem Vater, der wieder in seinen Wagen steigt und den Motor startet.

«Acht Stunden», antwortet Collin.

Acht Stunden.

Marie kann nicht verhindern, dass sich tief in ihrem Bauch etwas regt.

«Schau, das ist unser Flug.» Collin deutet auf die Anzeigetafel über ihren Köpfen.

«Kalifornien?» Erschrocken schlägt Marie die Hände vor den Mund, aber ihr Ausruf ist deutlich hörbar gewesen. «Wir fliegen nach Kalifornien?»

«Genau das tun wir. Nach Monterey, um genau zu sein.»

«Was machen wir da?» Ungläubig starrt Marie ihren Bruder an, mit einer wilden Hoffnung, die sie nicht zulassen möchte, aus Angst vor einer Enttäuschung.

«Du hast doch immer gesagt, du würdest gerne meinen besten Freund kennenlernen. Der, mit dem ich in so engem Kontakt stehe ...» Collin schiebt seine dicke Brille ein Stück weiter auf die Nase. «Den besuchen wir nun, um mein Geburtstagsgeschenk einzulösen.»

Maries Gedanken springen unkontrolliert hin und her, zwischen der Bestätigung ihrer Hoffnung und der befürchteten Enttäuschung.

«Wie heißt dein Freund?» Eine knappe Frage, weil sie nicht mehr über die Lippen bekommt.

«Soll ich dir lieber sagen, wie sein Schiff heißt?» Collins

~ 326 ~

Augen leuchten auf. «Witzigerweise heißt es nämlich genau wie du. Auf diesem Schiff verbringen wir unseren Urlaub und ...»

Sie hört ihm nicht mehr zu. Marie sinkt auf die Bank, schlägt die Hände vors Gesicht und weint. Tränen, von denen sie geglaubt hat, dass sie längst nicht mehr existieren.

Collin setzt sich neben seine Schwester. «Das sind doch bitte Freudentränen?»

«Mein Gott», schluchzt Marie. «Du standest die ganze Zeit in Kontakt mit ihm?»

«Es hat vier Wochen gedauert, bis er mich wegen seines Versprechens kontaktiert hat. Aber seitdem texten wir regelmäßig.»

«Das heißt, er hat sich wegen dir gemeldet?» Marie spürt, wie ganz leichte Enttäuschung in ihr aufflammt. «Weil er dein Freund sein wollte?»

«Wegen seines Versprechens, mit mir gemeinsam zu segeln. Mein Freund ist er die ganze Zeit gewesen.» Collin strahlt und wird dann plötzlich ernst. «Er hat nur eine Weile gebraucht, bis er es geschafft hat, mir zu schreiben.»

«Warum?»

«Na, für ihn war das eine sehr schwere Zeit. Er war sehr enttäuscht, dass du dich für mich und gegen ihn entschieden hast.»

«Er hat das völlig falsch gesehen. Ich habe ihm gesagt, es gibt für mich keine andere Wahl.» Nervös streicht sich Marie erneut die widerspenstige Haarsträhne hinter das Ohr.

«Jayden wurde noch nicht oft zurückgewiesen und kann damit überhaupt nicht umgehen.» Collin klingt plötzlich nicht mehr wie zwölf, sondern wie ein junger Mann. «Er hat immer wieder überlegt, dich zu kontaktieren. Aber er wollte dir Zeit geben, und ich glaube, er hatte Angst, dass du nicht mit ihm reden würdest.»

«Natürlich hätte ich das getan. Ich hätte mich gefreut. Warum hast du mir nie was davon gesagt?»

«Jayden hat befürchtet, du würdest dann von mir verlangen, den Kontakt abzubrechen. So sehr warst du entschlossen, ihn zu vergessen.» Collin lächelt sanft. «Er hat dich aber nicht vergessen. Also haben wir angefangen, zusammen mit Mum und Dad die Reise zu organisieren ...»

«Mum und Dad wussten Bescheid?» Marie starrt ihren kleinen Bruder fassungslos an.

«Vor allem Mum ist es so schwergefallen, nichts zu sagen. Weil du so gelitten hast. Wir mussten sie täglich ermahnen, die drei Wochen durchzuhalten.»

«Ihr habt alles zusammen geplant ...»

«So ist es», sagt Collin mit einer Spur Überheblichkeit in der Stimme. «Und Jay plant noch mehr.»

Jay ...

Wie lange hat sie diesen Namen nicht gehört und doch täglich in ihren Gedanken gehabt, und nun steht ein Wiedersehen an, mit dem sie niemals gerechnet hätte.

Marie kann nicht anders, als einfach loszurennen. Es ist ihr in diesem Augenblick vollkommen egal, dass sie ihren kleinen Bruder mitsamt allem Gepäck mitten auf dem Parkplatz des Flughafens stehenlässt. Sie rennt los, weil sie das Auto gesehen hat. Den roten Range Rover mit den vier leuchtenden Scheinwerfern, der quer über zwei Parkplätzen steht.

Der Fahrer steigt aus und geht ihr entgegen. Er macht

sich nicht die Mühe, seine Autotür zu schließen, sondern breitet seine Arme aus, um Marie in Empfang zu nehmen.

Ungebremst rennt sie in ihn hinein. Jayden muss drei Schritte rückwärts machen, um den Schwung abzufangen. Dann legt er seine Arme um sie und drückt sie fest an sich. Marie braucht mehrere Augenblicke, in denen sie einfach nur dasteht, Jayden festhält und seinen vertrauten Geruch einatmet. Dann stellt sie sich auf die Zehenspitzen. Sie nimmt sein Gesicht in die Hände und drückt ihren Mund auf seinen. Er zieht sie noch enger an sich, erwidert ihren Kuss. Minutenlang stehen sie so da. So miteinander beschäftigt und vertieft, dass sie nichts von ihrer Umwelt und den Menschen, die an ihnen vorbeigehen, mitbekommen.

Bis sich Collin mehrfach übertrieben laut räuspert. Jayden löst sich von Marie und dreht sich zu ihm um.

«Hey, Kurzer», sagt er. «Schön, dich endlich wiederzusehen.» Sie umarmen sich kurz und klopfen sich gegenseitig auf die Schultern.

«Jay», beginnt Marie. «Es tut mir alles so leid, und es gibt so vieles, was du noch nicht weißt ...»

«Das glaube ich nur zur Hälfte.» Jayden wirft das Gepäck in den Kofferraum. «Es gibt nichts, was ich nicht weiß. Ich kenne alle deine Beweggründe, und es tut mir leid, dass ich so falsch reagiert habe. Ben und Collin sind die besten Informanten, die man finden kann. Ben lässt dich übrigens grüßen. Er freut sich auf das Wiedersehen mit dir im Frühling. Da fliegen wir nämlich für drei Wochen zu dir. Deine Eltern sind einverstanden.»

«Das ist nicht euer Ernst.» Ungläubig schaut Marie zwischen ihrem Freund und ihrem Bruder hin und her.

«Aber sicher doch.» Jayden lächelt, als er das letzte Ge-

~ 329 ~

päckstück verstaut hat und sich der Kofferraum automatisch schließt. «Und im Sommer, wenn ich mit meinem College fertig bin, hole ich dich ab.»

«Da gehen wir noch mal segeln?» Marie kann nicht glauben, was sie gerade hört. Wenn jemand sie bitten würde, ihre Gefühle in Worte zu fassen, würde sie kläglich daran scheitern.

«Nein, da machen wir keinen Urlaub.» Jayden öffnet für Collin die hintere Wagentür und wartet, bis er eingestiegen ist. Dann wendet er sich wieder Marie zu. «Da ziehen wir zusammen in eine Wohnung irgendwo ans Meer. Dorthin, wo wir regelmäßig mit Collin auf der *Marie* segeln gehen können, und dorthin, wo es einen Platz für dich zum Studieren gibt.»

Tränen laufen Marie über die Wange. So vieles möchte sie sagen, aber kein Wort kommt über ihre Lippen. Stumm starrt sie Jayden an.

«Wir finden diesen Ort», sagt er. «Ich verspreche es dir.»

Ein Versprechen, an dem Marie nicht zweifelt. Plötzlich fällt ihr ein weiteres Versprechen ein. Sie reißt die hintere Autotür wieder auf und drückt ihren Bruder an sich.

«Ich danke dir», schluchzt sie. «Ohne dich wäre das nicht möglich gewesen.»

«Gern geschehen», flüstert er leise und lehnt seinen Kopf an ihre Schulter. «Ich habe dir doch versprochen, dass ich es wiedergutmachen werde.»

~ ENDE ~

Danksagung

Allen voran möchte ich meinen Lesern danken! Ohne euch gäbe es meine Bücher gar nicht! Danke für eure Treue, euer Feedback und eure Begeisterung für meine Texte. Wäre es anders, hätte ich das Schreiben bestimmt längst aufgegeben!

Ein ganz dickes, liebes, aufrichtiges und herzliches Dankeschön geht an die Mitglieder meiner Facebook-Gruppe:

Jessica Koch – Read the World

Danke für eure Unterstützung, eure Hilfe und dafür, dass ihr da seid!

Danke an Patricia und Florian, meine Moderatoren, die nun schon seit über einem Jahr diese Gruppe leiten.

Ein weiteres Dankeschön geht an die Menschen, die mich bei dem Buch begleitet haben.

Meine vielen Plot-Bunnys, ohne euch wäre die Geschichte nie zustande gekommen.

Pat für das gemeinsame Ausarbeiten der Charaktere, für deine Ideen und fürs Mutmachen!

Lisa fürs Erstellen des groben Plots!

Katharina für die tollen Ideen für das Buch und für das Krafttier.

Beate fürs Mitlesen und Motivieren.

Danke an meine Blood Painter für die vielen Infos zum Thema. Ich bin zuvor nie mit dieser Art zu zeichnen in Berührung bekommen. Danke auch für die beeindruckenden Bilder!

Danke an meine Informanten «vor Ort». Ohne euch wäre ich aufgeschmissen gewesen!

Danke an Sandra für die langen Telefonate aus Kalifornien und die ganzen Infos und Eindrücke von Monterey Bay und der CSUMB.

Danke an Judith für die Bilder, Fotos und Informationen von eurem Segelboot! Danke fürs Korrekturlesen von allen Segelszenen! Ich weiß es echt zu schätzen, dass du dich extra auf die Reling gestellt hast, um zu testen, ob man da oben das Gleichgewicht halten kann!

Danke an alle Vorableser. Susanne und Anja für alle Details, wie die Gänseblumen-Schürze, pinkfarbene Dinge und die Anwesenheitspflicht.

Danke an Andreas, der wie immer für die technischen Details zuständig war und da auch jedes Mal fündig wird.

Danke an Vera und Sandra, meine Kitschhasser-Testleser, die sich auf die Suche nach Kitsch gemacht und ihn mit mir zusammen ausgemerzt haben.

Danke an Andrea Weil, die dieses Mal für das Lektorat zuständig war.

Danke an Tim Rohrer und Julie Hübner vom FeuerWerke Verlag für das Ausarbeiten und Feintuning der Geschichte, fürs Immer-da-Sein für mich und meine Fragen und für alles andere!

Wer mit mir in Kontakt treten möchte und/oder mehr über mich und meine Bücher erfahren möchte, der schaut bitte in meine Facebook-Gruppe.

Ich freue mich auf euch!

www.facebook.com/groups/Jessica.Koch/

Weitere Titel

Die Endlichkeit des Augenblicks

Danny-Trilogie
Dem Horizont so nah

Dem Abgrund so nah

Dem Ozean so nah

Jessica Koch
Dem Horizont so nah

Jessica ist jung, genießt das Leben und schaut in eine vielversprechende Zukunft. Dann trifft sie Danny. Sofort ist sie von ihm fasziniert, denn trotz seines guten Aussehens und selbstbewussten Auftretens scheint ihn ein dunkles Geheimnis zu umgeben. Nach und nach gelingt es Jessica, hinter Dannys Fassade zu blicken und ihn kennenzulernen. Abgründe tun sich auf: Danny ist von Kindheit an zutiefst traumatisiert. Fernab von Heimat und Familie kämpft er um ein normales Leben. Trotz aller Schwierigkeiten und gegen jede Vernunft entsteht zwischen Jessica und Danny eine innige Liebe. Doch nicht nur Dannys Vergangenheit ist düster, auch seine Zukunft ist bereits gezeichnet. Es beginnt ein Wettlauf mit der Zeit ...

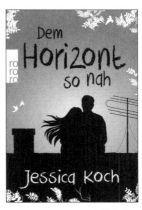

464 Seiten

Eine Geschichte über Nähe, Mut, Vertrauen und die Kraft, loszulassen. Eine wahre Geschichte.

Die Liebesgeschichte von Jessica und Danny geht weiter in **Dem Abgrund so nah** und **Dem Ozean so nah**.

Weitere Informationen finden Sie unter **rowohlt.de**